全方位瑜伽基本功

[美]桑德拉·安德森 罗尔夫·索维克——著

悦 心——译

湖南人民出版社·长沙

关于本书

对初级的瑜伽练习者来说，专注于体位法、调息法、放松法与冥想练习，并将其整合成一套到两套 15 ～ 90 分钟的日常习练序列，是极好的做法，也是本书所聚焦的主题。然而，瑜伽不只于此。我们还需要对其内涵进行更深一步的探索——从哲学理论到瑜伽在日常生活中的落实。沿着这个思路，本书将详细讨论这些基础的练习元素，并向你展示如何一步步地提升身心健康。

我们将从《瑜伽的精神》开始说起，相信你会对瑜伽练习背后蕴含的信息感兴趣。瑜伽哲学是来自 4000 年前的启示，乐观且实用。这本书会告诉你，我们在自律中所收获的，将会是更深刻的喜悦与生命的奇迹。如果你对身体的拉伸与体位法感兴趣，可在第三章、第五章和第六章中找到相关内容。这些章节几乎涵盖了一个初学者希望了解的所有体式。第六章将帮助你解决自己身体的问题，同时量身定制一套合适的个人练习。

在不同的章节里，也会介绍到呼吸练习、调息法、放松法和冥想。通过对它们的深入探讨，我们希望能为你展示一张更全面的瑜伽蓝图——既涵盖了它的疗愈潜能，也为那些追求自我觉醒的人提供更为广阔的视角。

呼吸觉知对瑜伽练习来说是根本的，甚至可以说没有它就不算练习瑜伽。这部分内容分布在第四章和第七章中。如果你长期受鼻塞问题的困扰，也许想要立即了解第七章中介绍的鼻腔清洁法。放松法和冥想的完整练习会在第八章和第九章里逐步介绍。最后，将瑜伽的体验落实到日常生活中是第十章的主题。对许多人来说，正是这一步，才让瑜伽具有生命力——这是一种挑战，将瑜伽从垫子上延续到日常生活中。

作为作者，这本书里所涉及的任何练习技巧，并非全都出自我们个人。它们属于一个古老的传承，我们只是尝试将它们忠实地传递出去。尽管如此，在瑜伽中，个人的练习体验永远是最重要的老师——我们通过练习瑜伽来学习瑜伽。自我发现、自我疗愈和自我转化是一条喜悦与丰收的旅程，我们希望，对你来说也是如此。

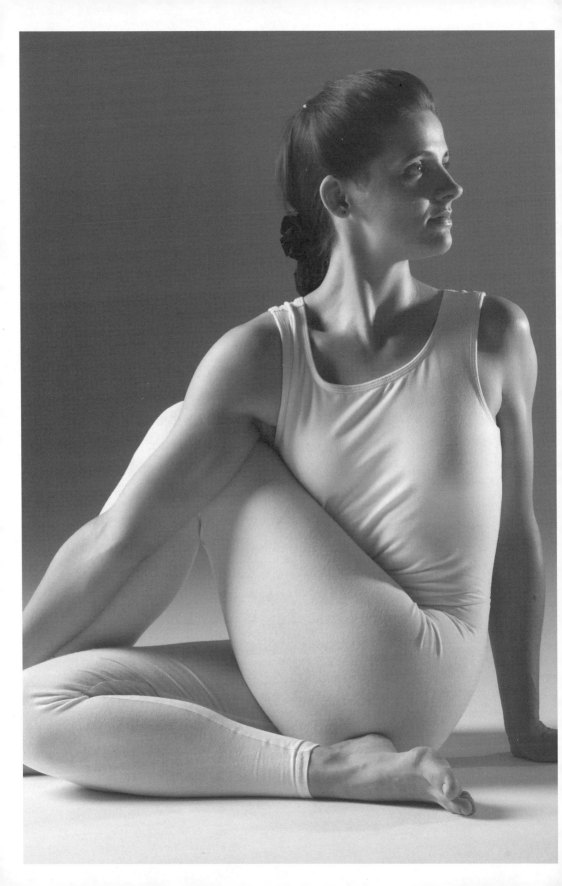

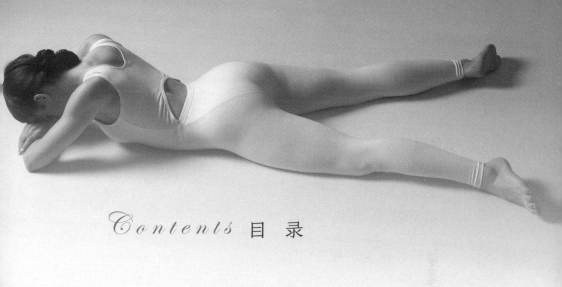

Contents 目 录

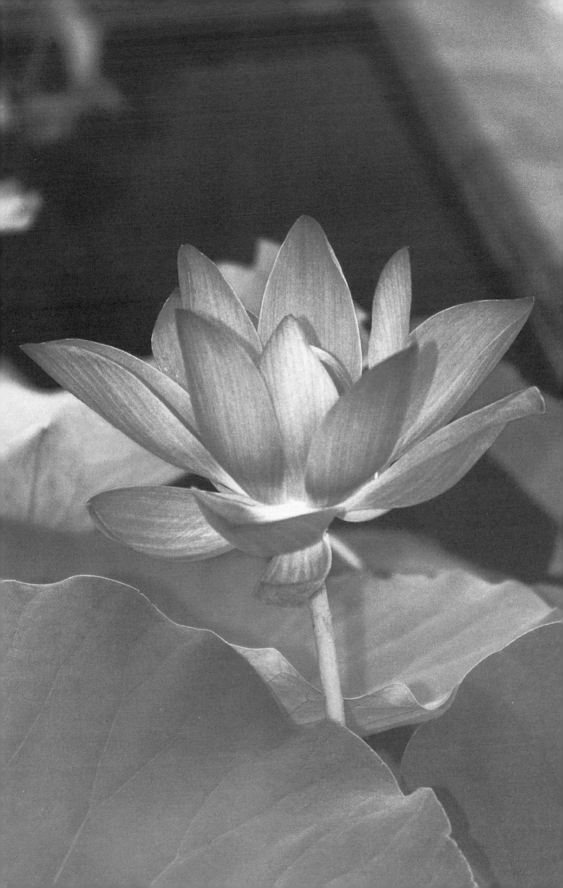

THE SPIRIT
OF YOGA

第一章

瑜伽的精神

◆

寻找真理，需要向内深探，
而不仅是向外扩展。

——萨瓦帕利·拉达克里希南
（Sarveplli Radhakrishnan）

某日，一位德高望重的老师正在花园里工作，一位学生不远万里前来拜见。她走近老师，俯身拜倒，静候片刻，然后请求老师开示开悟之道。老师的开示是从花园的泥土中开始的。"把它从里面拔出来。"他一边刨洋葱一边说，并将洋葱从地里拔出来。然后将根茎放到旁边准备好的一个坑中，接着说："然后种到这里。"学生顿悟。

　　正如许多关于开悟的神奇故事一样，这个故事抓人眼球，但有些令人费解，不好消化。尤其困难的是，如何将世俗生活中引领我们通向瑜伽的现实动机，与这个故事中追求解脱开悟的出世思想联系起来。作为新入门的学生，带我们走近瑜伽的往往是诸如此类的原因：我们的身体开始变得不再灵活，我们的生活需要些许宁静，我们的健康出了问题，我们迷失了方向，我们渴望能从充满紧张与压力的现代生活中松口气。作为新入门的学生，我们往往只是对瑜伽的技巧层面有一个模糊的概念。我们只是听说瑜伽是关于身心合一的训练——这个说法已经非常吸引人了。

　　然而有趣的是，这个移植洋葱的比喻和最初引领我们走近瑜伽的常识性认知之间是有关联的。从实践的角度，瑜伽从两个方面实现恢复健康与重建和谐的使命：一是移除道路上的障碍；二是揭开深藏于我们内在的、永恒存在的平和、觉性与喜悦。挖洋葱就相当于将旧有的紧张与痛苦拔出来，让我们与那些阻碍成长和进步的障碍分离。种洋葱则意味着学习安住在更富足的内在土壤中。

大多数人希望身体能变得更灵活，更轻松，或者能更好地掌控嘈杂的心。然而，我们需要一张地图来做向导，找到通向这些改变的路径。这就是第一章的目标：对一些主要的瑜伽哲学主题进行简要的介绍。

第一手的直接经验

瑜伽传统中的圣哲常常提醒人们，每个人都是两个世界的公民。他们说，每个人都同时居住在内在的世界——一个由念头、情绪和感受组成的世界，以及外在的世界——我们与之打交道的天地万物。身为人类，我们的成功与否，取决于是否能够智慧且充满爱地居住在这两个世界里。若要实现这个目标，我们需要一种方法既能够帮我们深化自我觉知，又能指导我们和谐处理外在世界的各种人际关系。

我们或许可以从书中或他人的口中了解生命，但瑜伽士告诉我们，第一手的直接经验会为我们提供迥然不同但十分重要的知识。有一个滑稽的故事揭示了这一点，有一位居住在城市中，但已经开悟的修行人。有一天，他去银行兑现支票，柜员说需要他提供两种形式的身份证件，他掏出钱包，拿出一张信用卡，递给柜员。柜员道谢后请他出示另一份身份证明，他再次掏出钱包，拿出一面小镜子，认真地看着它，然后声明："是的，这就是我！"

这个故事用幽默的方式告诉我们，由直接经验获得的知识不同于其他知识。如果我们通过间接信息来了解自我，就像相信修行人的信用卡可以证明他的身份——也许是合法的，但却无法告诉我们，我们究竟是谁。瑜伽练习就像一面镜子，它让我们直接检视自我以及生命的源头。它们提供了来自经验的第一手知识，这是没有任何疑惑且令人满意的。

瑜伽的核心理念是，身为人类，本来的样子就是平衡而完整的，而且这个和谐的内在自我是永远不会被消灭和破坏的，这是我们深深隐藏的内在本质。瑜伽是一个工具，能够增进对内在自我的觉知。在这个过程中，每一层的人格都应该被关注，因为只有当肉身和心灵都是健康的，当人格内在的冲突被释放掉，心才能被解放出来，进行更深的专注和省察。

有系统地运用这个工具，对我们的生命来说是意义深远的。从外在来说，它让我们的行为与内心的需求、目标和珍视的价值观保持高度一致。从内在来说，我们学习强健身体，放松和平衡神经系统，使内心平和且专注。最终，瑜伽将带领我们走向最高的生命目标——直接证悟自性。

瑜伽的八肢

在印度，人们练习瑜伽的历史可以追溯到 4000 年前。但是直到 2000 年前，一位名叫帕坦伽利（Patanjali）的圣哲，将现存的练习方法整合成一套完整的典籍——《瑜伽经》。这部经典用梵文写成，由一系列简洁的短句组成，精练地传递了瑜伽哲学和练习方法的精髓，因此后来的大师们需要对这些短句经文进行注释。这样一来，帕坦伽利和注释者们便共同创建了一个体系，来指导处于不同练习阶段的学生。

圣哲帕坦伽利从八个分支，或者叫作“肢”（ashtanga yoga）来阐释瑜伽的练习。这八个分支被统称为“王道瑜伽”（raja yoga），是王者之道，因为它们能引领人们实现对内在本性的圆满证悟。前五支被称作“瑜伽的外肢”，这些练习关乎人们与外在世界的关系，以及身体、能量和感官的部分。专注、冥想以及最终的目标三摩地，组成了八分支的第二部分，被称为“内肢”或者“心的修炼”。

尽管王道瑜伽的外五支是练习的基础，能够使身体强健，心灵强大，并带领人们走向冥想的练习，但学生们如果不继续前行，往往无法在这个阶段精进。学习瑜伽是一个有机的过程，各种练习之间互相印证、互相支撑，直到心能够达到专一的境地。

出人意料的是，将瑜伽与诸多体位法联系在一起（通常在一些瑜伽手册中展示的拉伸和姿势）是年代较近的事。在瑜伽发展的早期，瑜伽主要指沉思和冥想的练习；直到大概1000年前，体位法开始被广泛应用到瑜伽练习中，与其他练习方法一起，用于唤醒和疏导能量。这些精深的功法，被整合为哈达瑜伽，修炼它们不仅是为了促进身心健康，同时也能够抵达与帕坦伽利的王道瑜伽同等的精神修行境界。

　　一个有趣的故事讲述了现代体位法练习的渊源。传说，有一条鱼某日意外地游到了一处海岸，偶然听到一位神，也是瑜伽士的王，正在向他的妻子传授瑜伽之学的秘密，因为妻子想要探求如何能够解除人类的痛苦。不久以后，这条鱼投生为圣人马先德那特（Matsyendranath），也被称为鱼王，他是同时受到哈达瑜伽士、尼泊尔密宗修行者以及罗萨衍那（Rasayana，炼丹乘）修行者尊重的大师。马先德那特是一位完美掌握了哈达瑜伽的大师，他的弟子中最富盛名的一位是祖师勾若克那特（Guru Gorakhnath），哈达瑜伽一派正是通过他流传至今。

　　Yoga 这个词本身源自梵文动词词根 yuj，意思是"连结，合一"。据说通过修炼瑜伽，一个人可以逐渐地与纯粹的本性产生连接——那是比我们在日常生活中的意识状态更高、更精微、更广泛、更深邃的意识状态。通过修炼瑜伽，我们于自身深处发现了它的存在，这种发现超出我们原本的能力；我们与自己更高的本性连接，正因为它的存在，使得我们能够得以提升和转化。

王道瑜伽的八肢

1. 五条戒律（Yamas）

✦ 非暴（ahimsa）
✦ 实语（satya）
✦ 非盗（asteya）
✦ 梵行（brahmacharya）
✦ 非纵（aparigraha）

2. 五条善律（Niyamas）

✦ 清净（shaucha）
✦ 知足（santosha）
✦ 苦行（tapas）
✦ 自习（svadhyaya）
✦ 奉神（ishvara pranidhana）

3. 体位法（Asana）
4. 调息法（Pranayama）
5. 内摄（Pratyahara）
6. 专注（Dharana）
7. 冥想（Dhyana）
8. 三摩地（Samadhi）

层层向内的旅程

瑜伽常常被描述为向内的旅程，是从人格系统向意识中心行进的运动。这里说的人格系统（personality）不是指一个人的脾气秉性，或者与人交往的风格。它指的是围裹着本我的一层层壳，也是我们在日常生活中的身份认同（persona 这个词的本意就是面具）。

通常认为人格系统包含五个层次，叫作身层（koshas，又译作身鞘、身套），它们层层包裹着本我。它们就像是光外层的阴影，遮蔽了觉性的光芒和活力。圣哲告诉我们，随着瑜伽练习的精进，这一层层的身层最终会成为合一的体验。每一层会变得更加透明，随着这个过程的发生，我们将体验到更为清明与有活力的自我。

穿越层层身层的旅程即是瑜伽的旅程。随着我们对整个人格系统的逐层放松和关注，我们的觉知力会不断向内深入。这个过程会引领心到达专一的境地，也是带我们向内走的工具。

最外层的面具：肉身层

身体，肉身层（annamaya kosha），是人格系统中最粗的身层，

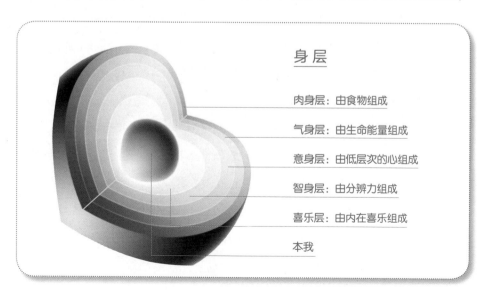

身 层

肉身层：由食物组成

气身层：由生命能量组成

意身层：由低层次的心组成

智身层：由分辨力组成

喜乐层：由内在喜乐组成

本我

也是大部分人将之认同为"我"的一层身。它由我们吃进去的食物组成（anna 在梵文中的意思是"食物"）。尽管它看起来结实牢固，但实际上是处在不断变易之中的：吸收营养，排泄废物，将食物转化为能量，以及更新衰败的细胞组织。然而在这一系列不停变化的中心，那种持续稳定的感受始终存在。

有四种原始驱动力，即对食物、性（性愉悦感）、睡眠和自我保护的欲望，它们伴随着肉身的诞生而来，很多生命能量都被消耗在满足它们的过程中。这些生命的原始驱动力与感官联手，共同导演了我们的苦乐感受。尽管对它们的体验不是必然会成为我们向内旅程的障碍，但事实却经常如此，这是因为人性中有追逐感官享乐的倾向。有人认为现代文明恰恰鼓励了人们对肉身的执着。这种习惯性执着的生活方式导致了身体失衡和健康问题。

预防疾病和调理身体是瑜伽练习中非常重要的面向。正如我们不能放纵身体一样，我们也不能虐待它。瑜伽坚决反对过度的苦行。瑜伽的重要观点是要对身体有觉知，从而能够观察自我，管理需求。体位法练习为此提供了良机，我们会从中得到有关物理身体层面是如何运行的大量惊人信息。这也是为什么在本书中会用大量篇幅来介绍体位法。而合理的饮食、睡眠习惯、物理放松和清洁法的练习对于恢复健康的自我觉知也是至关重要的。这些与体位法一起，是改善不良生活习惯，为进行更深层的练习而做好身体准备的基础。

生命的能量：气身层

身体是由沿着经络运行的能量组成，这股能量的梵文名称是 prana，中文音译为普拉纳。由普拉纳组成的身层，叫作气身层（pranamaya kosha），是位于肉身之内的一层，比肉身更精微。如果我们希望能对自身有更完整的了解，除了需要体验到肉身层，还需要对气身层有直接的体验。我们通过呼吸连接到气身层，也正是通过对呼吸的训练，可以改善我们的情绪反应模式、意识状态的变化（清醒或者睡眠）、能量的波动、痛苦和紧张的状态。有时候，我们在瑜伽练习中会体验到的那种更为整合与精微的气感，那也是与气身层的连接。

有关呼吸的学问是一门深奥的科学，鲜有人可以真正理解它。我们通常只是关心呼吸那些显而易见的特征，却从未试想过它有可能是通向自我了解的一扇门。每天的呼吸质量影响着生活的品质——如果我们愿意去研究，就会发现呼吸可以带我们通向内在的平衡。

一直以来，气身层被描述为身体和心灵的连接层；普拉纳是将这两者结合在一起的力量，也因此是生命体得以存续与调节的力量。然而，普拉纳不仅仅是一种机械的力量，还是一股使身体焕发活力，使心灵保持稳定的活生生的能量。我们的每一个动作和念头都在生动地展示着普拉纳的活动。通过关注呼吸质量，以及关注形成各种感受的能量状态，我们的觉知就会不断向内，并穿透肉身层。瑜伽的呼吸练习可以帮助调节和平衡普拉纳的运行，从而使它能够有意识地为自我觉知服务。

遇见心灵：意身层

比气身层更精微的是接下来的三个人格层次。它们中最外面的一层与有意识心相关，是心灵的显示器，透过它，内在的所有经验都被照射出来，在梵文中叫作 manas。它所在的身层，叫作意身层（manomaya kosha），其作用是接收感官信息，思维联想，将记忆带到意识层面，协调行动。比如说，此时此刻，如果你愿意，你可以觉察到周边的信息、身体感受和感官印象、头脑中闪过的念头或者你与周边环境的关系。你可以创造一个联想链，并追溯回想它们。你可以操控你的身体。所有的这些过程都协同发生于有意识心中。

我们对世界的体验，是由肉身层带来知觉，由气身层带来情绪，在意身层则被符号化为语言。然而意识的运行范围是有限的。因为我们大部分的认知和行为都是自发性和习惯性的，这些反应源自本能、刺激反射以及过去的经验。比如说，我们要计划一个旅行，预估可能需要的费用，但有意识心不能判断实施旅行计划是否为明智之选。因此，我们向更深层次的心灵寻求答案。换句话说，在意身层，我们可以将世界的信息清晰分类，却无法衡量它们的价值。

内在的智慧与分辨力：智身层

继续向内探求，瑜伽士说这里还有两层更精微的人格层次。首先，是有关智慧和分辨力的一层，叫作智身层（vijñanamaya kosha），在这一层，体验的意义会被衡量和识别。智身层的命名来源于梵文词根 vi-jña，其意思是"分辨、准确地知晓、理解"。通过专注力的训练，我们的觉知不断深化，将对自我以及自我与世界的关系，产生更为清晰和准确的洞见，并使行为与之一致。

每一层人格系统都带我们靠近本性，然而在这一层，小我的光芒太耀眼，以至于我们不时地感受到一种强烈的拉力，试图将有意识心与更深层的、更平和的内在体验分离。这一层很少能够被完整、纯然地体验，大部分的冥想状态会带我们到达意身层和智身层的边界地带。在这里，直觉力和分辨力被高度发展，内在喜乐替代了由感官享受和情绪所带来的散乱的兴奋感。

喜乐层

更深一层的是喜乐层（anandamaya kosha），以梵文中意为"纯净的喜悦或极乐"的词语"ananda"命名。当说到人们在这一层获得了超越外在纷扰之上的幸福体验，或许为这一层蒙上了神秘色彩，但它还不是精神修行最终的目的地。这是人格系统中最深的一层，但它还不是纯净的本我，而是纯净本我之光照亮的地方。只有极少数的上根之人可一瞥这一境界，大部分人要通过修炼纯净的专一之心而抵达，这需要长时间的练习。

生命的核心：本我

据说，纯净本我的光芒是超越了心和语言的，当圣人们被问及该如何描述它时，大多都选择用沉默来回答。他们说，最好让自我证悟直接发生，而不要有任何的预设和期待。

但是，有一些圣人会用 sat chit 和 ananda 来描述深居于我们内在的本我。sat 的意思是"真正的，真实的，或者存在的"。它所传达的意思是，纯净本我是永恒存在的。chit 的意思是"觉性或意识"。本我是存在的本体，不是客体，它是一种意识，遍及所有物质。ananda 的意思则是"极致的喜乐"。本我是完整的，没有缺陷，因此不会产生不和谐与痛苦。本我是圆满的（purna），那些证悟了本我的人，即使生活在世间，也依然居住在圆满之中。

从所在之处出发

瑜伽的目标即是人性的最高理想，理解这一点是令人鼓舞的，但我们必须从自己的脚下出发。因为对大部分人来说，同样重要的是，能够在每一个当下，每天的日常生活中，向着快乐的目标取得一些实实在在的进步。

总体如意的人生也往往夹杂着些许不如意之事，它们消磨我们的耐心，打击我们的乐观。我们在日常生活中诸如讽刺、嫉妒、嘲笑和灰心的感受里，清楚地看到这一点。若要治愈这些情绪，斯瓦米·拉玛（Swami Rama），这位对西方世界有着巨大影响力的专家时常说："愉悦（cheerfulness）是最好的药。"他也常讲这个故事来告诉大家该如何建设性地对待"消极的业力"。

有一位英国神父对科学非常感兴趣，他决心一定要拜访进化论学科首屈一指的人物——查尔斯·达尔文（Charles

Darwin）和汤玛斯·亨利·赫胥黎（Thomas Henry Huxley），但他们在几个世纪前就已经过世了。在神父坚持不懈的努力下，他终于收到了访问天堂的邀请函。然而圣·彼得（St.Peter）经过一番仔细的确认，发现这两位伟人并没有在天堂的花名册上。他不情愿地将神父送到"另一个地方"。神父到达目的地时惊讶地发现，地狱的大门比天堂的珍珠门还要漂亮，这扇门上装饰了珠子和宝石。他按门铃后，门开了，他看到一片绿色的草坪，有喷泉、鲜花和树木。小鹿在公园里漫步，鸟儿唱着甜美的歌。神父感到很困惑，问守门人，达尔文和赫胥黎是否在这里，守门人指着两个人说："他们就是那两个在水池种花的人，欢迎你去拜访他们。"

在离开前，神父有些不太礼貌地说："你知道，我来自人间，事实上在那里，人们认为地狱是一个可怕的地方，有着令人无法忍受的炎热、邪恶和痛苦。"

"哦，是的。"守门人说，"然而，你说的是达尔文和赫胥黎来之前的地狱。"

这个故事值得品味。它包含了愉悦的本质，以及种下了一颗能够改变人们生活态度的种子。

瑜伽的四条道路

在向内的旅程上有多条道路可以选择，不同的道路适合不同的人格特质。然而若想要厘清它们，却是一件令人迷惑的事。如今的老师们为瑜伽起了很多新名字，并赋予传统以新的意涵，用以树立独特的流派，与他人有所区分，因此使得现代瑜伽流派看起来名目繁多。如果你能对主要的传统瑜伽之道有所了解，就会对现代瑜伽各流派的目标清楚得多。

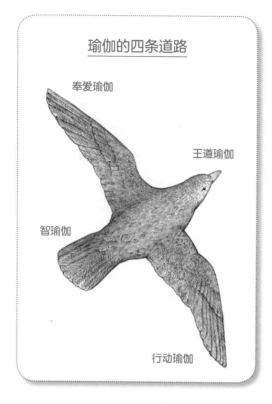

瑜伽的四条道路

奉爱瑜伽

王道瑜伽

智瑜伽

行动瑜伽

随着你的兴趣和需求逐渐稳定，遇到信任的老师，你就会稳定地专注于所选择的瑜伽流派。

古印度经典《薄伽梵歌》（*Bhagavad Gita*）描述了瑜伽的四个道路，在开始探讨它们之前，请你记得没有一条道路是与其他道路完全分离的。它们之间的区别是基于人的秉性不同，但最终的目标都是一致的。

我们可以将《薄伽梵歌》中所描述的四种道路比作飞鸟的身体。

1. 王道瑜伽

王道瑜伽的八个分肢有时候也被叫作"练习的瑜伽"。它们就像飞鸟的头部，提供了用于飞行的纪律、向导、组织结构和视野，这些内容也被所有的瑜伽道路所通用。其他的三条道路，就像飞鸟的翅膀与尾翼，有时被称为"生命的瑜伽"，因为它们以人的自然性格倾向作为开悟的基础，也显示了瑜伽如何应用在日常行为中。

2. 行动瑜伽

行动瑜伽的内涵是积极地行动，但放下对结果的期待以及为一己私利的执着。行动瑜伽适合那些行动导向的人；它使人们在行动中保持内心的平和。无论是粉刷婴儿的房间，还是在慈善马拉松赛事里帮忙，抑或是日常事务性的工作，只要是以智慧与善意行事，且对行动的结果不含自私的企图，就是在奉行行动瑜伽。这样的行动会让生命更有成就。这种成就无关乎你是匿名捐赠百万美金给慈善机构的善主，还是保障社区剧院演出成功的幕后工作人员，或是家庭中快乐地为家人洗碗的一员，是等同的。行动瑜伽的核心是行动的动机是无私的。关于这条道路，《薄伽梵歌》中说：

> 神说，虔诚地践行瑜伽，积极行动，放下执着，平等地对
> 待成败，瑜伽即是平和。（2:48）

3. 奉爱瑜伽

鸟的另一只翅膀是奉献之道，或者叫作"奉爱瑜伽"（bhakti yoga，源自梵文字根 bhaj，意为"转向或使用，去爱慕或热爱"）。音乐家、艺术家、诗人或那些乐于对人类情感细腻琢磨的人，通常会发现自己更容易被这条道路吸引。然而，不可将奉爱瑜伽过于狭隘化。它不仅适合于艺术家。爱与感恩之心会让每一个学生的瑜伽修行更上一层楼。要是没有奉爱的元素，任何修行都会走向枯竭。

奉爱之道的特点，除了爱之外，还包含信念以及彻底的臣服。的确，瑜伽不是宗教，但我们也不能忽略一点，那就是人类的心灵需要一个寄托情感的中心，正如人类的头脑需要一个专注的焦点。瑜伽的目标是值得尊崇和为之奉献的，而这种奉献，反过来，会引领人们走向觉悟。《薄伽梵歌》中有很多篇章在传递这个信息。下面这段话来自克里希纳（Krishna），他是理想瑜伽士的象征，他居住在每个人的内在：

> 由于你的信念，我可以将最重要的秘密传授给你，也就是
> 让所知与行动结合，你若懂得了这个道理，所有的杂质都将从
> 你剥落。（9:1）

4. 智瑜伽

最后，还有一些人的乐趣和成就感来自研究哲学，对生命的追问和思索，并对世俗行动的兴趣逐渐淡漠。这样的人倾向于智瑜伽之路，这条道路强调觉察力和明辨力。智瑜伽像是鸟的尾翼，因为尾翼是舵，它掌握飞行的方向。

然而，智瑜伽之道不仅仅与智力有关。在这条道路上，我们发展观察自心的能力及淡然镇静的性格，成为一个观察者，俯瞰一切激情与纷扰。对于每一个选择智瑜伽之道的人，《薄伽梵歌》说：

> 冷静端坐之人，不为外物所动，心中明了："一切不过是自然的戏码"，坚定地立于天地间，毫无动摇之心；不为苦乐所动，居于本性之中……这样的人，实现了人格的超越。（14：23-25）

综上所说，使生命之鸟飞翔的动力是奉爱瑜伽和行动瑜伽这两只翅膀，飞行的方向则由智瑜伽这条尾翼掌控，而王道瑜伽的练习所带来的经验，可以智慧地指导生命的航程。

飞向静默

关于瑜伽，还有很大范畴的内容无法在这个简要的章节里一一道来。随着你的探索开始启程，更多的概念只会让你感到压力，而对享受这段旅行无益。事实上，概念之于瑜伽，无论其总结多么精练，仍会感受到语言和文字的局限，从而成为体验瑜伽的一种障碍。

内在生命的深邃无法被描述。在瑜伽传承的历史长河中，这个真相让无数学生和老师仿佛寻找一个周期性避难所那样，从语言和概念中脱离出来，飞入静默。静默能带领我们探索未知的自我，那些未曾被接纳

其他的瑜伽之道

还有一些重要的瑜伽之道，每一种都与特定的风格和练习方法相关。它们常常被认为是完全不同的，但事实上，每一种练习方法和哲学理论之间都是紧密相关的。它们包括：

✦ **梵咒瑜伽**

这条道路主要是运用各种声音和词句作为体验高维意识的向导和支撑，并以此实现开悟。有些梵咒只能应用于冥想，有些则可以作为祈祷、仪轨的颂词，或沉思的工具。梵咒的应用一般也是王道瑜伽的一部分。

✦ **昆达里尼瑜伽**

这条道路是关于唤醒并逐渐吸收个体意识中原本蛰伏的能量。它主要强调沿着脊柱轴线的各个能量中心，也就是脉轮。哈达瑜伽的练习与昆达里尼瑜伽的理论和方法关联度就很高。

✦ **密宗瑜伽**

在这条道上，通过系统地探索个人意识与宇宙意识之间的关系，来实现自我的觉醒。密宗瑜伽由一系列训练方法组成，包括梵咒、观想、内外的仪轨以及八肢瑜伽的一些内容。它的练习需要一个精深的技巧和一系列广泛的知识。

和看见的部分。基于此，瑜伽课堂最好不要放音乐，引导词应尽可能清晰简洁，注意力应置于安静的自我观察中。

有系统地体验静默，正如在冥想中所做的那样，是学习瑜伽的过程中最令人感到富足的时刻之一。静默能打开一个空间，允许情绪和念头自然发生。自我理解的门被打开，自我接纳随之展开。静默让我们从社会期待中安静下来，倾听自己内心真正的需求。在静默中真正的自信会发展出来，并推及生活中的各个场合。

现在，你一定迫不及待要开始你的瑜伽练习了。下一章将提供一些指导原则，以保证你的练习是安全和有效的。花一点时间去阅读它们，然后毫不犹豫地开始吧。

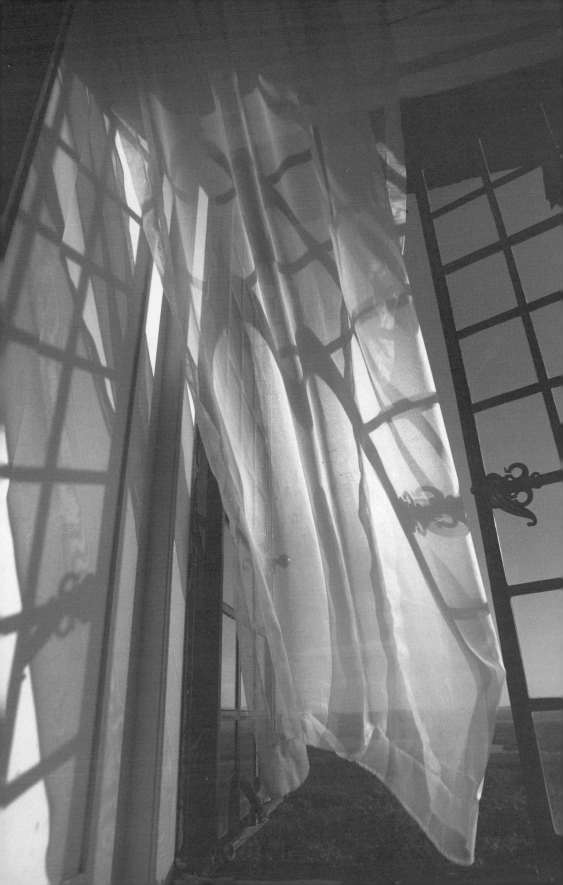

GETTING

STARTED

第二章

开始练习

✦

愿我们的外在行为与内心想法一致。

——阿闼婆吠陀（Atharva Veda）

如果这是你第一次练习瑜伽，那么你将遇见一个更清爽、更有活力的自己。瑜伽的所有训练方法都指向一个目标：唤醒源自内在的平衡与和谐，重新认识自己。这里有一些指导原则来帮助你开始，同时回答了一些长久以来盘旋在你脑海中的问题，或者一旦开始练习你就会遇到的问题。

比如说，你会想要了解什么样的空间条件适合于练习，要穿什么样的衣服，一天之中最好的练习时间，以及每天要花多少时间进行瑜伽练习为宜。另外，还有一些模糊不清的疑问也会涌上来：你怎么判断自己是否练对了？伸展和体位法练习的进步如何衡量？多久能看到进步？这一章的目的就是为你即将开始的瑜伽之旅保驾护航。

一开始，我们的注意力会自然地放在学习伸展和体位法的技巧上。我们需要学习基本的身体校正方法，解决肌肉力量不足和紧绷的问题，这些问题让我们难以完成某些体式。现在，我们要说说关于伸展的问题。

伸展

伸展的感觉很好。它能轻易地解决一些日常生活中遇到的问题，例如，坐的时间太长、肩颈急需按摩、常常感到昏沉想睡。伸展会唤醒身体。只需几分钟，肌肉会热起来，紧绷的状态慢慢放松，被锁住的能量释放出来，疲劳的脑细胞重新焕发活力。伸展也是热身，是内在舞蹈的开始，这种舞蹈也叫瑜伽。

伸展会让我们更具"灵活性",这个词或许常见,但并不好准确定义。从技术上说,灵活性是指关节可以轻易地在一定范围内活动。但我们都会在运动中感受到一些关节不太灵活,另一些则运转得好些。每个个体都是不同的,这是一条铁律。比如说,对有些人来说,前屈是强项,但对另一些人来说就很困难。前屈很容易的人,可能会在扭转或后弯中感觉到吃力。在瑜伽中,我们从所在之处出发,而不是从所期待之处出发。当发现有紧绷感出现的时候,无论是细微的还是明显的,都意味着内在阻滞的能量和僵结在被释放。

造成灵活性不足的抗力是什么?这是一个重要的问题。有些关节处的抗力是结构性的,不可以改变的,但大部分抗力在生命中的每一天都会有变化。作为一名瑜伽学生,我们主要关心三个方面:肌肉和结缔组织内的紧绷,被姿势和运动习惯强化的无意识关节紧绷,心理状态所带来的身体紧绷。如果我们希望通过瑜伽有所改善,就必须逐一攻克它们。

克服抗力

当肌肉被拉伸时,位于肌腹内的牵张感受器会发出信号,自动阻止拉伸太猛或太快。超出负荷的牵张感受器会向肌肉发出抗拒的信号,来阻止拉伸的继续。这就是为什么瑜伽的拉伸要求缓慢进行,并配合足够的放松保持时间。这种方式会重新训练牵张感受器,从而实现更大程度的灵活性。

结缔组织表层的膜叫作"筋膜",连接包裹着肌肉,筋膜的僵硬也会成为拉伸的阻力——这个包住肌肉的组织网会使柔韧度降低。瑜伽的拉伸是一个完美的工具,能够自然恢复这些组织纤维的弹性,使它们变得更加柔软。

肌肉紧绷的另一个原因,是保持某种固定姿势的时间太长。在并不久远的过去,人类步行的时间很长,需要久坐的人是很少的。但就在这几百年中，这种情况发生了巨大的变化。现在，可能一生中都不必要剧烈运动，大部分时间都是坐着的，这种情况就导致肌肉变得越来越僵紧。一套由各种动作组成的、平衡的瑜伽体位法练习序列，能够改善这种状况，身体会在规律的运动中受益，灵活性也会增强。

第三个造成肌肉紧绷的原因是，随着身体灵活性的降低，我们会自然地改变使用身体的方式以适应关节的局限性。比如说，倒车的时候不是回头看，而是看倒视镜。这些类似的习惯会强化本已存在的肌肉紧张，造成恶性循环。我们需要新的选择，而从瑜伽练习中拓展的拉伸能力将帮我们实现这些选择。体位法让我们恢复被僵硬紧绷限制的运动能力，重新享受灵活运动的快乐。

最后，心理状态也会影响灵活性。大部分人都曾有所体会，当处在情绪压力下时，身体会有紧张和不安的感受。当这种情况成为常态，身体就会明显丧失灵活性：不良姿势、疲劳以及明显的运动限制。长期的紧张还会导致头痛或者更严重的神经性疼痛。

单靠物理拉伸不能彻底缓解压力，我们必须在各个层面学习调整自己。然而，体位法练习会帮助缓解已经存在于肌肉中的紧张，同时也提供了其他有力的工具（例如放松的呼吸练习，以及不带评判的自我观察）来积极缓解神经系统的压力。从而，我们得以实现由内而外的伸展。

练习的策略

有很多练习拉伸的方法。一种是大部分人所熟悉的，健身课堂上教的快速拉伸肌肉法，通过弹跳进出某种姿势实现。这种方式叫作"弹震式伸展"（ballistic stretching，拉丁文中 ballista 的意思是"扔"），因为它会猛地将身体的一部分扔进某种姿势。人们做这些动作的时候，通常是不带觉知的，身体的跳跃和移动由惯性带领，心并不在当下。

在这类拉伸之后，大部分人会发现身体有明显的紧绷感，由于这种紧绷感是来自肌肉纤维中微小的撕裂，因此很容易受伤。紧绷感通常并不代表严重的损伤,而且在拉伸后的第二天会逐渐修复。但这种方式使拉伸变得非常不舒服,也不是一种循序渐进的进步。

瑜伽体位法的伸展,通常是缓慢地进行,并在拉伸点上保持一段时间。如果是重复动作的拉伸,重复本身需要一段时间的观察。无论是缓慢精微、配合保持的伸展还是重复的、跟随自然节奏的运动,瑜伽的伸展法都要求对整个身体保持觉知。

内在的观察者

瑜伽的本质是纯熟的自我观察,所以在练习伸展或体位法时,你内在的观察者应是醒着的。你可能会发现,某个动作牵动了你原本不想启动的肌肉,或者它需要的是平衡性而不是灵活性。你可能会发现在某个体式上呼吸不顺,让你结束体位的是紧张感,而不是真正的肌肉疲劳。你可能会发现,要完成动作并不需要使用你想象中那么大的力量,伸展运动实际上是一项轻松的运动。在伸展中观察身体、呼吸和心,才能学到每一个动作所能教给你的功课。

伸展还可以带你进行更深层的观察,包括你的健康状况、对待身体的方式、压力程度及对治方法、思维习惯和反应模式,以及放松和专注的能力。由于大部分人都有强烈的自我批判倾向,因此从一开始我们就要牢记于心,瑜伽练习不是一场竞赛或一个挑错的过程。在瑜伽中,你的任务是积极地观察自我,并以温柔关照之心做每一次的练习。

身体、呼吸和心灵

对一个体式的觉知,其关键是观察在它之内发生了什么。那么通过练习你将学会自我调整,从而使内在能量能够更平衡地在身体内流动。你的目标是舒适而稳定。将自己生硬地塞进一个"体式应该怎样"的套子,只会制造紧张,甚至受伤,不如安于当下,感受身体。觉知内在的局限和边界,同时探索觉知的边界,感受当注意力游离的时候错过了什么,或注意力过于专注的时候又错过了什么。

觉知呼吸是保持这种"轻柔关注"（soft focus）的重要方法；觉知呼吸让你能够"倾听"这个体式所带给你的整体感觉。这与听交响乐差不多，你的注意力会不时地从小提琴移到圆号，再到定音鼓，但始终是在交响乐整体乐章范围之内的。相似地，通过觉知呼吸，能关注精微的身体感受、内在能量模式，甚至升起的念头，但你的觉知始终是在体式之内的。

按照这个方法练习，每个拉伸或瑜伽体式都将成为一种自我觉知的工具。若能积极地与之连接，而不是对挑战心生抗拒，效果则会加倍。你将从中学会正确的体式练习方法，如何进入、保持以及离开体式。你将能够认出每个体式在身体、呼吸和心灵层面的作用，并使练习更圆熟。这个体式需要力量吗？通过逐渐延长保持时间，你的身体将会越来越有力量。这个体式需要平衡吗？规律的练习将提升你的专注度。你在体式中会感到紧张吗？放松的呼吸练习将帮你从深层释放紧张，升华你对体式的认知以及对自我的确信。

在这个过程中，你将发现学习"自内而外回应每个体式"是一种快乐的挑战。你会加深对身体的认知，发现动作变得更协调、体式得到精进、血液循环增强、代谢能力提高、呼吸深化：总之，你的努力将会换来一个更好的自己。当体式之间的连接变得自然流畅，"该做什么"从内心自然升起，届时，你的身、心、灵将高度地和谐统一。

练习的指导原则

这里整理了一些常见问题的答案。它们是指导原则，不是教条规范，先通读它们，然后我们将在下一章正式开始伸展与体位法的练习。

怎样的环境最适合练习?

干净、安静、通风良好、能量场和谐的环境最适合练习,如果是坚实的地面,可以铺上一层毯子,或者保证其表面不滑。避免极端温度、阳光直射以及凌乱无序。

对着装有什么特殊要求?

选择不会令人感到束缚紧绷的衣服,像是 T 恤衫、运动裤、形体裤、短裤等;脱下鞋袜。天然材质的布料会给皮肤呼吸的空间。可以的话,在练习时摘下眼镜。

需要什么特殊的装备吗?

尽管市面上有很多瑜伽辅具,但其实瑜伽崇尚轻装、极简,并不需要太多额外装备。你需要一个薄坐垫(在放松法和冥想时使用),一个毯子或披肩在天冷的时候盖住身体。

你可能还需要准备一条帆布绳(来帮助你做到那些"差一点够得着"的体式)、一个不滑的瑜伽垫(确保双脚稳定)以及一个眼罩(在放松的时候遮光)。

如何平衡瑜伽练习与三餐的关系?

体位法会对内脏产生影响,因此最好等到它们不用忙着消化的时候再开始练习。空腹练习为好。排便后练习更好,一些练习也必须如此。轻食后 2 小时,大餐后 4 小时练习。

瑜伽练习最好的时间? 每次练习多久较为适宜?

按照传统习惯,在清晨或者傍晚(晚餐前)练习体位法最好。有些人觉得在睡前一小时做些简单的伸展也很舒服。或者在你的日常时间表中正好有个空档时间可以用来练瑜伽,那么这个时间对你来说就是最好的时间。

最短 15 分钟可以比较完整地进行一组简单的伸展和放松;30 分钟则可以更从容,完成更多的伸展动作和完整的放松练习。这本书里推荐的两套练习都需要 45 ~ 60 分钟,取决于练习的节奏以及每组动作重复的次数。

规律且有系统的练习是最有效的。尝试一周至少练习三次，每日练习则更理想。练习时长取决于你的时间安排（详见第十章）。规律地练习 15 分钟要好过于偶尔一次长时间的练习。在安排练习时间的问题上，要结合自己的实际情况，对自己温和一些。

如果生病了或者身体有伤是否适合练习瑜伽？

瑜伽在伤病疗愈方面是极有效的，但具体的练习内容要与伤病恢复所处的阶段相关。练习时千万不可急切，超越自己的极限。首先运用呼吸和放松的技巧，然后再在身体的耐受范围内增加伸展的幅度。如果是受伤或动手术，则需要一定时间的休息之后再进行康复训练。

与压力相关的精神健康问题用瑜伽来疗愈是非常有效的。不同于身体层面的疾病或物理性损伤，精神健康问题可以通过体位法的练习（包括呼吸法和放松法）使心变得更安定。然而瑜伽不能替代药物治疗。如果问题长时间没有得到改善，就要寻求专业的医学帮助。

月经期间是否适合瑜伽练习？

月经期间要避免倒立的、费力的，以及会对腹部造成压力或产生热能的体式。对大部分女性来说，月经是一个身体休息和调整的绝佳阶段，因此适合于做些放松的体式以及呼吸和冥想静坐练习。还有人发现，一些温和的伸展有助于缓解经期的不适症状。切记不要过度。

多久能看到练习的进步？

在第一节课后，你就会有良好的感受——瑜伽就是这么有效。然而进步其实是很难自我衡量的。放下期待，反而会有一天，你的朋友或同事发现你似乎变得更平和或者更有活力了。在那之前，你或许可以通过不练习时的感受来衡量练习是否有所进步。那种"似乎少了什么"的感觉，实际上是在告诉你，你的身体和心灵已经体验过一种全新的平和境地，你想要回归于此。

要不要参加一个瑜伽课堂？

要去上课。没有什么可以替代老师的作用。找到一个适合自己的课堂去上课。一个好的瑜伽课堂将会给你珍贵的信息反馈，坚定你的信心，使你不断更新对练习的认识，教会你更多的技巧和体式，以及最重要的是，为你提供一个灵性聚会（Satsanga），让你结识一些志同道合的朋友，在瑜伽之路上相互提携和激励。

最后的总结

享受你的练习！练习的过程是为了喜悦和满足。瑜伽这座大厦的基石是不执着于行为的结果。所以，享受练习本身的乐趣。在那些从练习中感受不到太多乐趣的日子里（会有一些这样的日子），就在自律中找到乐趣。

一些基础的建议

◆ 在每一节课正式开始之前，先做1～3分钟的快速放松，结束前做个彻底的放松。

◆ 全程用鼻子呼吸。不要屏息。

◆ 放松地微睁双眼。

◆ 不要强求做到或保持某个体式。让每个动作之间的衔接流畅。

◆ 不断滋养轻盈、延展和稳定的感受。在每个体式上要问自己，如何能够深化体验；如何能够延展脊柱；如何能够更有力量、更稳定、更开阔。即使蜷曲的动作，也要能够觉知到关节、肩膀、髋的内在空间，以及颈椎和脊柱后侧的延展。

◆ 专注。保持对整个身体的觉知。对每个体式保持敏感和觉察。气随心动，意思是能量会流向你所关注的地方。不要只把关注力放在有拉伸感的地方，而是要观察整个身体对它的反应。

◆ 安于当下。每当念头带你游荡至其他时空，用身体的感受和呼吸将它带回到此时此刻，以及你所做的事情上。

总体来说，在做完一个体式之后，你应该感受到舒服，比没做之前好。在保持体式的过程中，所出现的任何不适感都应该在离开体式之后立刻消失，只剩下舒适愉悦的感受。除非你有关节疾病，否则在练习过程中和练习之后如果出现关节疼痛，说明练习是有问题的。同样地，任何对眼睛、耳朵或头部造成压力的情况，都意味着你需要调整自己的练习。如果在练习过后没有感觉到放松和精力充沛，则意味着你可能练得太猛了。

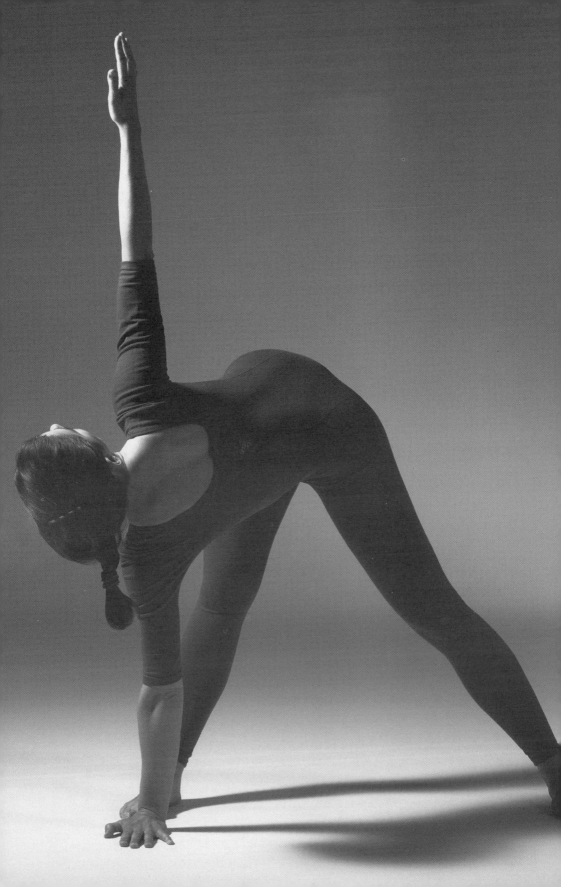

初阶体位法系列 40 式

——灵活性、力量与平衡

◆

对那些承受着各种痛苦的人来说，
哈达瑜伽是一处温柔的庇护所；
对那些习练各类瑜伽的人来说，
哈达瑜伽则像是托起尘世的大龟。

——《哈达瑜伽之光》（*Hatha Yoga Pradipika*）

在忙碌的现代生活中，很少有人能够给予身体和心灵足够的照拂，使其健康地运转。然而，一个简单的瑜伽体位法练习序列，以及日常几分钟的规律练习，就足以让你长期保持在最佳的健康状态。接下来的练习序列会整体地调整身心，为你带来更好的灵活性、力量、平衡和协调能力，以及更清明、专注的心灵状态。它包含一套全面的伸展动作，几乎能够使所有的关节变得灵活，随着你对练习的熟练，你将能够更好地掌握和运用这些拉伸技巧。请仔细阅读动作要领的描述和示范，以确保练习的准确性。慢慢地，练习本身就会成为你的老师。

这套动作尤其适合于刚刚入门开始练习哈达瑜伽的人，以及希望以温和的方式启动身体的人。它全面而详尽，但对于灵活性、力量或耐力的要求却没有那么高，因此也是各种瑜伽体位法的绝佳准备练习。有一些动作是特定体式的准备训练，另一些伸展或力量强化则是后续练习的一般性准备。完整的序列以图片的方式陈列在本章最后。当你能舒适、熟练地掌握这套动作后，就可以尝试第五章所示范的更具挑战性的序列了。

如果你对更难的体位法练习没有兴趣，只想保持身体健康，并使自己具备学习瑜伽其他方面的能力，这套动作也是一个良好的选择。事实上，古老的典籍中就告诉我们，哈达瑜伽是学习其他所有瑜伽的基础和支撑。以下的热身序列和初阶体位法将为你提供这个基础。

初阶体位法系列

1. 鳄鱼式（Makarasana）

俯卧在垫子上。屈手臂，双手放在对侧的手肘处。手臂向身体方向微收调整，从而使胸腔抬离地面，并将额头落在交叉的小臂上。双腿并拢，或分开到一个舒服的角度，脚趾朝外或者朝内。闭上眼睛，放松双腿、腹部、肩膀以及面部。专注于呼吸。感受呼吸之流在呼气时涤清身体，吸气时充满能量。保持 15 个呼吸。

> **益处**
>
> 建立深长、放松的呼吸；将觉知带回到中心原点，注意力回到当下。

鳄鱼式

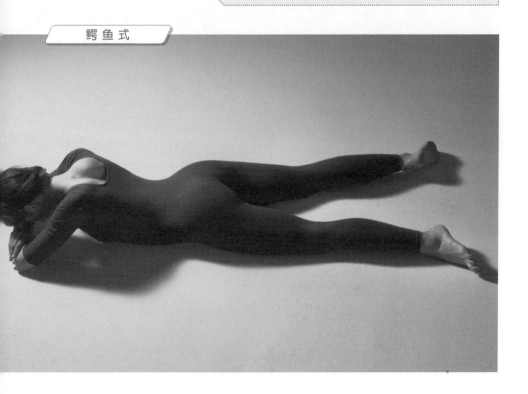

2. 对称伸展

翻转身体，仰卧。双腿并拢，双臂上举，沿地板向头顶方向伸展，掌心相对。然后，放松左侧身体，延展整个右侧身体，右手臂和右腿同时向远端伸展。然后换边，每一侧拉伸 5 次。最后，并拢双脚，拉伸手臂，并伴随双腿的延伸感受上背部的扩展。在这个伸展的感受上停留 5 个呼吸。感受呼吸时腹部的起伏。然后伴随呼气放松身体。

> **益处**
>
> 拉伸全身的肌肉及接连组织，为许多瑜伽体式做准备。

对称伸展

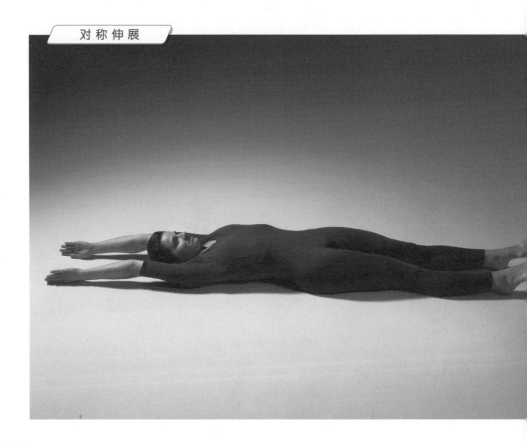

3. 体侧伸展

仰卧，双腿并拢，十指交叉枕在脑后。上身向右侧倾斜，保证上背部、骨盆以及腿后侧平贴地面。脚跟向右侧移动，伸展整个身体的左侧。保持脚踝和双腿并拢，勿使左侧的髋或肩膀抬离地面。保持3~5个呼吸，感受拉伸。随着不断地放松，你或许会感受到身体能更深地弯向右侧。松开身体，回正。重复另一侧。

益处

从髋到肩膀拉伸整个躯干旁侧，让呼吸更加充分、轻松。

体侧伸展

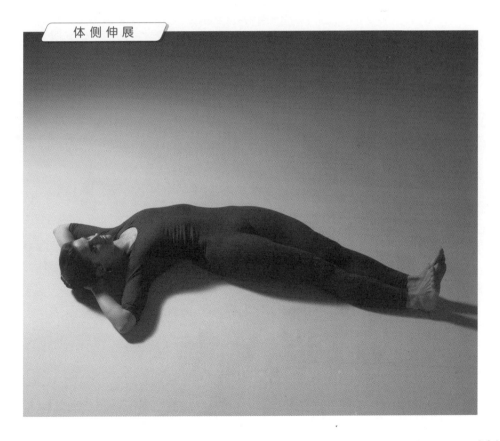

4. 仰卧扭转

仰卧，双臂向两侧伸展，掌心向下。屈膝，双脚踩在垫子上，与髋同宽，脚跟靠向骨盆。保持双脚底不离开地面，呼气，将下半身朝左边扭转，温和地将膝盖朝地面放低。吸气回正，呼气。朝右侧重复同样的动作。你可以将头部转向与膝盖相反的方向。每一侧重复3~5次。如果想要深化扭转，强化腹部力量，可以将双膝抬高靠向胸腔。保持双腿紧紧并拢，按照上文所述的方式向两侧扭转。

完成后身体转向左侧，起身坐立。

> **益处**
>
> 释放背部中、下段的紧绷，温和地扭转脊椎与腹部。

仰卧扭转

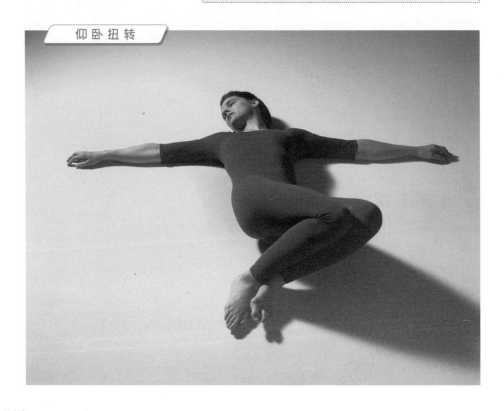

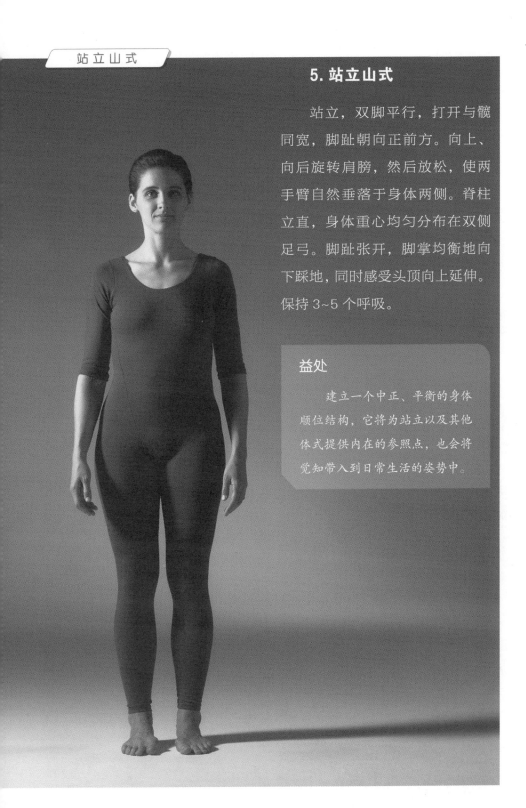

5. 站立山式

站立，双脚平行，打开与髋同宽，脚趾朝向正前方。向上、向后旋转肩膀，然后放松，使两手臂自然垂落于身体两侧。脊柱立直，身体重心均匀分布在双侧足弓。脚趾张开，脚掌均衡地向下踩地，同时感受头顶向上延伸。保持 3~5 个呼吸。

益处

建立一个中正、平衡的身体顺位结构，它将为站立以及其他体式提供内在的参照点，也会将觉知带入到日常生活的姿势中。

6. 耸肩与转肩

a. 吸气，耸起双肩、朝向耳朵；呼气，落下肩膀。重复3次。

b. 然后转动肩膀，让它们向前、向上、向后、向下四个方向转动。吸气时，肩膀向上，向后转动；呼气时，向下向前转动。3~5轮之后，反方向转动。朝每个方向做最大程度的伸展，但手臂和双手不要用力，要放松。

益处

　　该练习与接下来的四个动作，有助于肩部的打开、强健与位置的调整，使其恢复最大程度的运动范围。这些动作可明显改善整个上半身的循环。

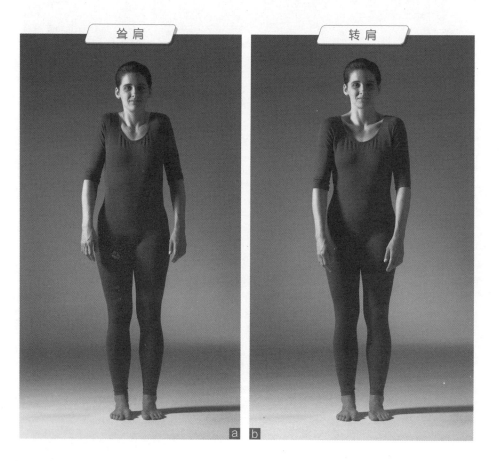

耸肩　转肩

a b

7. 手臂画圈

　　身体站直，双臂自然垂落于体侧。抬手臂向两侧伸展，平行于地面，掌心朝下，双肩放松。转动手臂（以手臂画圈），从小圈圈开始逐渐扩展到最大圈。保持最大范围的画圈，改变转圈方向，逐渐将绕圈范围缩小，回到起始姿势。落下手臂。

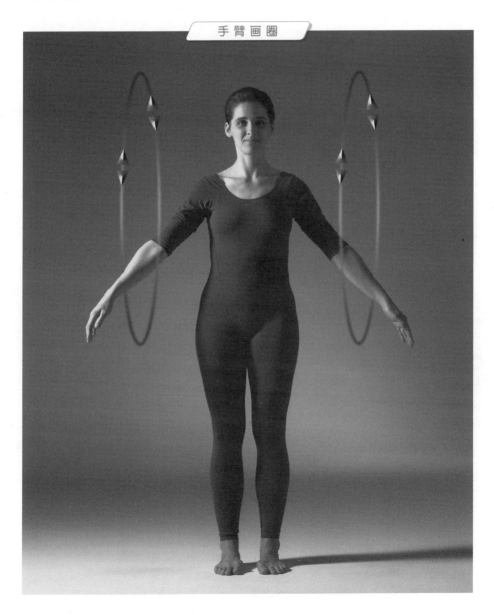

手臂画圈

8. 手臂垂直摆动

身体站直，掌心朝向身体。轻轻握拳，前后摆动手臂，感受随着手臂向后摆动，胸腔和肩膀被打开。

若想加大动作的势能，可在交互摆动时弯曲手肘，向后时施力推动。持续 20~30 秒。

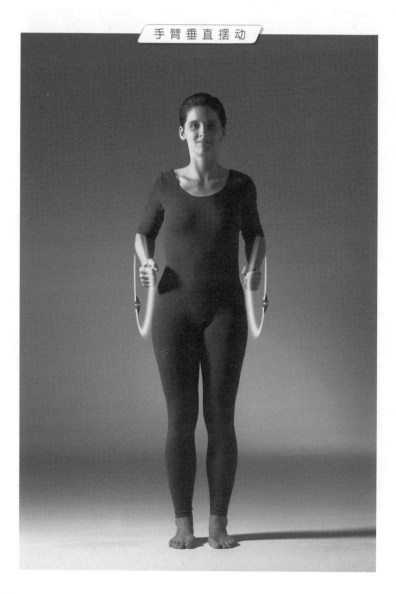

手臂垂直摆动

9. 手臂水平摆动

身体站直，手臂向两侧伸展，平行于地面。前后摆动手臂，双臂在身体前轮流上下交叉。为了达到最大程度的伸展，当手臂向后摆动时，放松，并释放上胸部的内在抗力，使肩胛骨向彼此靠拢。持续 20~30 秒。

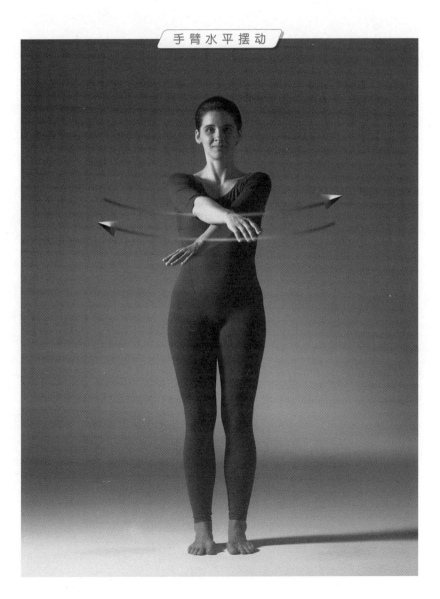

手臂水平摆动

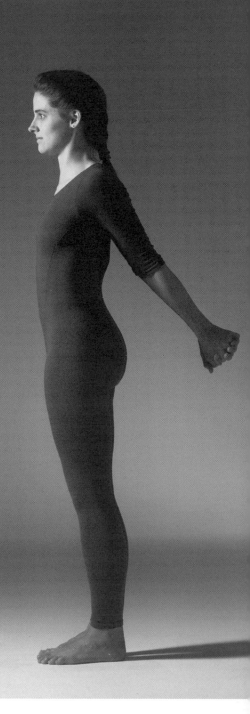

10.胸部扩展

　　身体站直，双手十指相扣置于体后。将双肩向后展开，肩胛骨向彼此靠拢。可能的话，将双掌相对紧靠，伸直手肘，向地面方向伸展手臂。保持伸展和呼吸的流畅，打开胸腔。若想加深伸展，可以将手臂从背部抬离，同时挺起并展开胸腔。保持脊柱直立，延长颈部和下背部。在每一个位置上保持3~5个深长的呼吸。

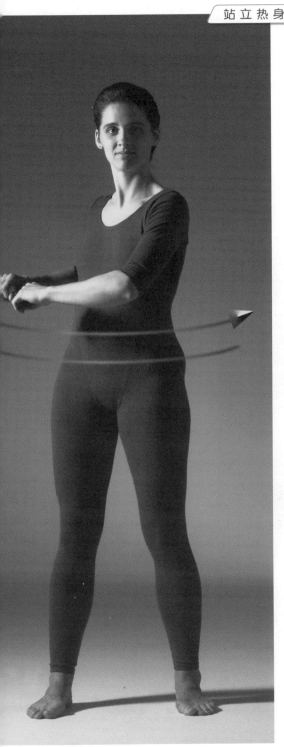

11. 站立热身扭转

站立，双脚打开略宽于肩膀。轻轻握拳，弯曲手肘使小臂接近腰的高度。保持头部中立，面部向前，以适中的速度左右扭转身体，让呼吸自然流动。

若要逐渐加深扭转，可加强肩膀和骨盆的动作，但要保持觉知，不要过度拉伸。

保持呼吸均匀，持续30~40秒。

益处

增强脊柱的灵活性及身体主躯干的循环。

12. 躯干转动

站立，双脚打开约两步（注：一步大约从脚跟到脚尖的一个脚掌长）的宽度。手掌支撑下背部，手指打开，指尖向下。以微微前倾开始，然后将髋向右、向前、向左、向后，画圈旋转。你可以想象自己站在一个水桶里，正在用骨盆擦拭桶的内侧边缘。头和肩膀随顺骨盆的运动即可。顺时针、逆时针各5圈。

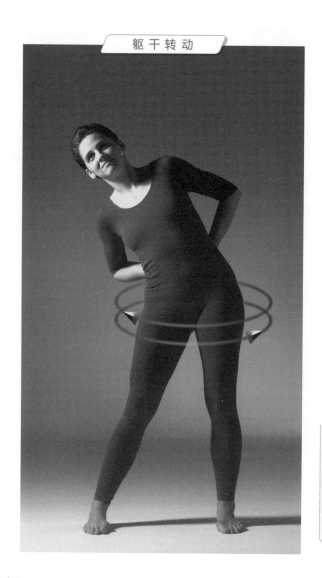

躯干转动

益处

改善协调能力；使髋关节，骨盆及下背部更灵活。

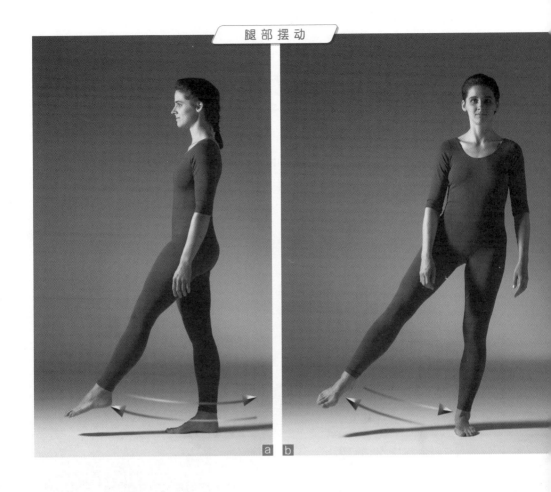

13. 腿部摆动

a. 山式站立，双脚并拢。膝盖伸直。一条腿伸直向前，再伸直向后。前后摆动重复 10 次。保持躯干和骨盆直立且稳定。

b. 然后，腿部伸直，左右摆动 5~10 次。始终保持脚趾朝前，骨盆稳定。换另一条腿重复以上动作。

> **益处**
>
> 使髋关节和双腿灵活、有力，提升平衡能力。

14. 抬膝

山式站立，双脚与髋同宽。尽可能抬高一侧膝盖，落下后，抬高另一侧。动作进行时保持脊柱立直，双臂放松垂落于身体两侧。以适度的快速频率交替进行 15~20 秒。

> **益处**
>
> 强化位于骨盆区域的臀部屈肌，加强髋关节与膝关节的灵活性。

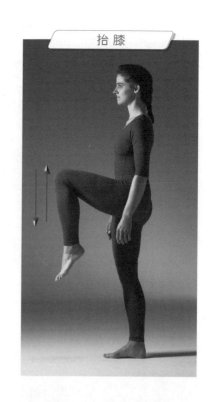

抬膝

15. 手臂上举伸展

山式站立。吸气，双臂自体前高举过头顶，同时脚跟上提。呼气，落下脚跟和手臂。吸气，手臂自体侧高举过头顶，同时脚跟上提。呼气，自体侧落下手臂，同时落下脚跟。重复这组动作，共完成 12 轮呼吸。

> **益处**
>
> 改善循环、平衡、协调能力，提升肩部的灵活性和小腿的力量。

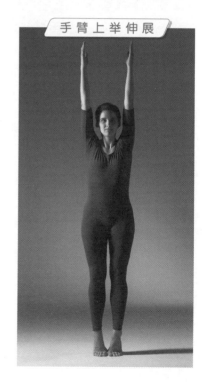

手臂上举伸展

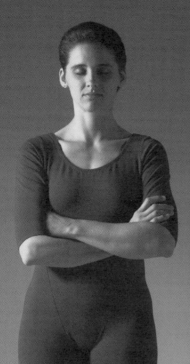

16. 山式·手臂交叉
（Tadasana）

站立，双脚平行，与髋同宽。脊柱立直，身体重心均匀地分布在双脚足弓。手臂于胸前交叉，闭眼。休息30~45秒，让呼吸平顺。

益处

建立一个中正、平衡的身体顺位结构，它将为站立以及其他体式提供内在的参照点，也将觉知带入日常生活的姿势中。

17. 站立侧伸展

　　站立，双脚平行，打开约三步宽。吸气，抬起左手臂至肩膀的高度，掌心翻转向上，继续上举过头。向上伸展手臂，拉伸左侧身体，然后身体向右侧弯。

　　身体不要前倾或后仰，保持左手肘伸直。让右臂沿着右腿自然下滑，为侧弯的深入提供轻微的支撑。在拉伸位置上，保持3个深长而放松的呼吸。吸气，手臂与身体回到正中位置；呼气，放松，放落手臂。换另一侧。两侧分别重复两组。

益处

　　深度拉伸躯干旁侧的肌肉群。

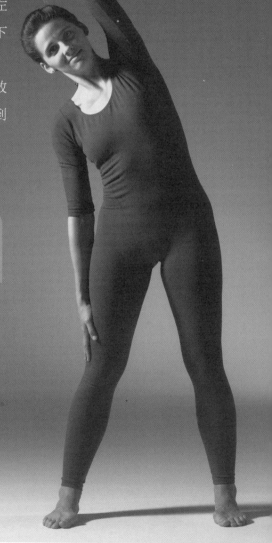

站立侧伸展

18. 站立前屈伸展

a. 站直，双手于背后交握。可以的话，让手掌心贴在一起，手肘打直，向地板方向拉伸。双肩向后展开，肩胛骨向中间靠拢；手臂微微抬离背部，打开胸腔。然后，自髋关节向前折叠身体，保持背部的平展，不要拱背，直到大腿后侧肌肉群感受到拉伸为止。

b. 然后，屈膝，回到起始位置。前屈和起身时皆要确保背部的平直。保持双脚踩实地面。动作流畅后，重复10次以上，每一次重复都感受大腿后侧的拉伸感加深。

益处

建立"前屈是从髋关节而不是下背部启动"的觉知；在前屈伸展大腿后侧肌群时，强健并保护下背部。

站立前屈伸展

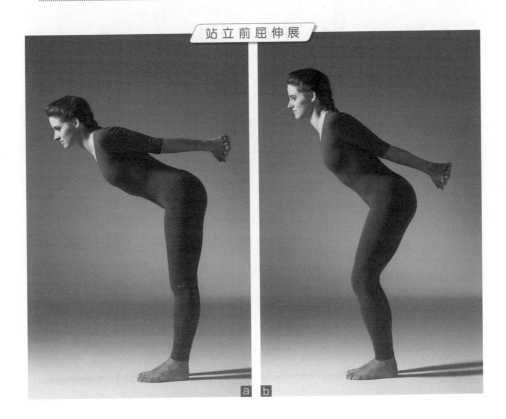

19. 腹部挤压（Akunchana Prasarana）

站立，双腿打开略宽于髋。屈膝，身体前倾，双手放在大腿上。上身的重量落在双臂上，放松腹部。呼气，紧实地收缩腹部肌肉，将肚脐推向脊柱。吸气，放松，让腹部自然回落。运用横膈膜呼吸配合腹部的运动。重复10次。

益处

这个练习对于调节、按摩腹腔，改善腹部内脏的循环，以及强健腹腔壁都是非常重要的。

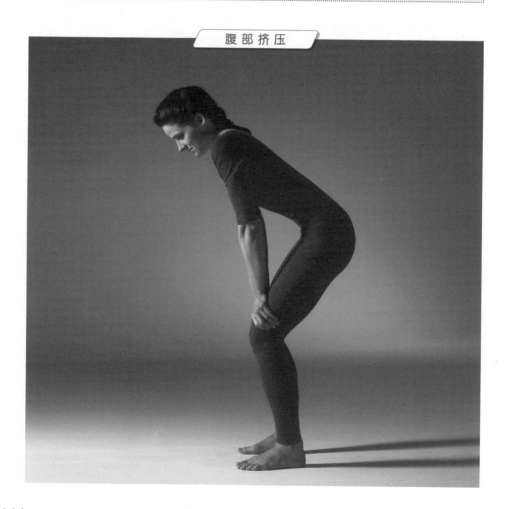

腹部挤压

20. 前屈扭转

站立，双脚打开一大步。手臂向两侧平举，自髋关节前屈，保持下背部平直。现在向右侧扭转，将左手掌放在右腿或右脚前方的地板上（如果需要，可微屈膝）。右臂向上高举，转动胸部及头部朝向右手的方向。接着在保持前屈的状态下，向反方向扭转，将右手带到左侧。缓慢地交替进行 3~5 轮。整个动作中保持呼吸的稳定，在加深扭转时呼气，放松时吸气。

益处

拉伸大腿后侧肌群（又称腿筋或胆绳肌腱）以及大腿内侧，增强髋和脊柱的灵活性，按摩调节腹部，改善平衡性。

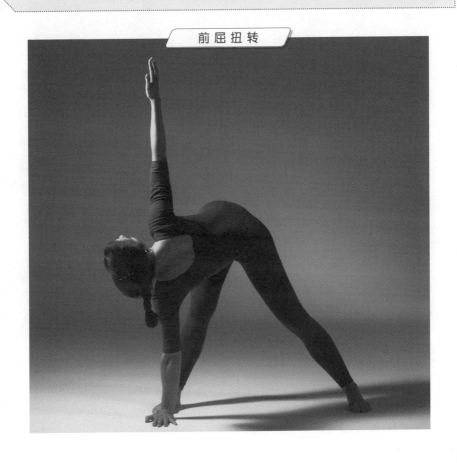

前屈扭转

21. 猫式 (Bidalasana)

a. 跪立，双手和膝盖着地，手掌置于肩膀正下方，膝盖在髋的正下方（呈桌式）。呼气，收缩腹部肌肉，骨盆向上推，脊柱拱起，整个背部呈上弯曲线。

b. 吸气，放松腹部肌肉，同时坐骨向上提，臀部伸展，抬头，脊柱呈下弯曲线。保持手臂伸直，身体重心均匀地分布在双手和膝盖上。a 与 b 重复 5 组。

c. 若要进一步强化背部力量，可以在吸气伸展的同时，抬起一条腿向后伸直。保持骨盆两侧与地面平行。

d. 呼气，屈膝拱背，收膝盖靠向前额。在每一侧，c 与 d 重复 5 组。

益处

增强脊柱的灵活性，强健腹部、背部肌肉。

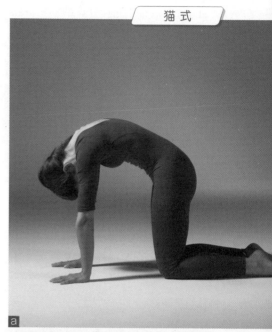

a

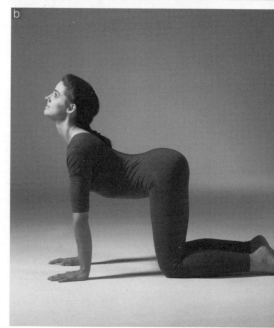

b

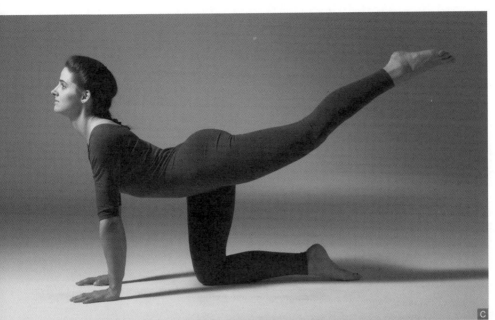

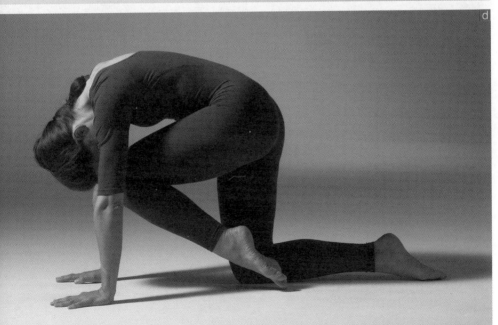

22. 伸展婴儿式（Balasana）

跪坐在脚跟上，两个大脚趾触碰在一起。如果感觉不舒服，可以在髋关节或脚踝下方垫一个垫子。从髋折叠向前，手臂伸展过头顶，落在地面上。将重心落在髋臀上，保持手臂向前伸直。手指尖向前移动，以拉长手臂。在此伸展上停留5个呼吸。

益处

拉伸肩膀与背部。

伸展婴儿式

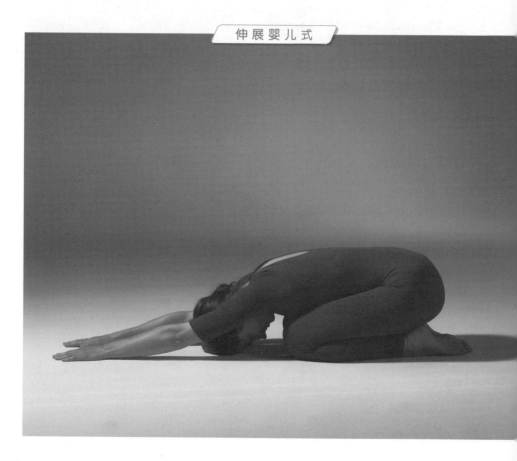

23. 猫式平衡

回到双手、双膝撑地。抬起左腿并向后伸展，脚尖指向远方，保持双髋和双腿平行于地面。然后抬起右臂，使之平行于地板。以左手与右膝保持平衡，右臂与左腿向远方伸展。放松回到原位，换另一侧重复。每一侧保持 3~5 个呼吸。

益处

强健背部，改善身体的平衡性与协调性。

猫式平衡

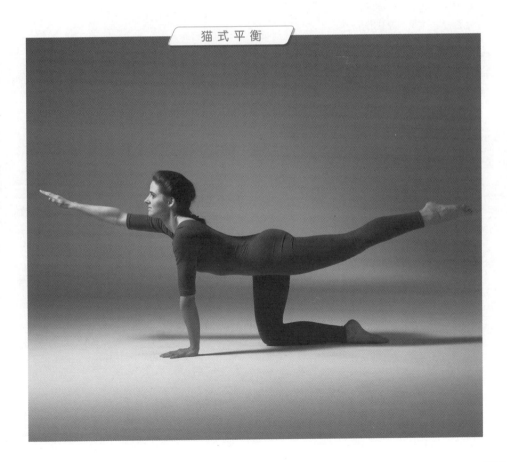

24. 猫式扭转

在猫式上进行扭转时，首先将右手掌向左移动，使其在脸的正下方。可以将双膝打开一点。呼气时，身体向左侧扭转，举起左臂。打开胸腔，左臂向上伸展，转头，眼睛看左手。吸气时落下手臂。换另一侧重复以上动作。每一侧在扭转上停留 5 个呼吸。

益处

强健背部，改善身体的平衡性与协调性，增强脊椎与肩膀的灵活性。

25. 弓步式（Banarasana）

以双手、双膝着地的姿势开始，左脚向前一步，落在双手之间，让脚趾尖与手指尖齐平。右腿向后伸展，膝盖、脚背落地。左膝位于左脚踝的正上方，小腿垂直于地面。骨盆向下沉，两侧大腿向相反方向伸展。上身向前倾压，然后温和地抬起。放松并延展颈部。保持5个呼吸。然后回到手掌、双膝着地，进行另一侧的练习。

> **益处**
>
> 　　这对于保持骨盆的正位是一个很重要的练习。可拉伸到位于骨盆深层的臀屈肌以及大腿的前侧。

弓步式

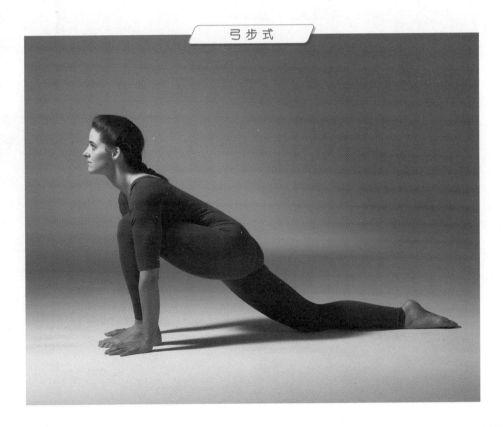

26. 眼镜蛇式（Bhujangasana）

a. 俯卧在垫子上，双腿并拢。双手掌平放于头部上方的地面上，两个大拇指并拢，食指与食指并拢。手肘自然弯曲。臀部、髋与双腿均收紧。

b. 鼻子向前滑动，接着，依次抬起头部和胸部。小手臂按压地板，向前、向上抬起上半身。手臂继续向下按压，从骨盆处伸长身体并抬起肋骨，向前推动胸腔。专注于整条脊柱的延长，并确保该延长并没有给下背部造成压力。使肩膀向下远离耳朵，拉长喉咙前侧与颈部后侧。放松双眼、脸颊和下颚关节。在这个姿势上保持 5 个呼吸，感受呼吸在下腰部以及肋骨两侧的流动。

然后，呼气，保持身体的延展，并慢慢落回到地面。首先，在伸展的状态下，将胸腔与下巴放低至地板，接着是鼻子，然后收回头部，使额头触地。将头转向一侧，手臂在身侧放松，保持几个呼吸的放松。可以重复一次，并在结束后，将头转向另一侧放松。

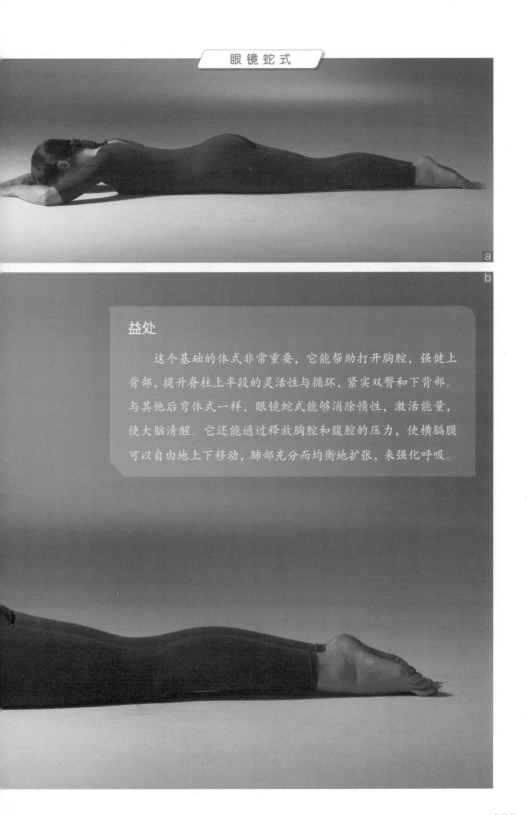

a

b

益处

　　这个基础的体式非常重要，它能帮助打开胸腔，强健上背部，提升脊柱上半段的灵活性与循环，紧实双臀和下背部。与其他后弯体式一样，眼镜蛇式能够消除惰性，激活能量，使大脑清醒。它还能通过释放胸腔和腹腔的压力，使横膈膜可以自由地上下移动，肺部充分而均衡地扩张，来强化呼吸。

27. 船式（Navasana）

a. 俯卧于地板上，下巴贴地，双腿并拢，手臂置于身体两侧，掌心朝向臀部。

延长手臂，肩胛骨向下、向后收。你会感觉到腹部在吸气时会扩张推向地面，呼气时会收缩。

双腿保持并拢，臀部收紧。现在，吸气，下腹部推向地面，同时抬起双腿和上身。保持双腿伸直，手臂位于身体两侧。

延展整个身体，扩张胸腔，双肩下沉远离耳朵。在此动作上停留5个呼吸，以吸气与呼气的力量支撑身体，身体好像浮在呼吸的波动上。最后，呼气，放松，身体落回地面，头转向一侧。享受几个放松的呼吸，觉知整个身体的重量完全落在地板上。

b. 重复a动作，但这一次让手臂向两侧打开与肩膀同高，掌心向下。注意要让肩膀下沉远离耳朵，像之前那样让胸部抬起。

c. 船式也可以做手臂举过头顶的变体。从手臂平举与肩同高的位置进入体式。吸气，手臂沿耳朵向前伸展，双臂平行，掌心相对。延长颈部，并由此延展整条脊柱。保持2~3个呼吸后，呼气时放松，将手臂收回到身体两侧，身体落回地面。

手臂举过头顶的变体会比较难，你可能会发现在这个位置上，身体很难抬得像做前面两套动作时那样高。

益处

强健身体的背面；刺激腹部及神经系统；改善全身的血液循环以及呼吸的觉知。

船 式

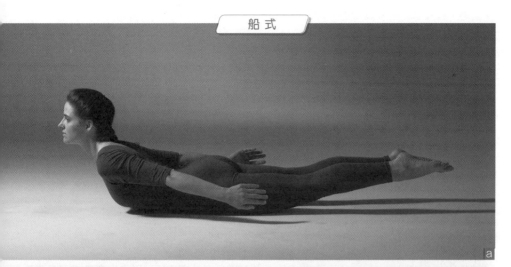

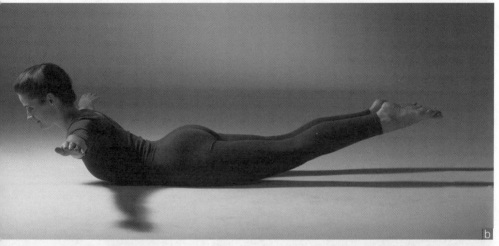

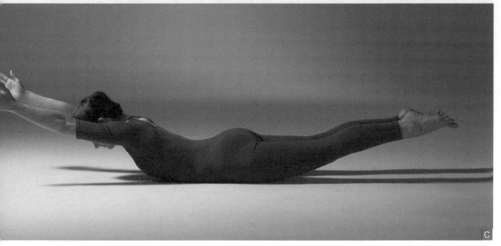

28. 钟摆运动

仰卧，手臂向两侧伸展，掌心向下。屈膝，膝盖靠近胸部，下背部贴靠地面。想象在骨盆的后面有一个时钟，尾骨是它的12点方向，腰的后侧是6点方向。现在顺时针旋转骨盆，让"每一个时刻"都依次压向地板。保持双膝并拢，上背部平贴地面。顺时针和逆时针各做5圈。

> **益处**
>
> 释放下背部的紧绷，按摩骨盆的后侧，改善腹腔与骨盆区域的血液循环，强化腹部肌肉。

钟摆运动

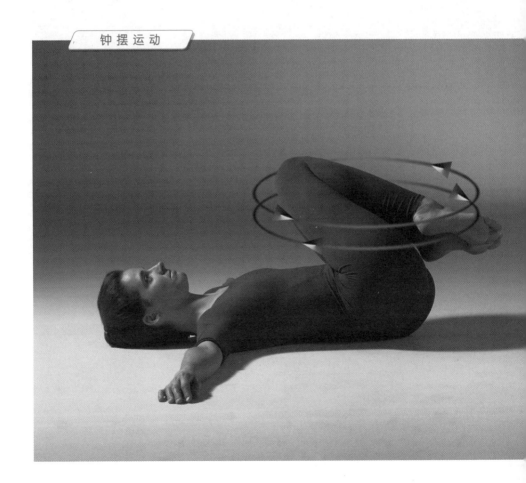

29. 卷体运动

a. 仰卧，屈膝，双脚踩在地板上，脚跟尽可能靠近骨盆。右手置于头下方支撑。伴随平顺的呼气卷起上身，头部靠近左膝。运用腹肌的力量抬起上身，左手抱膝协助动作的完成。切记，不是用手拉头部的力量起身。吸气，缓慢地将头和脚落回地面。动态重复5次，然后换另一侧再做5次。

b. 屈膝，双脚踩在地板上。双手放在大腿上。呼气卷起上身，头靠近膝盖。同样地，用腹部的力量提起上身，手抱膝盖协助动作的完成。吸气，缓慢地落回到起始位置。重复5次。

c. 同样地，屈膝，双脚踩在地板上。双手十指交叉置于脑后。呼气，卷起上身，头靠近膝盖。保持手肘向两侧打开，以扩展胸腔。不要用力拉动颈部和头部。吸气，身体缓慢落回垫子上。重复5次。

益处

强健腹部肌肉。

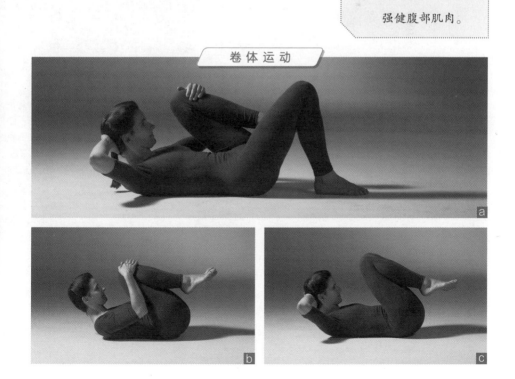

卷 体 运 动

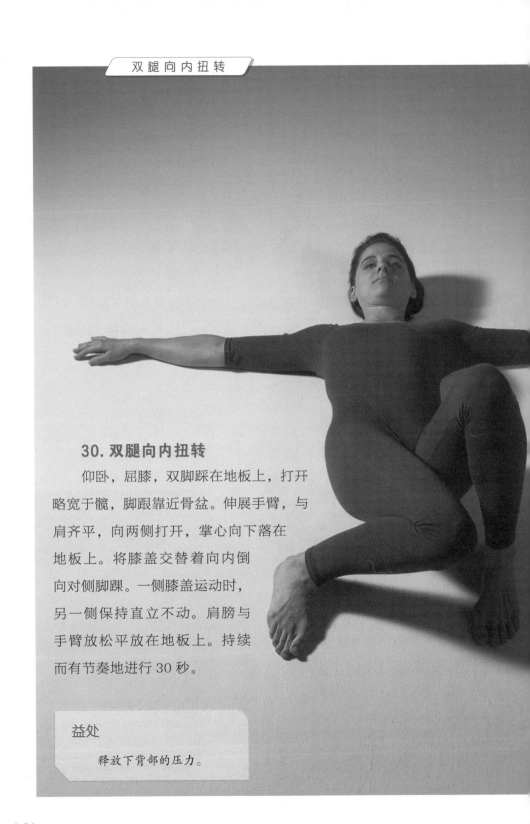

30. 双腿向内扭转

仰卧，屈膝，双脚踩在地板上，打开略宽于髋，脚跟靠近骨盆。伸展手臂，与肩齐平，向两侧打开，掌心向下落在地板上。将膝盖交替着向内倒向对侧脚踝。一侧膝盖运动时，另一侧保持直立不动。肩膀与手臂放松平放在地板上。持续而有节奏地进行30秒。

益处

释放下背部的压力。

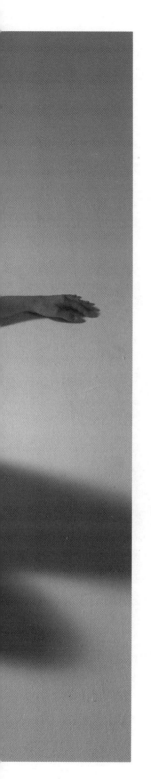

31. 仰卧腿部摇篮式

仰卧，屈膝，双脚靠近骨盆。右脚踝架在左膝上，并向腹部靠近。右臂穿过两大腿之间，与左手在左大腿后侧或左小腿前侧交握。随着将左腿拉向腹部的过程，持续将右膝往身体的反方向推压。头部平放于地板上（如果会因动作而抬离地板，可以在头部下面垫一个垫子），放松面部和下颚关节，释放来自腹部、臀部以及腹股沟深层肌肉的紧绷。

上背部与脊柱保持平贴于地面。轻轻左右摇动左膝，或者转动膝盖来加深这个伸展。接着平顺地呼吸并放松，停留 5~10 次呼吸。重复另一边。

益处

加强髋的灵活性，释放髋关节的紧绷，为坐姿做好髋关节的准备。

仰卧腿部摇篮式

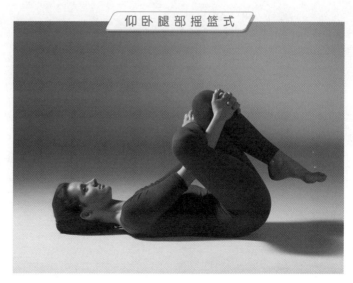

32. 毗湿奴式（Anantasana）

右侧卧，右腿可略弯曲以维持平衡。左脚踩在骨盆前方的地板上，右手支撑头部。左手抓住左脚大脚趾，脚跟向上蹬，带动左腿向上伸展，直到伸直左腿，脚趾尖朝向头的方向。

如果无法将腿伸直，可改为抓住脚踝或者小腿，然后尽可能将腿伸直。保持躯干的两侧伸长，髋与躯干在一条线上。屈膝，将左脚落回地面。重复几次，最后一次保持 5 个呼吸。换另一侧重复以上动作。

益处

伸展大腿后侧肌群，并提升平衡力。

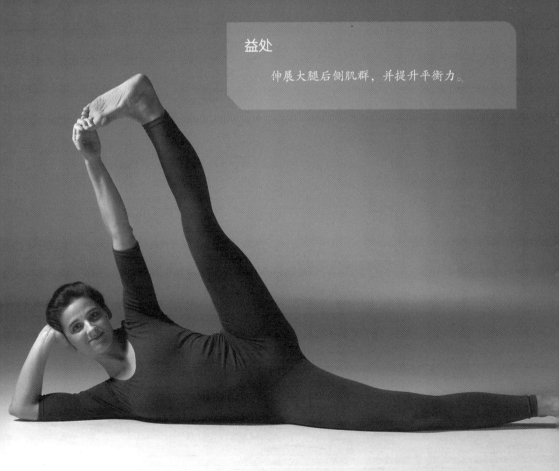

毗湿奴式

33. 坐立前屈伸展·搅乳式

a. 坐在地面上，双腿大大地打开，膝盖伸直。脚跟向前蹬，脚尖指向天空。

b. 转上身朝向右腿，将右手放在身后靠近骨盆的地面上。挺起下背部，从髋关节处向右腿折叠，同时，让左手沿右腿内侧向前滑动。下背部尽可能保持伸长与平直。在腿的上方伸展，然后，下背部有力而缓慢地挺起上身，动作之间没有停顿。再转向另一侧，左手置于臀部后方地板上，右手与上身向左腿方向前屈伸展。重复5次，动作之间衔接流畅。

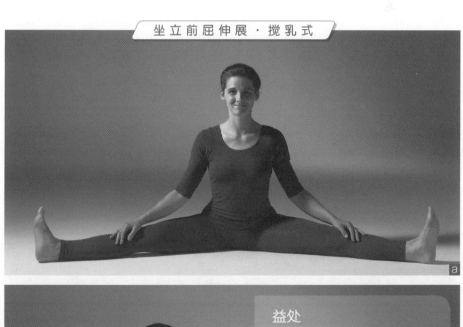

坐立前屈伸展·搅乳式

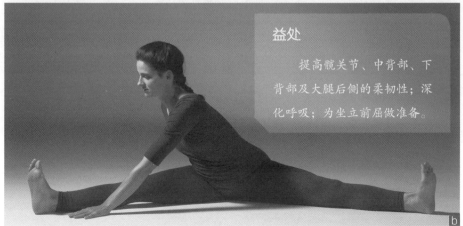

益处

提高髋关节、中背部、下背部及大腿后侧的柔韧性；深化呼吸；为坐立前屈做准备。

34. 简易坐立扭转

简易盘坐，双腿放在对侧的脚背上。保持脊柱立直，身体向右侧扭转，右手指尖触地，放置于骨盆后侧的地板上，左手置于右膝上。深深地呼吸，在每一个呼吸上感受腹部和肋骨下端的扩张与收缩。吸气延展脊柱，呼气加深扭转。双肩保持水平，且松沉向下。停留 5~10 个呼吸。然后松开姿势，向另一侧扭转。

益处

增强脊椎的灵活性，强健横膈肌，按摩腹部，伸展肩膀与上胸部的肌肉。

简易坐立扭转

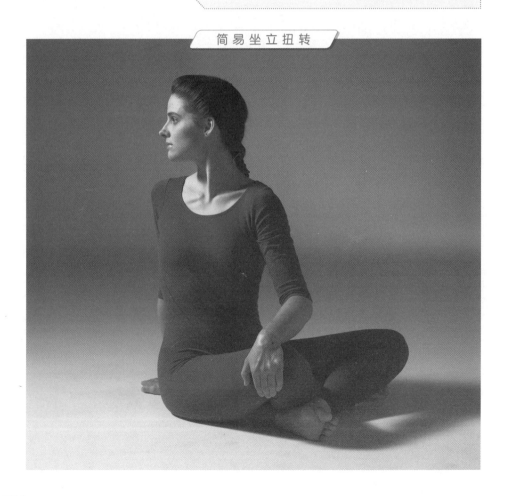

35. 摇椅式

a. 坐在地毯或垫子上，膝盖抬起，双脚踩地。确认身前身后要留有足够的空间。双手抓握在膝盖后方的大腿上，将整条脊椎拱成圆形（包括下背部），就像摇椅上的摇杆。

b. 保持拱背，温和地向后，朝肩膀的方向滚动。然后，滚动回到起始位置，可通过屈膝来加强滚动的动力。注意在向前滚动时要保持下背部的圆拱形，这会让回到坐直的位置比较容易些。从每轮 8~10 组开始。

益处

按摩背部与脊柱，改善协调性与平衡性，为倒立体式做好身体准备。

摇椅式

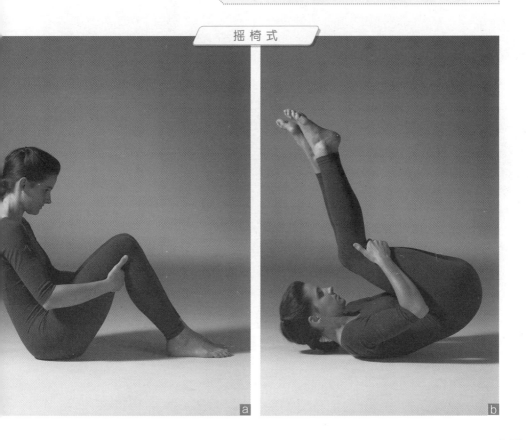

065

36. 屈膝肩倒立

从坐立摇椅式起始，向后滚动，保持屈膝。当肩膀落地后，将双手从膝盖后侧滑到下背部，用手肘撑地。双手支撑骨盆和背部，屈膝，大腿停靠于腹部上方。若要加深拉伸，可以调整双膝的位置，将它们轻轻地向前额方向移动，相应地调整手肘的位置，以更为稳定地支撑身体。停留5个呼吸或更长时间。

注意

怀孕和生理期的女性，患有高血压、青光眼、视网膜脱落或颈部受伤的人，禁止做此体式以及一切倒立体式；因其他原因被告知不适合做倒立体式的人，也务必避免。

益处

伸展上背部和脊柱的肌肉，改善颈部和头部的血液循环，缓解疲劳，提高注意力。

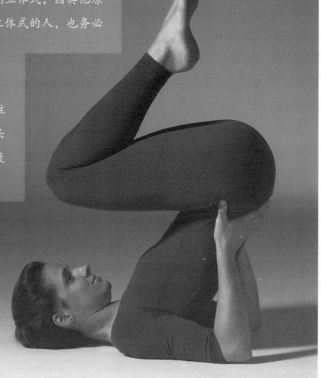

屈膝肩倒立

37. 仰卧扭转变体

仰卧，手臂向两侧伸展，与肩齐平，掌心向下。右腿伸直，屈左膝，左脚踩在右侧膝盖上。向右转动骨盆，转到一半时，抬起右臀并让它向后滑动，使其与躯干对齐，让扭转加深。右手放在左膝上作为杠杆。头转向左侧，延展左手臂，左肩压向地板以加深扭转。在这个姿势上保持4~10组深入的呼吸。换另一侧重复。

益处

增进整条脊椎的灵活性，按摩调节腹部，强健横膈肌。这个动作与接下来的两个伸展动作可缓解背部不适。

仰卧扭转变体

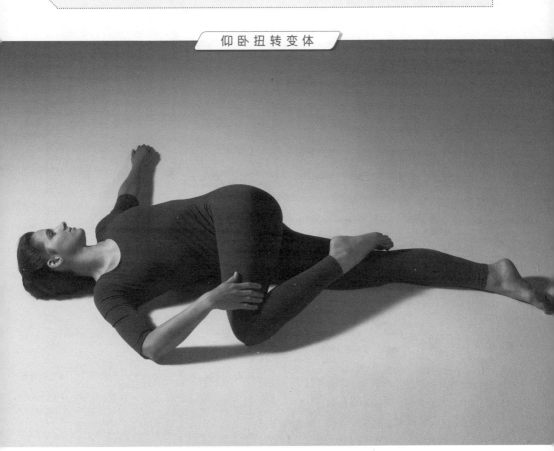

38. 祛风式（Pavanamuktasana）

a. 仰卧，向前伸展双腿。弯曲右膝以双手环抱膝盖，轻柔地将大腿拉向腹部。骨盆和左腿贴于地板。抱住右膝，但不要抓得太紧，平顺而深入地呼吸。下背部紧贴地板。保持 5~10 组呼吸，然后重复另一侧。

b. 接着抬起双膝，以双手环抱住双腿，将大腿拉向腹部。再一次轻柔地将下背部推向地板，放松那里的肌肉。停留在这个动作上，保持 5~10 组均匀的呼吸。

> **益处**
>
> 释放下背部的紧绷，按摩腹部，活动膝关节和髋关节。

祛风式

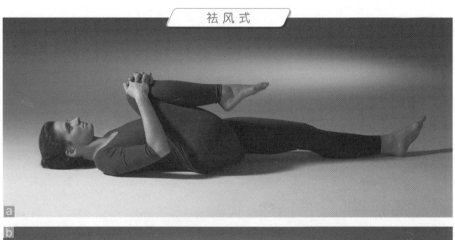

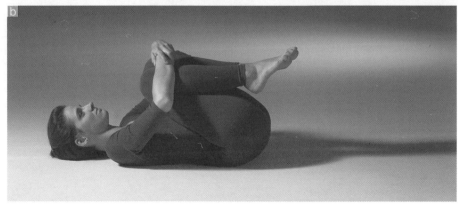

39. 动态桥式

仰卧，屈膝，双脚踩在地板上，打开与髋同宽。手臂放在身体两侧，掌心向下。呼气，收缩腹部肌肉并将下背部推向地板。然后，缓缓地抬起骶骨。吸气，放松腹部，骨盆回落向地板。重复5次。

接着，加大脊椎的弯曲程度。收腹，下背部推向地板，像之前那样卷起骨盆，但这次继续向上抬，一节一节地卷起脊椎。从脊椎最下端开始，最后提起胸腔，让胸骨靠近下巴。缓慢地松开姿势，让脊椎一节节地回落向地板，延展下背部，放松臀部。在整个动作过程中，双脚脚尖始终朝向正前方，并均衡地踩实地板。重复5组以上，来释放紧绷。

> **益处**
>
> 提升脊柱与骨盆的灵活性，释放下背部的紧绷，建立对下背部、腹部、大腿和骨盆处肌肉更精微的控制力。

动态桥式

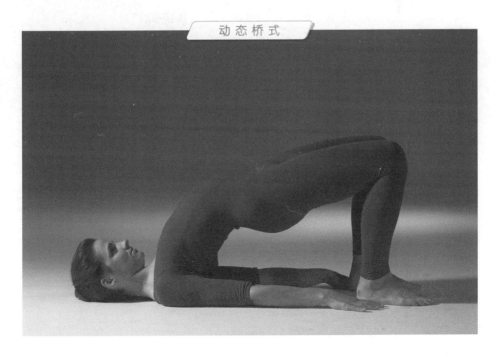

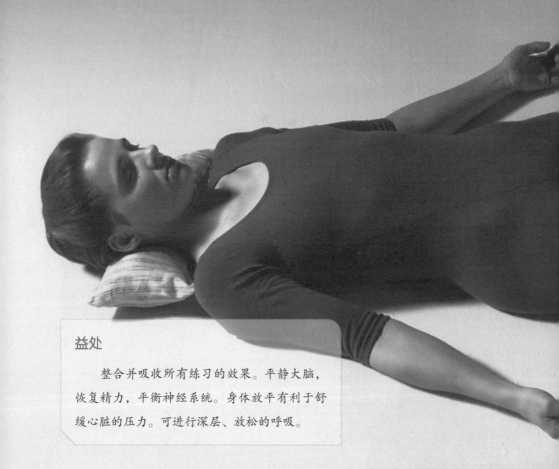

摊尸式

益处

整合并吸收所有练习的效果。平静大脑，恢复精力，平衡神经系统。身体放平有利于舒缓心脏的压力。可进行深层、放松的呼吸。

40. 摊尸式（Shavasana）

a. 仰卧在坚实、平整的地面上，头下方枕一个小枕头。闭上双眼，轻轻将头抬离地面，延展颈后侧，再落回，让头颈感到舒适。放松并伸长脊柱，使其中正，没有向一侧倾斜。双腿打开30~35厘米宽。手臂向两侧打开15~20厘米，掌心向上（也可以朝向内侧）。肩胛骨轻微内收、下沉，打开胸腔。

b. 如果下背部感到不适，可以在膝盖下方垫一个毯子卷。如果放松的时间比较长，或是你感觉冷，可在身上盖一条薄毯。平躺休息，观察呼吸的流动，保持5~10分钟。（你也可以使用第8章中提到的放松法。）

结束时，轻轻动一动手指和脚趾，然后伸展手臂上举过头顶，手脚向远端拉伸。然后屈膝，转向左侧卧，坐起身。在离开垫子之前，安静地稍坐片刻。

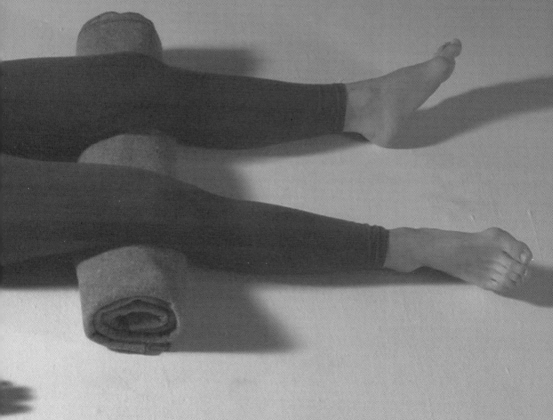

动作图标总览

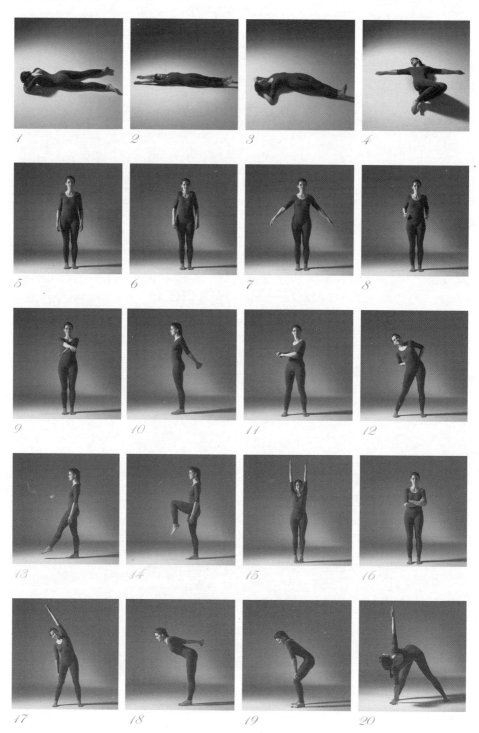

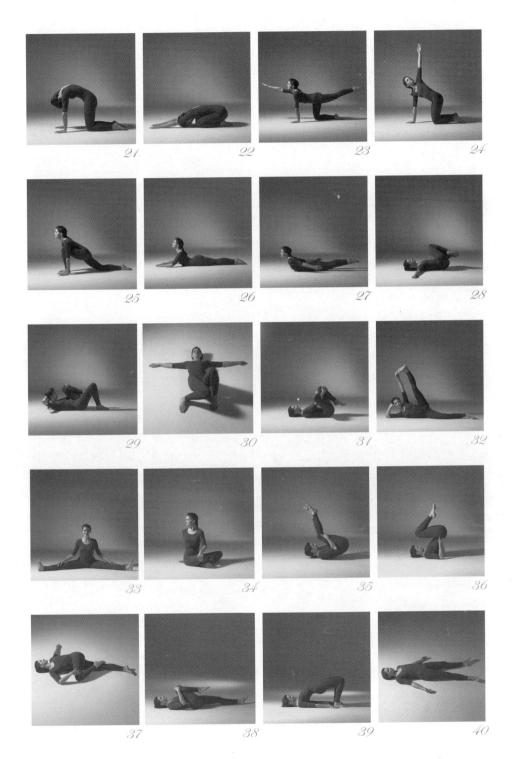

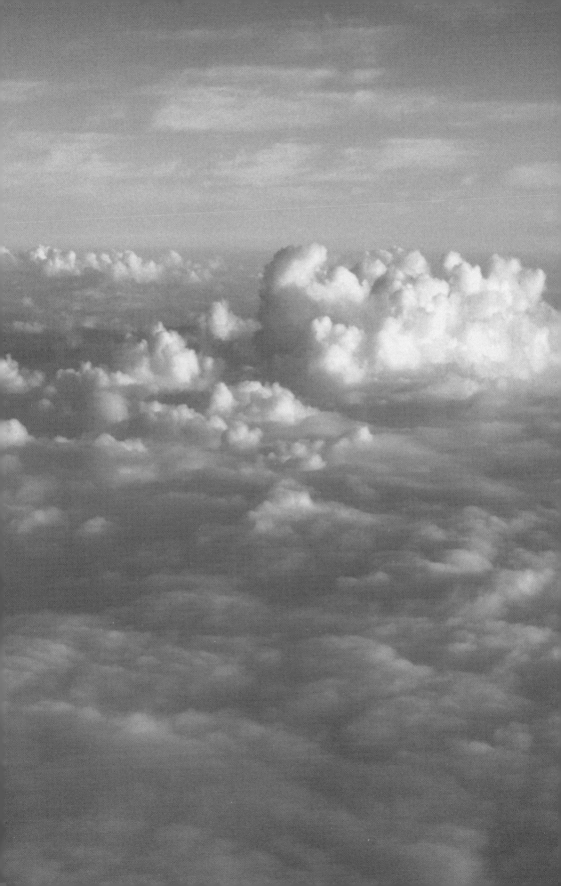

TRAINING
THE BREATH

第四章

训练呼吸

◆

当你观察到呼吸变得
平静、深长、流畅、没有停顿时，
你将会感受到极大的舒适与喜悦。

——斯瓦米·拉玛

《歌者奥义书》（*Chandogya Upanishad*，又译《唱赞奥义书》）中有一则古老的故事。故事始于眼睛、耳朵、心和呼吸之间进行了一场热烈的讨论："到底哪个才是维持人类生命所必需的？"为了解决这个争论，每一种感官同意离开身体各一年的时间，让其他功能管理身体。当它们都返回人体后，到底哪个是最重要的就会自然明了。

眼睛、耳朵、心一个接一个地离开了，然而，在眼盲、失聪以及一种近似于昏迷的生存状态下，生命都依然延续着。轮到呼吸离开身体时，突然间，其他功能发现自己仿佛被连根拔起了，就像一匹原本拴牢在地桩上的强壮马儿，一时间所有的桩子都被拔起。其他感官在心生敬畏之下，恳求呼吸回归，谦卑地承认它才是维持生命体最重要的角色。

尽管呼吸如此重要，但在大部分情况下，它都只是其他生理活动的背景音乐：它那从不中断的流动一直处在我们觉知的边缘。一股难闻的气味、误入气管的异物，或者一股浓厚的灰尘可能会迫使我们暂时注意到呼吸，但问题解决之后，呼吸就又退回到背景音乐的角色里了。我们从未觉察到呼吸深深镶嵌在每一个念头和活动之中。

对人类而言，不需要持续地监控呼吸，这让生活变得方便，然而对呼吸的无意识也引发了相应的后果。长期不良的呼吸习惯、不协调的身体姿势以及肌肉不平衡都会影响呼吸的效能，而这通常是从很年轻的时候就已经开始养成的。低能量状态、短浅的呼吸、焦虑、紧张以及注意力不能专注都不过是由此导致的症状。

这些状况是可以扭转的，在接下来的文字将介绍呼吸的机制以及基本的呼吸肌，你将从中找到改善呼吸的方法。这里介绍了改善呼吸状态的五种技巧，通过适当的训练，你的呼吸将会变得强壮、健康以及放松，你也将因此获得更健康的生命状态。

可自主的呼吸

正常的呼吸节奏是缓慢的。平均而言，心脏每分钟跳动 70 下，而呼吸只有 16 次。然而这 16 次呼吸，意味着在一天的时间里，肺要扩张收缩 2 万次，消耗约 35 磅（约 15 千克）空气，是我们每日吃进去的食物和水总重量的 6 倍。

呼吸的频率在一天之中也是变化的。在强烈的运动之后，可能会增加到每分钟 30 次，在冥想中则可能会降到每分钟 5 次或者更少。在这些起落之中，呼吸节奏的脉动维持着身心的整体性。

自主神经系统负责调节呼吸以及其他诸如心跳、体温等基础功能的运行。这些功能皆受此系统的自动控制，而这些程序通常是在无意识状态下运作的。

然而，呼吸的独特性在于，它是由骨骼肌的运动承载，因此可以是有意识的。比如说，如果你想要快速呼气、更深地吸气或者短暂地屏息，都可以随意进行。

因为呼吸是自主神经系统中唯一可受意识操控的自主功能，因此，它在实现瑜伽的自我控制技巧中，扮演着极其重要的角色；正是通过这条看起来脆弱（实则强大）的呼吸之线，我们找到了内在精神世界的入口。在那里，平衡、平和与安定战胜了紧绷和压力。

呼吸与自主神经系统

压力会造成神经系统失衡及负荷过重。当人们处在紧张的精神状态中，就会产生恐惧或不确定性的情绪，让人觉得："我没法应付这个。"

若头脑和神经系统的激发反应被持续加剧，紧接着就会是虚弱，如果压力持续下去，则终将导致疾病。如果不能释放这种紧张的状态，那么神经系统的和谐性就会被打破。身体会发出信号，诸如感觉不到饿或者间歇性的紧张进食、行动迟缓、体温变化、注意力涣散等。这些乃至其他的变化，都可以追溯到"我的神经系统"。

呼吸是神经系统的压力计。当神经系统失衡时，呼吸就会跟着改变，变得短浅、紧绷、抖动，并会产生明显的叹气与呼吸停顿。这些状态也会在心中留下印记，于是一个内在的循环也就建立起来了。呼吸的改变带来精神的痛苦，这种痛苦让不良的呼吸维持下去，不良呼吸状态不断强化这种痛苦……由此，压力状态建立起了自循环模式；它渐渐脱离了最初引发压力的源头，独立存在。

放松的横膈膜式呼吸（也叫瑜伽呼吸），是一个有力的工具，可重建神经系统的协调与平衡。随着呼吸恢复到自然的节奏，内在的紧张会慢慢柔软下来，通常伴随着紧张而产生的失控感也会逐渐消失。最重要的是，每一个放松的呼吸都能使内心安静下来，从而使我们恢复前行的力量和勇气。

日常生活中的呼吸

神经系统的状态、情绪的状态与呼吸质量之间，是密切相关的。所有在外界世界和内心世界发生的事件，都会显示在呼吸上。举例来说，正前方行驶的一辆车突然停下来，你在狠踩刹车之后会猛地倒抽一口气；再比如在一周繁重的工作之后，哪怕只是想到周末就要来了，也会轻松地舒一口气；当受到惊吓的时候，通常会狠狠地吸一口气；悲伤（或者恋爱）时会叹气；大笑的时候，呼气的开始和停止都会非常明显；当处在极度痛苦之中时，我们可能会通过使呼吸紧缩来关闭感受的能力；而心情愉悦时，呼吸也是缓慢而轻松的。这些所有呼吸模式的变化都会立即强化我们的内在反应。

当焦虑的呼吸模式成为常态，我们的生命气场也会呈现出一种不安与攻击性的状态。而放松的呼吸，则会安定神经系统。如果呼吸养成了深长、平顺的习惯，我们就能够平和地面对生活中的起起伏伏。这也是为什么放松的呼吸练习在治疗心血管疾病、惊恐症／焦虑症、偏头痛、高血压、哮喘等疾病上有很好的效果的原因。

最重要的是，从心理健康的观点来看，呼吸和情绪之间的关系是一条双向的道路：当我们处在痛苦中时，放松的呼吸能够帮助人们平复焦虑不安的情绪；当岁月静好时，放松的呼吸则帮助人们建立持续的愉悦和满足感。

瑜伽练习时的呼吸

瑜伽士会以多种方式运用呼吸。在费力的体式中，或者需要将身体保持在某些特殊姿势上时，能更清楚地看到，放松的呼吸所带来的镇静效果。当挑战这些体式时，如果可以放松地呼吸，则意味着我们能够驾驭它们；如果呼吸改变，则意味着我们正在奋力地挣扎。换句话说，在整个体位法练习过程中，放松的呼吸对于练习效果有巨大的影响。

在瑜伽的呼吸练习（又称为调息法 pranayama）中，呼吸用来清洁、平静、强化神经系统，从而提高生命的活力。瑜伽大师们能展示出远超出常人的呼吸控制能力，但他们不认为自己是超人。他们只是简单地说，呼吸的潜能远比我们所体验到的大得多，不经过耐心的练习是无法领会的。

呼吸也是放松法练习和冥想练习中主要关注的内容。然而，因为放松法练习通常是以仰卧（或者俯卧）的姿势进行，冥想一般是以坐立的姿势进行，呼吸的模式会因姿势变化而有所不同。因此，我们必须彻底理解放松呼吸的原则，以更好地掌握这些练习的精髓。

呼吸也能够强化头脑的专注力。在放松和冥想练习的最初，运用呼吸作为集中注意力的工具。慢慢地，随着呼吸变得不再费力，放松而平顺，头脑便从所有令其分心的事物中解脱出来，转向内在更深层的觉知状态中。

呼吸训练概观

呼吸训练是个循序渐进的过程。本章所传授的技巧会帮你建立强大而健康的呼吸能力，同时为瑜伽练习打下坚实的基础。以下是一个总结，请时常与之对照，以检视自己的进步。

◆ 步骤一：学着练习持续的呼吸觉知，观察呼吸的流入与流出。

◆ 步骤二：养成由鼻子呼吸的习惯。

◆ 步骤三：学会辨认与横膈膜呼吸相关的感觉，在摊尸式、鳄鱼式及坐姿时进行横膈膜呼吸。

◆ 步骤四：强化横膈膜。

◆ 步骤五：练习并建立优质呼吸的5个特性，让呼吸（1）深长、（2）平顺、（3）均匀、（4）无声以及（5）没有停顿。

步骤一：呼吸觉知

呼吸训练的第一步是培养持续的呼吸觉知，觉察呼吸的流入与流出。瑜伽的拉伸法和体位法会帮你做到这一点，以下这套简单的动作将会带你了解这个过程。

站直，双臂自然垂落于身体两侧，双脚平行，与髋同宽。吸气，手臂向两侧平举；呼气，落回手臂。多做几次，感受呼吸与动作的配合。

接下来，吸气，手臂继续上举至头顶，保持双臂平行。呼气时，将手臂落回与肩同高。同样地，多做几次感受身体与呼吸的自然配合。

最后，双臂举过头顶，保持在那里，十指相扣。在保持动作的时候不要屏息；继续保持对气息吸入呼出的觉知，没有停顿。如果你放松腹部，你将能感受到肋骨边缘明显的扩张与收缩。

这些运动代表了深层的呼吸。当你准备好的时候，呼气，将手臂落回。

让呼吸与身体的动作协调一致，可强化对呼吸的觉知，并使拉伸更放松。它能够强化你对呼吸肌的理解，深化呼吸，辨认并放松无意识的肌肉抗力，使大脑平静下来。

洁净与滋养

随着对呼吸的观察，你会发现呼气和吸气有不同的作用。当呼吸流入时，它带着能量一起进入，激活身体和心。当它流出时，身体内随着血液回流到肺部的垃圾也会随呼气带出。吸气是充满活力的，呼气则一般不需要用力，是放松的。

对呼吸过程建立平静而稳定的觉知，对于瑜伽练习的各个方面都是至关重要的，那么请养成习惯，每天早晚都进行以下练习。它会成为其他呼吸练习的基础，也会成为放松法和冥想练习的基础。同时，它也会成为你在偶尔感到焦虑和压力时可以回归的体验。

练习：放松的呼吸觉知

你可以试着先对下文介绍的练习进行录音。对着录音设备以缓慢的节奏将引导文读出来，并在之后的练习中使用该录音。

以摊尸式仰卧在坚实、平整的地面上。闭上双眼，让身体放松。感受地面对你的支撑，让自己彻底地向它释放。

当你准备好了，将觉知带到呼吸的流动上。感受气息的流出、流入。当呼吸流出时，它净化你，带走所有的垃圾和疲惫；当呼吸流入时，它为你灌注鲜活的能量和盈实的幸福感。

让腹部柔软，释放掉此处所有的紧张，并允许它随着呼吸起伏。放松肋骨处的肌肉。让每一次呼气和吸气之间都没有停顿。保持对呼与吸这两股气息的观察。觉察吸气时与呼气时所产生

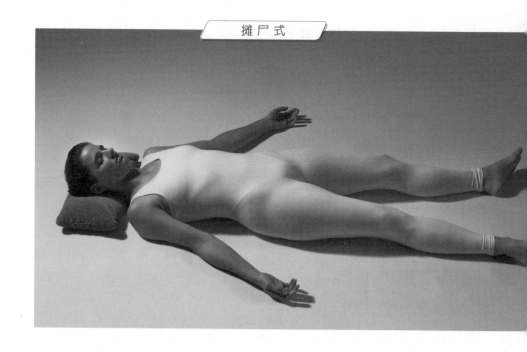

的不同感受。熟悉你的呼吸模式，但放下对于所谓正确呼吸的评判。只是单纯地感受呼与吸两股气息的流动。

保持放松并觉知呼吸，维持5分钟，发现你的心会放松下来，神经系统也开始变得舒缓，如果是这样，允许它发生，但不要执着于此。单纯地观察呼吸之流。然后，当你休息好了，将双手掌盖在眼睛上，自掌心中睁开双眼，伸展身体，转向侧卧，缓慢起身至坐立。

你会发现，观察呼吸的过程会影响心——心将逐渐平息思绪的狂风暴雨，并产生平静的专注感。每一次呼气感受到放松，而每一次吸气被滋养。随着练习深入，你可能会将在摊尸式上练习的呼吸觉知，自然地带入生活中。比如说，在外出散步时，或在健身器材上运动时，也保持对呼吸的觉知。这是一个实用的工具，可以帮助你集中注意力、平复情绪的紧张。

步骤二：以鼻子呼吸

在梵文中，鼻子的区域叫作 sapta-patha，意思是"七道（经）"，因为它是七个开口的交汇之处：两个鼻孔，两条泪腺（双眼），两个耳咽管（双耳）及一个咽管（喉咙上半部）。除此之外，鼻窦也由小孔与鼻子相连。鼻腔对于进入的空气具有过滤、暖化、清洁、湿润以及测毒的功能，因此空气在进入鼻腔的短暂过程中，经历了惊人的转化。

鼻子、鼻窦和鼻咽道内侧，排列着极为敏感的组织，包括杯状细胞与纤毛细胞这两种特殊的细胞类型。杯状细胞分泌黏液。纤毛细胞包含微小的发状细丝，会有规律地摆动，将黏液由鼻子运送至喉咙，并在那里被吞入或吐出。

从瑜伽士的观点来看，黏液既是健康的分泌物，又是令人不悦的排泄物。作为健康的分泌物，黏液毯会裹住随空气进入鼻腔的微粒，包括可能导致疾病的微生物。健康的黏液作为内衬也会润滑鼻腔、湿润空气，否则进入鼻腔的空气将极为干燥（在你必须用嘴呼吸的时候，你会很感激这个湿润的功能）。

三层骨架状的骨质结构（鼻甲骨）和组织（鼻甲），在鼻腔内的空间中延伸。空气在它们当中旋转而过，增加与黏液内衬的接触范围，提

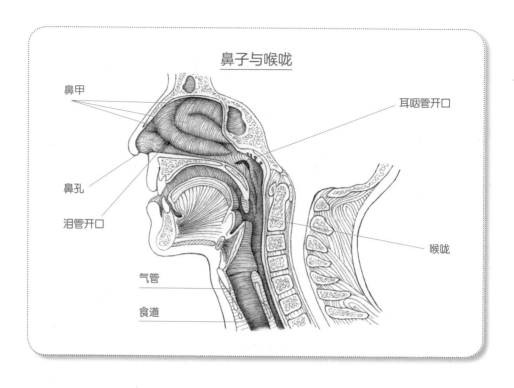

鼻子与喉咙

鼻甲

耳咽管开口

鼻孔

泪管开口

喉咙

气管

食道

高嗅觉与味觉。除此之外，鼻甲会膨胀与收缩，这会改变经由两个鼻孔进入身体的空气流之平衡。

若以嘴巴呼吸，就会跳过这些重要的暖化、湿润及过滤功能，因此，除非是当身体处于极度耗力，需要快速进行气体交换的时刻，才用嘴巴呼吸，否则，用鼻子呼吸始终是最好的选择。

有些学生在锻炼的时候，用鼻子吸气，再用嘟起的嘴唇吐气。这种技巧会启动腹部肌肉，并将觉知带到腹部肌肉上，但它一般不会用在瑜伽练习或日常呼吸中。用鼻子呼气会延长呼气的时间，从而使之与吸气的长度相互平衡，让支气管的通道在呼吸过程中保持开放。

不幸的是，鼻腔内的充血（鼻塞）会阻碍空气的自由流动。那如果你有这种情况，一种简单的鼻腔清洁法——涅涕法（在第七章有详细介绍）会对你有帮助。如果你有长期的鼻塞问题，建议咨询专科医生，造成这种阻塞的原因是多样的。

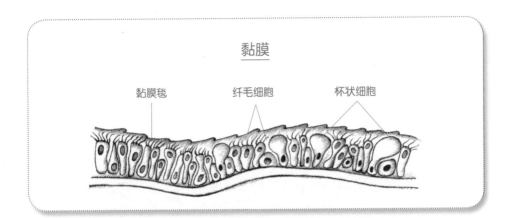

黏膜

黏膜毯　　纤毛细胞　　杯状细胞

用鼻子还是嘴巴呼吸？

　　想要获得用鼻子和用嘴呼吸之差异的一手知识，可以试试下面的一个小实验。分别用鼻子和用嘴呼吸 5~10 次，感受一下它们的区别。观察呼吸的长度、深度、特点以及当空气接触鼻腔膜和口腔膜时产生的影响。根据自己的经验来确定是否通过鼻子呼吸感觉更好一些。

步骤三：以横膈膜呼吸

　　肺不同于心脏，并不是由肌肉纤维组成的，因此它们无法自己呼吸。肺脏位于胸腔内，它们与空气的接触是通过鼻腔和喉咙形成的管道实现的。由于它们自己没法使空气进入这个管道，因此，肺脏就像是宴会上等着被人服务的客人。负责服务它的器官，就是各种呼吸肌。麻烦的是，我们必须"让肺呼吸"。选择用哪些肌肉来执行这个任务，以及我们运用这些肌肉的能力，造成了呼吸质量的巨大差异。

　　主要的呼吸肌是横膈膜，如果它功能正常，每一次吸气的 75% 都要通过它来完成。不幸的是，不良的呼吸习惯大量存在，通常是由于横膈膜的功能受到限制，或其部分功能由其他肌肉取代。

有数种技巧可以用来重建强有力的横膈膜呼吸。首先对呼吸系统的机制进行一个简单了解是有必要的，了解之后，可以将书本上的解剖图转化为活生生的体验。

横膈膜

横膈膜是位于肺部底端的一块圆顶形的肌肉。在这个圆顶之下是腹部的脏器，在其之上是肺和心脏。因此，横膈膜将上身分成了两个区隔的腔室。血管和消化道穿过横膈膜，但除此以外，其他的器官则分属上下两个空间，没有直接的接触。

正如所有的骨骼肌一样，横膈膜在神经脉冲的刺激下收缩，产生吸气的动作。然后，当神经脉冲消退时，横膈膜开始放松，呼气在此时发生，空气从肺部排出。呼气是多种力量组合的结果，其中最重要的部分是肺组织的自然弹性，这种弹性使肺部在刺激扩张解除后，自动收缩。因此，呼气通常是一个被动的过程，当你坐到一张舒服的椅子上准备休息的时候，一般可能会伴随呼一口气。

如果需要，腹部和胸腔壁的肌肉收缩将会增强呼气的力道。在你吹气球，或者在冷天朝掌心呵气的时候，你会感受到呼气时腹部肌肉有额外的收缩感（瑜伽中的一些呼吸练习会用到这种额外的力，第七章会讨论其中的一种）。

运作中的横膈膜

横膈膜并不是完全由肌肉组织构成。它中间的部分，也

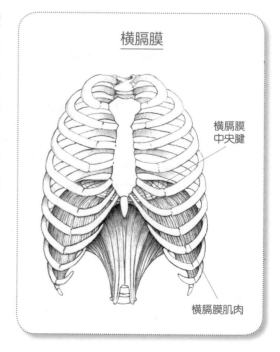

横膈膜

横膈膜
中央腱

横膈膜肌肉

就是刚好位于肺底端的部分叫作膈中心腱，它是由相对固定、坚韧的结缔组织构成的。横膈膜的肌肉部分位于膈中心腱的两侧向下，当肌肉收缩时也会将中心腱拉下来。这种情况发生时，肺的底部也会被拉下来，于是吸气就发生了。

在横膈肌下方的是腹腔内的脏器，当横膈膜下降时，这些器官会被从上向下挤压。为了获得空间，它们只能向外推动腹腔壁。这种情况可以从身体的不同部位——腹部、肋骨底端以及背部——观察到。在三个常用的瑜伽体位上可以清楚地看到这种情况——摊尸式（仰卧），鳄鱼式（俯卧），以及任何站立和坐立的体式。先阅读接下来的解说，再到练习的部分亲身体验。

摊尸式

在摊尸式的体位上，吸气时肋骨是几乎不动的，腹部会推向上。你会感觉到肚脐周围随着每次吸气向上浮起，每次呼气向下沉，因此，它也常被叫作腹式呼吸。这也是在瑜伽课堂上教的第一种呼吸方法，因为，

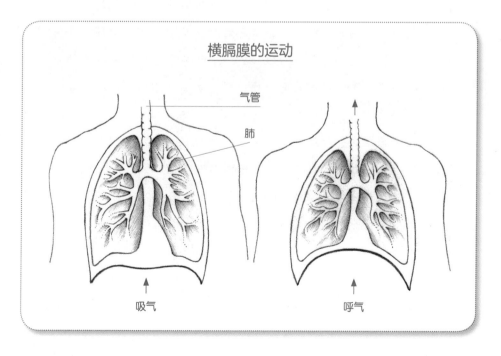

横膈膜的运动

气管

肺

吸气

呼气

如果腹部肌肉的紧绷被释放，胸腔中辅助的呼吸肌也会得以休息，那么呼吸质量就会得到显著提高。

在第 071 页的练习中，曾介绍了在摊尸式上进行呼吸觉知的练习。以此为基础，现在，你可以进一步塑造自己的呼吸，改善由于身体和精神紧张所造成的违背自然的呼吸模式，使其由深长的横膈膜呼吸所取代。

练习：在摊尸式上进行横膈膜呼吸

以摊尸式仰卧，在头颈下方垫一个小枕头。以鼻子呼吸。

将一只手放在肚脐上，另一只手放在胸部上方，手肘落地。将觉知带到呼吸上，感受吸气和呼气的流动。

放松腹部，允许它自由地移动。让肋骨间的肌肉休息。很快你会观察到腹部的起伏，以及肋骨几乎完全地静止。这也是在这个体位上建立起横膈膜呼吸的标志。（注意：横膈膜本身是无法用手直接触摸到的，因为它的位置较深。）

继续温和地调整呼吸的动作，使它变得放松，毫不费力。不是通过用力鼓肚子使它凸起：它的凸起单纯只是吸气的结果。每一个呼吸的感觉几乎一样；腹部的起伏节奏相似，循环往复。

关注这个过程。如果你发现自己张开了嘴，或者起伏的部位移向胸部，呼吸变浅或有停顿，那么需要有意识地做些调整，通过腹部的扩张，使呼吸深长、平顺。

接下来，将手臂落回到身体两侧的地板上，继续观察呼吸。现在观察呼吸之间的过渡。在吸气的尽头，扩张的腹部自然放松，呼气发生。呼气的尽头，放松，吸气自然发生。放松可以使每一次呼气自然流向下一次吸气。这个流动中间没有停顿，呼吸是循环往复的。

仰卧休息，持续观察呼吸的来回流动，大约 10 分钟。你可能会发现，通过规律的练习，你不再需要任何多余的力气来维持呼吸深入、无停顿的流动。以一个自在、无执的观察者态度看着自己的呼吸，这个观察者保持着自我觉知和内在满足，将注意力集中在呼吸的流动上。

最后，当你准备好了，将觉知带回到整个身体，舒适地伸一个懒腰，转向侧卧，再起身回到坐姿上。

鳄鱼式

放松的横膈膜呼吸并不像前一个练习说的那么容易做到。如果你已经习惯用胸部的肌肉呼吸，或者觉得吸气扩张腹部有些不自然，或者观察呼吸时会产生紧张感，以至于失去内在的专注力，那么在鳄鱼式上练习呼吸会是一个好的选择。事实上，每个学生都会从这个练习中受益。这是集中专注力，建立横膈膜呼吸的重要体式。

鳄鱼式有数个版本，可以用来帮助或适应学生不同程度的柔韧性。我们将采用如图所示的这个版本：手臂交叠，头部落在小臂上；胸部因双臂支撑而抬离地面；腹部落在地板上；双腿放松，打开或者并拢。如果这样感觉不舒服，你可以在胸部上方以及喉咙的位置垫一个小毯子（将下巴搭在毯子上，用鼻子呼吸）。你也可以将双肘向两侧打开一点，把小臂拉出来一部分，双手距离近一点（但不要降低手臂的高度，否则就会失去这个体式的目的）。

在鳄鱼式中，将手臂放在肩膀前上方，如此能拉伸以及局部固定胸部的肌肉活动。这会使横膈膜更活跃一些（注意在每次呼吸时，胸部上方保持相对静止，躯干中段则扩张与收缩）。当你将身体保持在这个位置上休息时，正是在以横膈膜呼吸，下背部、肋骨两侧和腹部都会扩张。下背部随吸气升起，呼气下落。两侧肋骨，特别是浮肋，会随着吸气扩张，呼气回收。由于这两个区域的肌肉通常都是处于紧绷状态的，因此在吸气时对它们形成的拉伸会让人感到舒爽。以此基本姿势练习一会儿，接着进行以下练习。

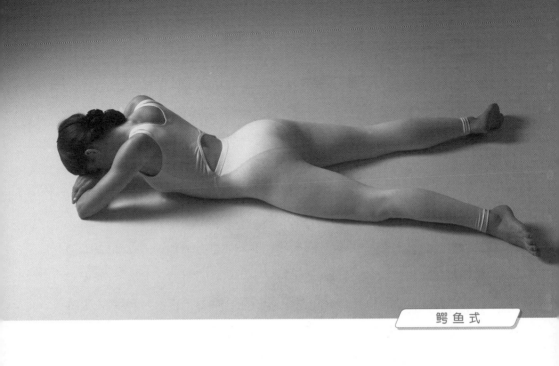

鳄鱼式

练习：在鳄鱼式上练习横膈膜呼吸

如上面其他练习所述，感受气息没有停顿的流入、流出。呼吸会呈现自己的节奏，无论你希望它快一点还是慢一点，都不要去刻意控制。不带评判地观察你的呼吸。

随着呼吸持续流动，将觉知带到下背部，保持几个呼吸。感受背部随着每一次吸气升起，呼气下落。接下来，观察两侧肋骨的底端随呼吸扩张与收缩。最后，关注腹部随着每一次吸气推向地板，呼气释放。

放松并观察呼吸一段时间后，你可以试着加深呼吸。将觉知带到肚脐区域，看看是否可以让它更柔软。这会安抚神经系统、缓解情绪压力，很多人认为只做这一个练习就足够了。这个练习可以持续进行数堂课，甚至数周。

你也可以尝试这个实验：在呼气的尽头，继续将腹部推向脊柱，从而再多呼出一些气体。然后，缓慢地吸气，使下背部和腹部柔软，背部起伏。你或许会感觉到下背部在深深的吸气中得到伸展。重复 5 组加强的呼气和扩张的吸气，直到你开始习惯于这种深入呼吸的感觉。再回到正常的呼气，但仍保持吸气时下背部的扩张。你的呼吸会变得更加缓慢和深长。

继续在鳄鱼式上休息 5 分钟。当你清醒后，从体式中慢慢出来，平稳地过渡到正常呼吸中。

坐姿与站姿

当身体直立时，呼吸的动作会明显地将肋骨下端向两侧推动。那么就让我们来详细了解一下肋骨架的运动机制，从而更好地理解这个现象的发生。

尽管肋骨架（指由肋骨组成的胸廓）会在不同肌肉群的带动下活动，

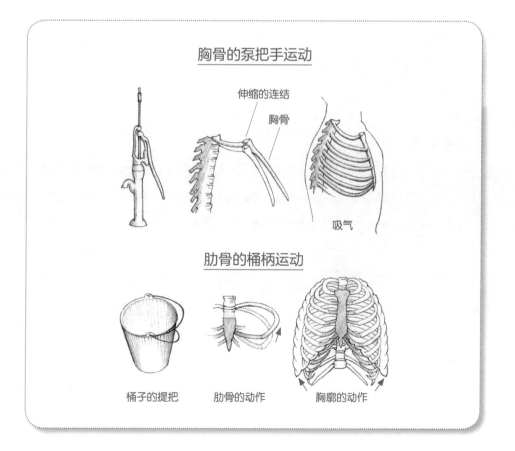

胸骨的泵把手运动

伸缩的连结
胸骨
吸气

肋骨的桶柄运动

桶子的提把　肋骨的动作　胸廓的动作

但它的骨架结构决定了其稳定性。正如我们所见，当在摊尸式上仰卧时，肋骨架相对是静止的，腹部的起伏几乎不牵动肋骨。但当我们处在直立（坐立或者站立）的姿势上，肋骨的活动变得明显，将会产生两种主要的运动模式。

第一种，深呼吸时，在胸部肋间肌以及肩颈部位附属肌肉的联合带动下，胸骨会被向前向上拉动——这有点像一个老式的手摇泵把手。接近胸骨顶端的关节启动了这个动作。你可以张开嘴，做几个深深的叹气。你会感受到胸腔上部的起伏，当需要快速的深吸气时这是一个有用的动作。然而，胸式呼吸以及锁骨呼吸（用到脖子和肩膀的肌肉呼吸）是身体在应对紧急情况时的呼吸方式：它可以为身体迅速提供大量能量，但并不适于日常生活。如果这两种呼吸模式成为习惯，情绪的紧张感就会增加，造成焦虑感以及不必要的压力。

如果不能理解呼吸的基本原则，还有可能造成更不好的呼吸模式。或许会有朋友出于好心告诉你，在吸气时要扩张胸腔，并收腹。这种方式一定会在下腹部造成紧张，并将呼吸的动作集中在胸部。这将导致反式呼吸（paradoxical breathing，即吸气时腹部收缩而不是扩张），会造成更大程度的紧张与焦虑。

肋骨架正常的运动范围没有那么大。在直立体位中正常呼吸，上胸部会相对静止，肋骨下端的运动会比较明显。这叫作肋骨的桶柄（bucket-handle）运动：肋骨下端向上向前的运动没有向两侧的扩张那么大。记住一个基本的要领就是在直立体位下，自然的呼吸会使肋骨下端扩张与收缩，特别是向两侧，但上胸部几乎是不动的。将双手置于肚脐与心口之间的躯干两侧，便能感受到肋骨的扩张与收缩。在此基础上将肩膀向前卷，手肘朝向前，可以更明显地感受到两侧肋骨在吸气时扩张，呼气时收缩。

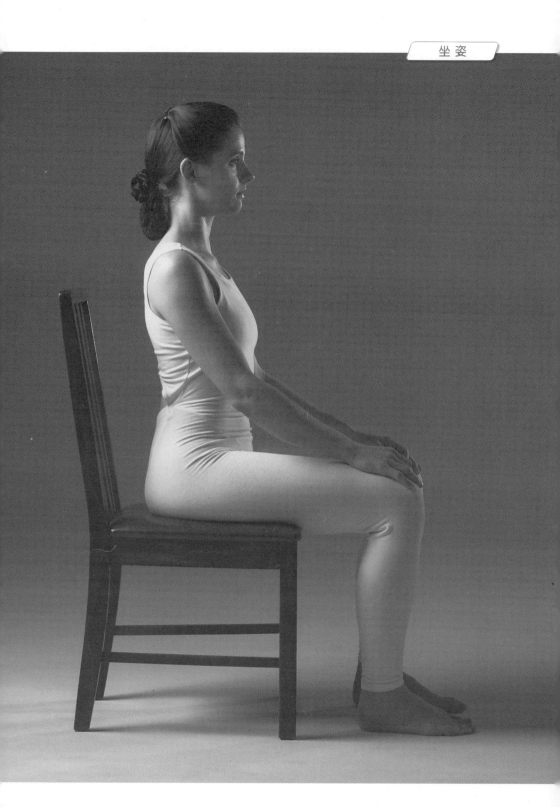

练习：在坐姿上进行横膈膜呼吸

以任意一种坐姿坐直（坐在平实的椅子上也可以），将双手置于大腿上。闭上眼睛，轻柔地将脊柱立直，从而使肋骨、腹部和背部有足够的空间随呼吸收缩起伏。

让肋骨架两侧放松，用适中的腹、背部肌肉力量支撑身体，保持直立。现在注意你的呼吸，在躯干的下半部带来安静的舒张。就像一条鱼，它的鳃会向两侧扩张收缩，你也会感受到肋骨下端向旁侧的扩张与收缩。

每个人都有属于自己的"协调的呼吸动作"。通过观察呼吸的运动，探索身体两侧、前侧与后侧之间动作的平衡，你会逐渐找到让呼吸流动最顺畅的方式。你会发现当配合肋骨向两侧扩展时，腹部的动作将不会像仰卧时那样明显。

继续观察你的呼吸，让关注点聚焦在呼吸上。停留一段时间，感受随着每一个呼吸进出为身体带来的清洁与滋养。让呼吸变得深长、平顺、均匀。

现在，你应该可以辨认出在坐立和站立姿势上启动了横膈膜呼吸时的感受。随着练习，你会发现自己变得越来越放松，在第九章你将会了解到，这个练习会自然过渡至稳定的坐立冥想练习。

步骤四：强化横膈膜

正如人体内所有的骨骼肌一样，横膈膜也会因丧失肌张力而变得虚弱，而虚弱的横膈膜会导致不良的呼吸习惯，使呼吸不够充分。修复横膈膜张力的方法是沙袋呼吸。之所以如此命名，是因为在练习过程中将使用一个沙袋放在腹部上，借以建立起力量与觉知。这种方式简便而省时，它不仅会强化横膈膜，同时也会建立对腹部区域不费力的控制，让你更有信心能使呼吸变得轻松顺畅。

练习：沙袋呼吸

仰卧，在头颈下方垫一个枕头。双腿略分开，手臂放于身体两侧，掌心向上。脊椎保持中正，不要歪向一侧。

放松呼吸：感受呼吸之流进出身体，循环往复。让腹部柔软，感受吸气时它升起，呼气时落下。

让呼吸之流在一吸一呼之间没有停顿。

当呼吸的流动建立起来后，将一只重约 10 磅（约 4.5 公斤）的沙袋放在腹部，开始进行重量训练。你会发现，只是把沙袋放在腹部，就会将觉知集中于此。呼吸进出，沙袋随着吸气上升、呼气下降。你无须刻意地鼓肚子来推动沙袋，沙袋是由横膈膜的收缩而升起的。

腹部的重量使你需要在吸气扩张肺部时稍微使点力；而呼气时，沙袋会自然下沉，造成呼气速度加快。调节呼气，使其放松，并尽量与吸气等长。用这种沙袋呼吸的方法，不仅会强健横膈膜，还会强健腹部肌肉。

观察自身对此的承受力，如果感到疲倦，就将重量移除。

从 5 分钟开始练起。之后将沙袋移除，放松腹部，觉察新的感受。即使在短暂的沙袋呼吸之后，你都会发现呼吸的感受截然不同。休息几分钟后回到坐姿。

一种练习沙袋呼吸的方法是，连续练习 3 天后休息 1 天，坚持 1 个月。逐渐将使用沙袋的时间从 5 分钟延长到 10 分钟。（非常勤勉的学生可能想要再增加一个沙袋，让沙袋重量加倍。）每日练习一次或两次。要对自己的承受力保持觉知：不要太快增加重量或延长练习时间。

一个月后，你会发现横膈肌变得更有力了，你的呼吸也变得更深沉、

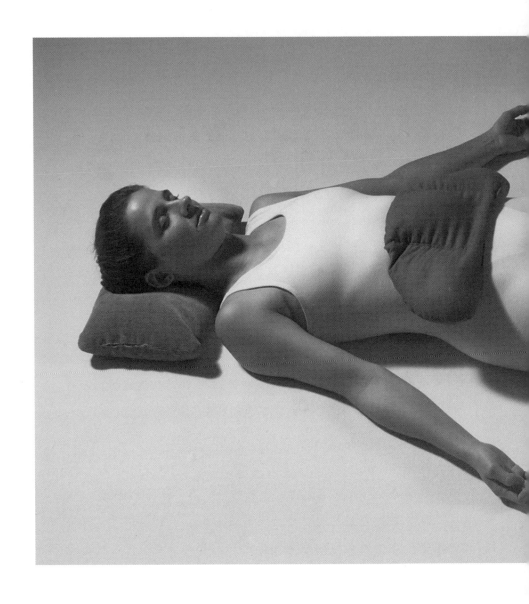

更有劲道，你对自己呼吸的状态会更加自信。这为期一个月的练习可以随时重复进行，以强化肌肉力量。

哈达瑜伽的体位法也可以用来强健横膈肌。或许对此最有力的练习是扭转和倒立体位。在扭转的姿势中，腹部区域是紧的，很像是拧抹布挤水一样：这增加了腹腔内的压力，迫使横膈膜需要用力推动腹腔内的脏器，并通过向扭转状态中的腹腔进行有力的呼吸使横膈肌得

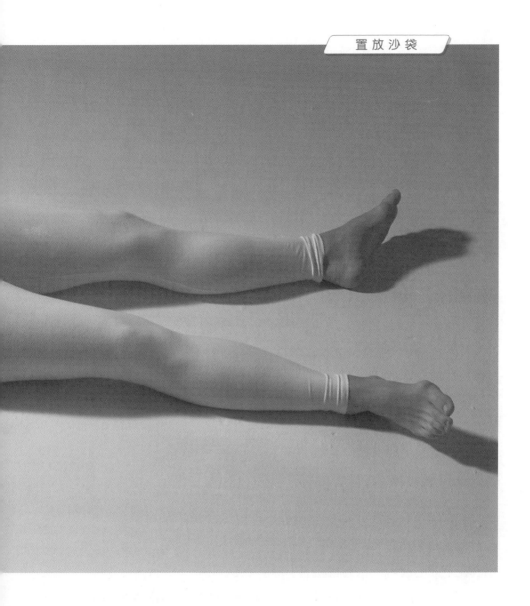

到强化。

　　初阶的倒立体式也可以达到这个目的。当身体处于倒立位置时，腹部的脏器会落在横膈膜上，与直立体位不同，此时吸气的动作意味着横膈膜要向上推起腹部脏器。由于腹部脏器是有一定重量的，因此有助于强化横膈肌。

步骤五：优质呼吸的 5 个特点

重塑呼吸模式的过程需要时间和经验。如果在练习横膈膜呼吸时用力过猛，反而会引发新的紧绷。然而，如果还没有建立起有力的横膈膜呼吸，我们就没法在呼吸上放松，就必然会回应呼吸中存在的无意识紧张。

当呼吸之流可以毫无障碍地从鼻孔进出，并以适中的力道建立起横膈膜呼吸，就可以开始关注高质量呼吸的 5 个特点了。它们是：

1. 深长：不是短浅的。
2. 平顺：没有抖动。
3. 均匀：呼气和吸气等长。
4. 无声：没有杂音。
5. 没有停顿：呼吸与呼吸之间的过渡平顺、无断续。

每当你在放松的状态中观察呼吸时，便可以从这几个方面来检视呼吸在哪里存在障碍，然后释放紧绷，允许呼吸随顺地流动。

我该练习多久？

不要期待一天就能改变一生养成的呼吸习惯。两周左右的练习会帮助你内化横膈膜呼吸的要点。六个月左右可以养成习惯，新的呼吸模式也会在不同的情境下得到检验。

在这段训练的时间内，配合练习第三章和第五章所列的体位法将对你有极大的帮助。这些练习让你有机会整合呼吸与身体的动作，并在可能会导致分心的挑战体式上，练习将注意力放在呼吸上。

训练呼吸有时会令人迷惑。心是活跃的。在开始的阶段，念头比呼吸流动得要快，相比之下，呼吸的速度慢得令人痛苦。因此，这个练习感觉很无聊，显得没那么重要，或者冗长而乏味。不要放弃，一旦心适应呼吸的速度之后，放松就发生了。

每一天，呼吸的练习将带领你到达内在的宁静，这是从任何外在经验中都无法获得的。很快地，你的呼吸将会变得毫不费力。当你第一次在情绪紧张时体验到呼吸带来的放松后，你将更加确认所有的努力都是值得的。你也会在日常生活中发现，呼吸练习会帮助你穿越最烦躁的时刻。随着练习持续，你的呼吸也将变得稳定、安静，这是你用耐心和努力来深化、放松呼吸的结果。

行 动 计 划 表

本章中的练习有很多种做法，以下所列的时间表，会帮助你展开练习。

◆ 养成每日早晚练习的习惯。每次的练习时间不需要很长，10分钟左右即可。

◆ 用三天的时间在仰卧摊尸式上练习放松的呼吸觉知（见P080）。确保从鼻子吸气与呼气。

◆ 接下来，每天早上在鳄鱼式上练习呼吸（见P090），晚上在摊尸式上练习呼吸（见P088）。通过这段时间的练习，你将能够更娴熟地掌握横膈膜呼吸。

◆ 除此之外，在每次瑜伽体位法练习结束时，在摊尸式上放松休息，同时进行横膈膜呼吸。

◆ 两周之后，改变早上的练习。2~3分钟的鳄鱼式之后，进行坐立的呼吸觉知练习（见P094）。如此持续一个月。在这段时间里，逐渐体悟高质量呼吸的五个特点。

◆ 如果你觉得有帮助，早上做沙袋呼吸练习（P095），坚持一个月。这个练习随时都可以进行。

◆ 最后，将呼吸觉知练习自然过渡到早晚规律的放松法和冥想练习。

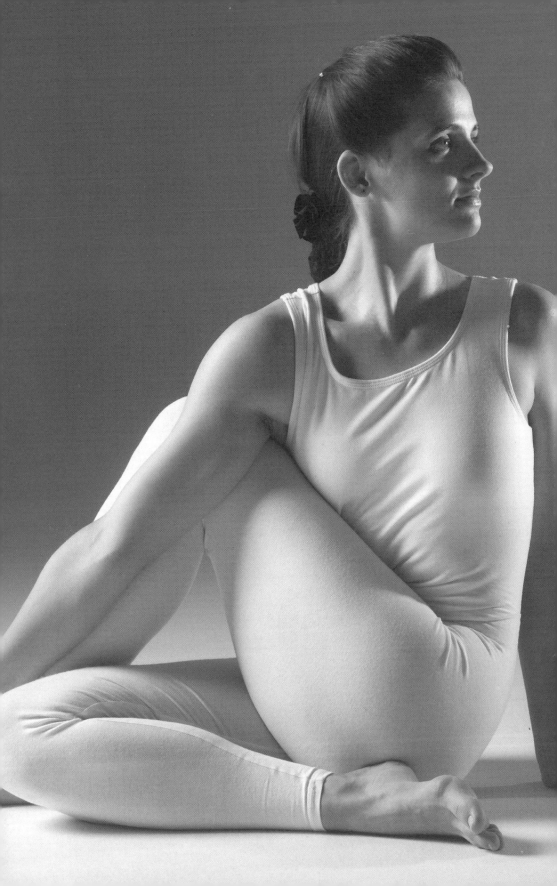

ASANA SEQUENCE
TWO 第五章

进阶体位法
系列 30 式
——深化 & 强化

◆

让你的姿势稳定而舒适。

——《帕坦伽利的瑜伽经》
(*Yoga Sutras of Patanjali*)

这一章所列的体位法系列，要比第三章的系列需要更多的力量与技巧，它包含了更多古典瑜伽的体式。这里介绍了拜日式，根据传统，这是一套在体位法练习开始时进行的系列练习。请先熟练初级系列，当你能做到对其轻松掌握之后，再用这一套练习替换（这可能需要几个月甚至更长时间的规律练习）。

初阶体位法系列会帮助你对自己的身体有更深的认识，并逐渐提升柔韧性、力量及平衡。这一章的进阶系列将使你在体位法练习中逐渐绽放。

你要面临的挑战，不仅在于训练肌肉和关节，还在于对身体更敏锐的觉知程度，包括对呼吸的觉知以及在体式中能配合高质量的呼吸。保持对呼吸的觉知，将使每一个体式都是有意识的，进入与结束体式的动作要与呼吸相配合。这是非常重要的，因为身体、呼吸和心灵的合一，会平衡神经系统，解锁哈达瑜伽的能量秘密。

无断续的呼吸觉知不仅能够训练心意，还能够在每一个体式中，将身体的能量统合导引，使之流向下一个体式。下面序列中的体式安排，正是基于这种觉知的流动。不要把每一个体式看作孤立的动作、独立的事件，而是要将之视为一个流动的整体，体式之间互为基础，互相成就。每一个体式一方面让你反向平衡前面体式所带来的挑战和紧绷，同时也为下一个体式做准备。

这一章的动作要比第三章所列的更为复杂，因此在尝试每一个体式之前，请首先通读说明文字并仔细观察配图。对于部分体式，你也可以分阶段练习，一次练习一个步骤，根据自己在体式上的练习进度，参照相应的说明文字。

然而，有些体式需要不间断地串联进行，以防止肌肉的疲劳和拉伤，这种情况下你需要首先记住并内化练习要点。

另外，重复是关键。它会帮你逐渐内化练习要点并使该体式与你融为一体。为了方便查阅，全部的体式序列会列在本章的最后（180–181页）。

进阶体位法系列

预备练习

在进行下面这套练习序列之前，首先将心念带回到中心原点，并拉伸身体。

建立中心原点的步骤，可以在站立山式、仰卧摊尸式或鳄鱼式上进行。之后在初阶系列中择取一些简单的拉伸动作作为热身，如图所示。

如果你感到身体的某些部位特别紧或不灵活，可以针对性地调整拉伸动作或延长练习时间。但至少要做以下几个动作：手臂上举伸展、肩臂运动、前屈、后弯、侧弯、身体扭转以及5次腹部挤压。最后，以拜日式结束热身。

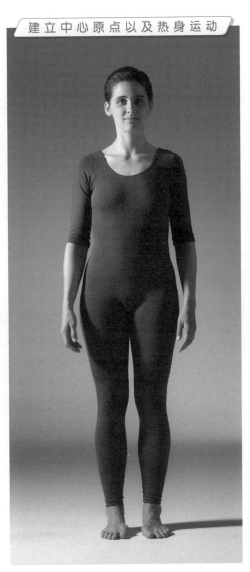

建立中心原点以及热身运动

1. 建立中心原点以及热身运动

山式站立。闭上双眼，感受双脚扎实地踩在地面上，头顶牵引身体向上延展。觉知呼吸，感受呼吸流出，涤清身体；呼吸流入，滋养身体。让你的姿势稳定、平衡。

现在从初级体位法系列（第三章）中，选择一组简短的拉伸运动进行热身，如图所示。重复每个动作，直到你准备好继续前进。

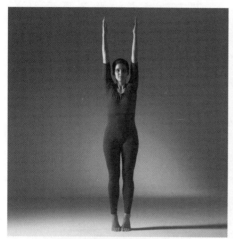

手臂上举伸展

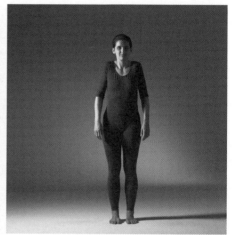

耸肩与转肩

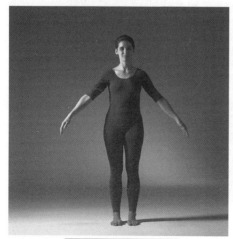

手臂画圈

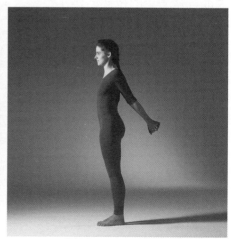

胸部扩展

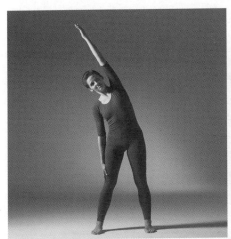

站立侧伸展

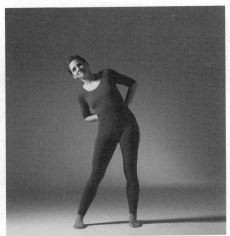

躯干转动

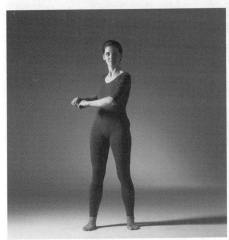

站立热身扭转

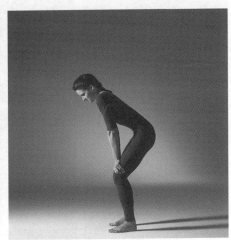

腹部挤压

2. 拜日式（Surya Namaskara）

拜日式是一组由 12 个传统体位串联而成的序列，一般用于体位法练习的开场。对于怠惰萎靡、能量散乱、僵紧以及坏情绪，这是一个最好的修复方法。

它拉伸和强健所有的主要肌群、前后屈伸脊柱、激活脐轮（太阳神经丛）、促进循环及温热身体。它使身体、心灵与呼吸和谐，并唤醒一种喜悦的感觉。

拜日式

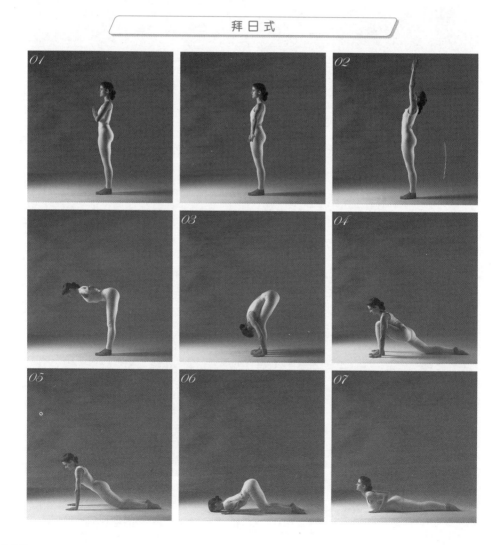

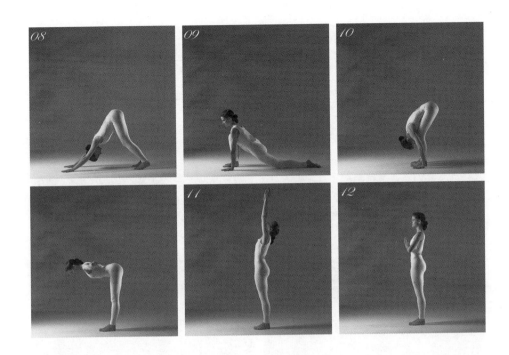

拜日式的步骤：

步骤一：站立山式

双脚平行，打开与髋同宽，身体重心落在足弓上。双脚向下踩，同时头顶牵引脊柱向上延长。双手合十于心口处，表达对内在灵性的虔敬之心。然后打开胸腔、微微上提，双肩下沉远离耳朵。闭上双眼，专注在气息的流动上。

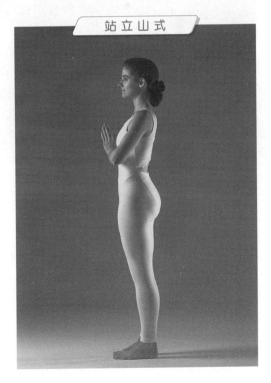

站立山式

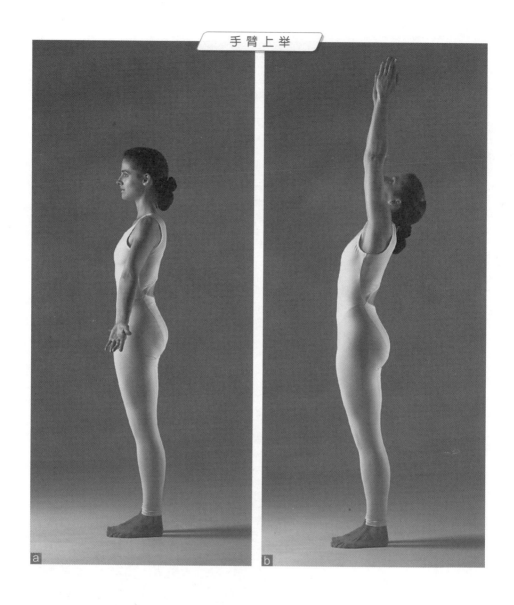

步骤二：手臂上举

a. 睁开双眼，松开手，落回到身体两侧。吸气，缓慢地将手臂从两侧向上抬起，在肩膀的高度上，掌心翻转向上，继续上举过头顶，掌心相对。（这样举手臂的方式会释放背部的疲劳感。）

b. 随着手臂上举，挺起胸腔，微抬头，保持颈后侧的延展。手臂伸直，双手紧扣或掌心相对。

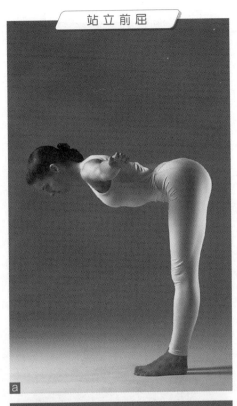

站立前屈

步骤三：站立前屈

a. 呼气，延展脊柱，身体自髋关节向前折叠，手臂落于身体两侧。保持背部平直，肩膀远离耳朵。

b. 当感到背部开始拱起时，微微屈膝，手臂放在双脚两侧的地板上。延展脊柱，放松头、肩膀、手臂，使它们自然松沉向地面。收缩腹部肌肉，使坐骨上提，腹部靠向大腿。如果可以，双腿伸直进行这个动作。

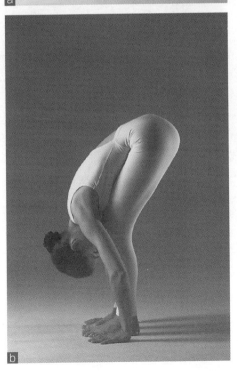

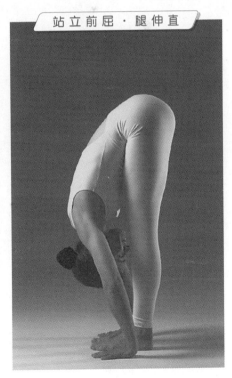

站立前屈·腿伸直

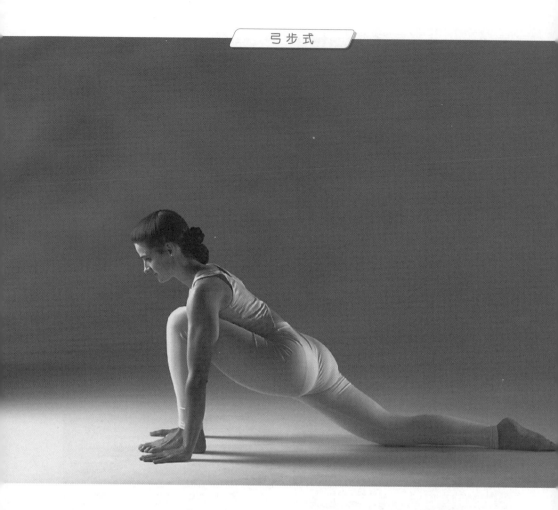

步骤四：弓步式

吸气，右腿向后一步，膝盖脚背落地。左膝位于左脚踝正上方，小腿垂直于地面。指尖与脚尖在一条线上。允许骨盆向地板方向沉落。随着骨盆下沉，延展身体前侧。用腹部呼吸，柔化内在抗力。

步骤五：桌式

在不移动双手和右膝的情况下，左腿后撤，让左膝与右膝在一条线上，从而使双膝与髋同宽，以双手和膝盖撑地。肩胛骨下沉，脊柱自尾骨向头顶延展。

平板式

如果可以，尝试用平板式替代桌式。从弓步式到平板式的做法是：转右脚脚趾点地，提右膝离地，脚跟向后蹬。骨盆不动，左腿向后一步，置于右腿旁侧。身体从头到脚跟伸直并收紧。确保骨盆与身体在一条线上。

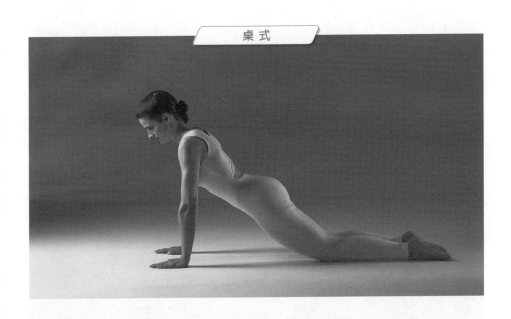

桌式

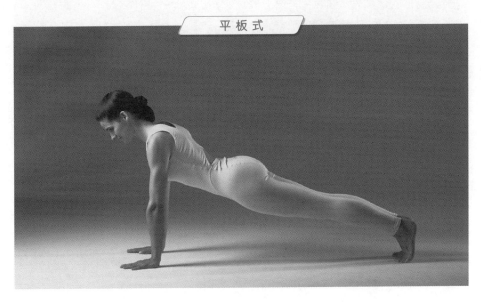

平板式

步骤六：八肢式／八点着地式

呼气，膝盖、胸腔和额头（或下巴）着地。保持脊柱的拱曲，骨盆抬离地面，手臂紧贴身侧。

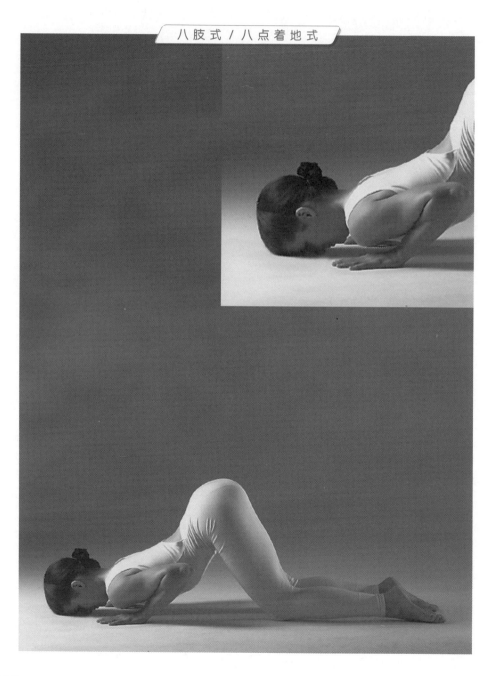

八肢式／八点着地式

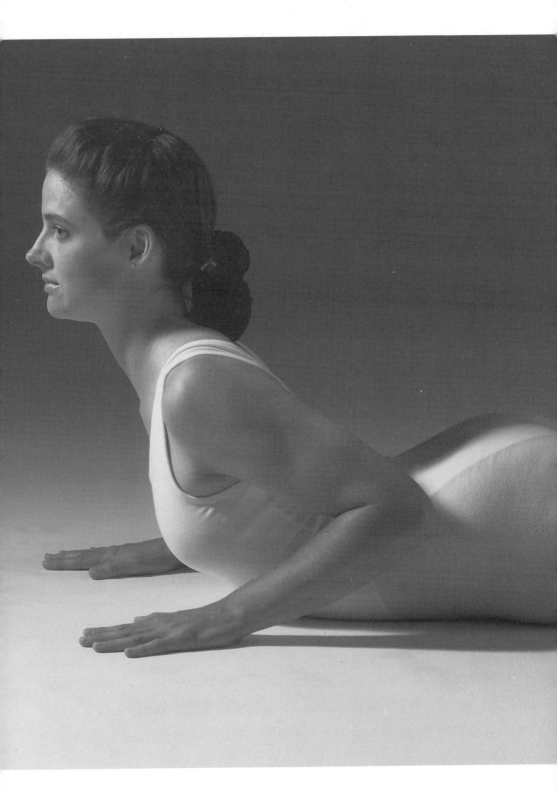

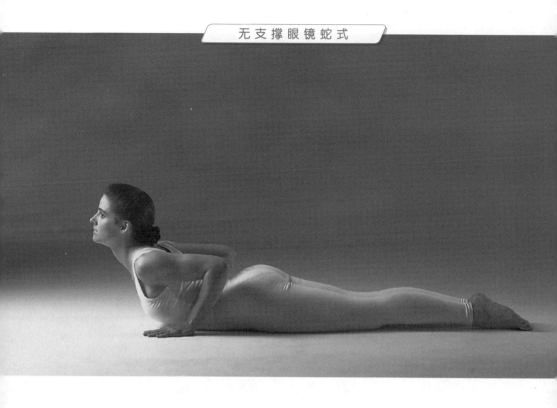

步骤七：无支撑眼镜蛇式

吸气，骨盆下降，身体落地，延长脊柱。手掌放在胸部两侧的地面上，十指指尖朝向前方，手臂夹紧肋骨。臀部与双腿保持收紧，骨盆推向地板，肩胛骨下沉并向中间靠拢。

吸气，鼻子向前滑动，用背部的肌肉力量抬起头部和胸部。肩膀向后、向下拉动，手肘向内夹紧。双手不要用力推地。

步骤八：下犬式

接下来，呼气，双手推地，双脚以脚趾踩地，同时向上、向后抬起骨盆。膝盖微屈，脚跟提起，背部平直，坐骨上提。延展脊柱，打开肩胛骨区域。颈部放松，并与脊柱在一条线上。若要使拉伸更加深入，可以慢慢伸直双腿，并用脚跟踩向地面。不要拱背，并始终保持坐骨上提。停留 1~3 个呼吸。

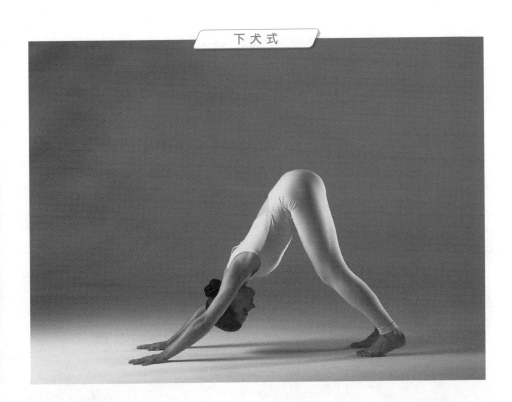

下犬式

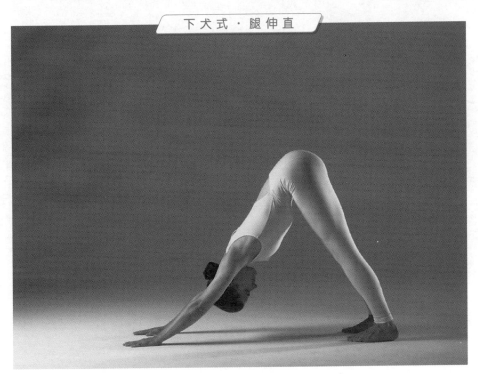

下犬式·腿伸直

步骤九：弓步式

从下犬式吸气，右腿向前一大步，右脚放在双手之间，脚尖与指尖在一条线上。在右腿向前一步的过程中，身体的重心向左侧微倾，这将有助于为右腿的动作创造空间。左膝和左脚背着地，延展左腿。右膝位于右脚踝正上方。允许骨盆自然沉向地板，伴随这个过程延展身体前侧。感受呼吸在腹部的起伏，柔化内在抗力。

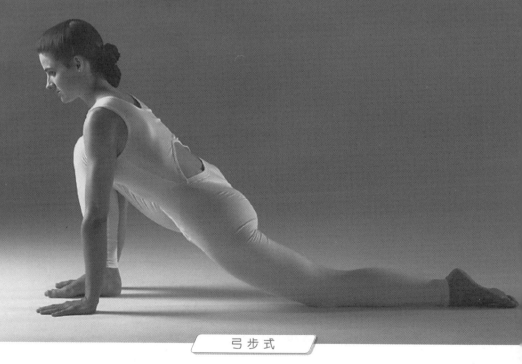

弓步式

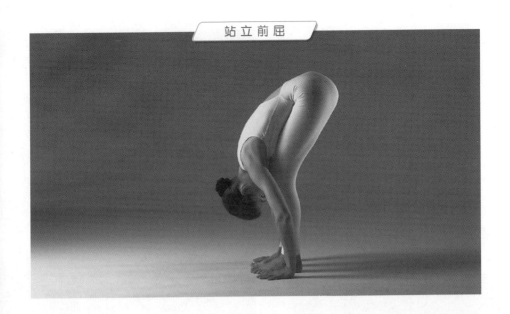

站立前屈

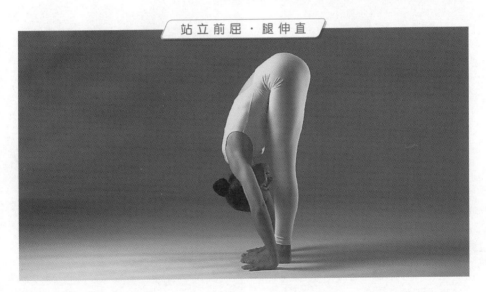

站立前屈·腿伸直

步骤十：站立前屈

现在，以左脚脚尖踩地。伴随呼气将身体重心移向右腿，提骨盆并将左脚向前一步，来到右脚旁边（如果需要，可分几步移动右腿）。伸直双腿，坐骨上提，需要的话，也可保持膝盖微屈，以此确保脊柱的延展并保护背部。双手放在双脚旁边，放松头部，使之自然垂向地板。

步骤十一：手臂上举

a. 下一个吸气，屈膝，向两侧打开手臂，同时抬起并延展脊柱使之平行于地板。继续抬上身，起身时确保脊柱伸直。

b. 伸展手臂上举过头顶，挺起胸腔，眼睛向上看双手。

手臂上举

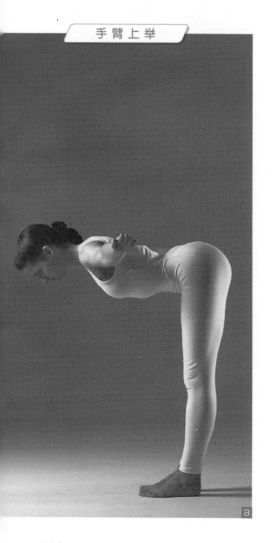

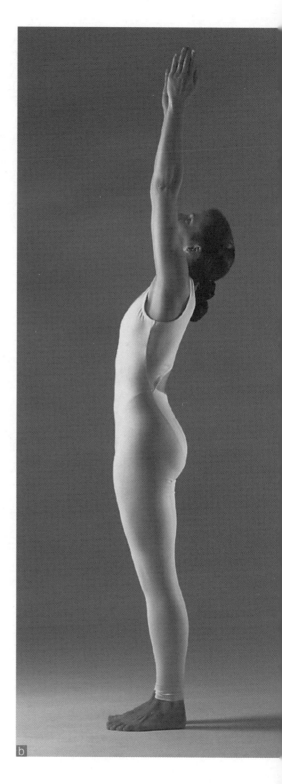

步骤十二：站立山式

呼气，手臂落回到身体两侧。然后再次将双手合十于胸前。在此放松片刻，随着身体逐渐静定下来，感受呼吸的流动。

接着，重复以上 12 个步骤，这一次将前后迈步的腿换成左侧。

这样一来，一组拜日式的练习实为两轮。从每次 1~3 组开始练起。结束后，在山式上站立休息，直到呼吸变得平缓、安静。

站 立 山 式

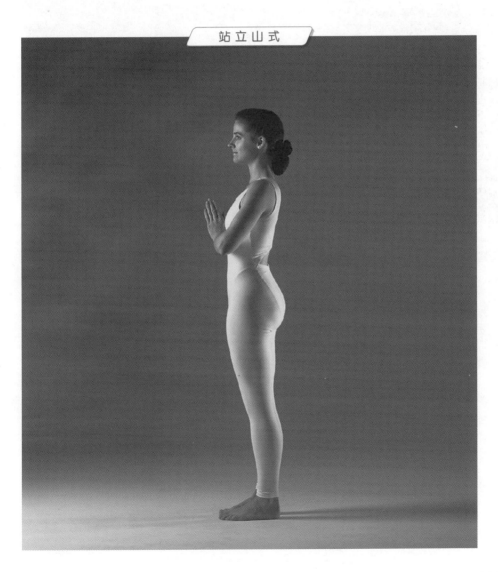

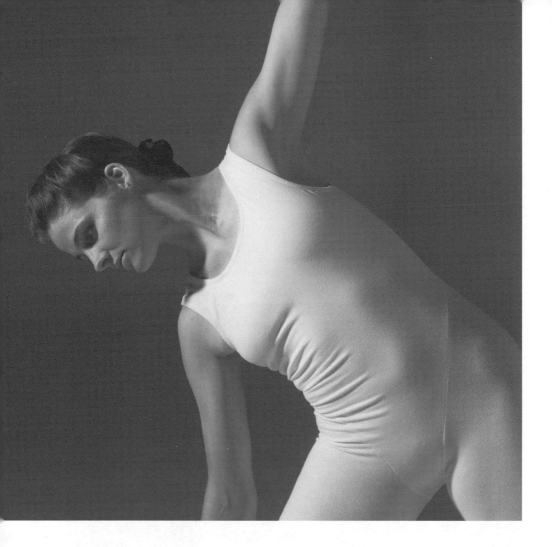

站立体位法

　　站立的体式会提升力量和灵活性，也是其他体式的基础。它们的重要性不仅体现在练习初期用以训练平衡力以及整合的觉知力，还体现在我们如何改善坐、站、行，以及在日常生活中应用身体的方式。

　　站立体式有助于改善循环、消化和排泄能力，同时也会赋予我们更多的自信、意志力、耐力和稳定性。

　　在所有的站立体式中都要关注双脚、膝盖和骨盆的顺位对齐；使关节收紧但不要锁住，尤其是膝关节；当需要屈膝时，要确保膝盖与脚处在垂直线上。

1. 三角式（Trikonasana）

a. 从站立山式上将双脚打开 3~4 步宽（或者一条腿的宽度）。右脚外转 90 度，左脚微微内转，脚跟朝外。右脚脚跟与左脚足弓对齐，脚掌踩实地面。保持骨盆水平朝前，觉知骨盆及大腿前侧的打开，并将这种敞开的感觉延伸至整个身体。然后，吸气向两侧举起手臂，肩膀下沉，感受身体自胸口中心打开，并逐渐开阔。放松，保持呼吸的流动。

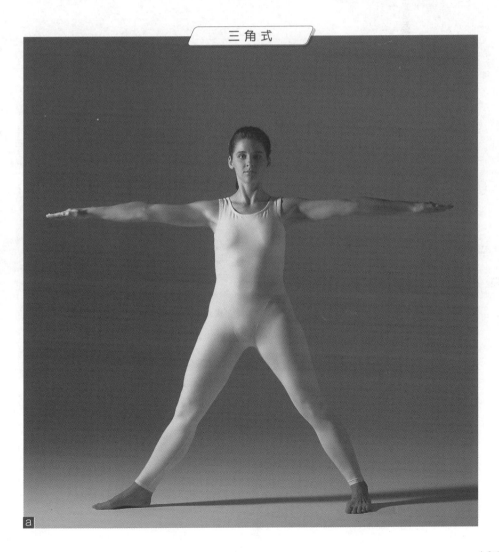

三角式

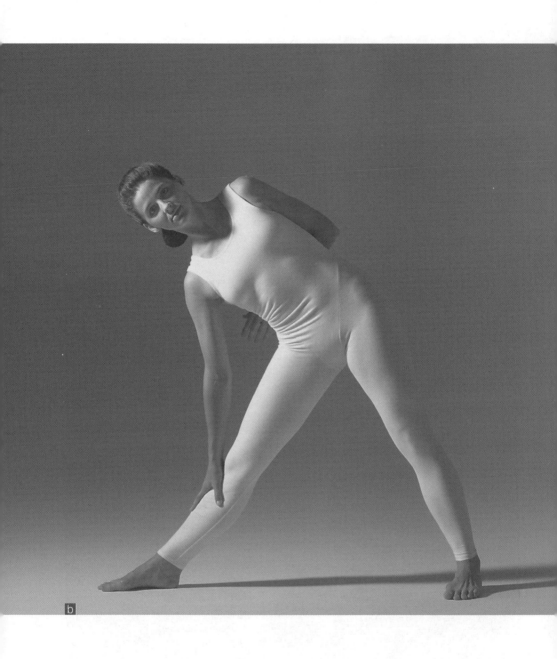

b. 现在，将左手臂反手置于身后，小臂放在下背部。呼气，转骨盆向左，同时将双肩向右移动，右肩推出，位于腿上方。继续移动，同时向右侧弯身体（自髋部启动侧弯，而非自腰部），右手在膝盖的上方或下方抓握腿。身体的重量并非完全落在手臂上。

c. 转头看右脚，颈部与腿在一条线上。保持身体右侧的这种顺位对齐，将觉知带到左侧。左髋向后拉转，以进一步打开骨盆。然后将注意力向上移动，依次打开腹腔、胸腔、肩膀。保持两侧大腿肌肉的启动状态，深化骨盆处敞开的感受。最后，举手臂，自肩膀处向上伸展，掌心朝前。在体式上放松，呼吸并感受整个身体前侧的扩展。

可以在这里完成体式。如果你准备好了，呼气，右脚脚掌踩向地面并抬起上身回正，保持脊柱的伸直。如果感觉有些摇晃，抬身体时可以屈膝，这样会容易些。在放松几次呼吸之后，重建身体的平衡感。另一侧重复同样的动作。

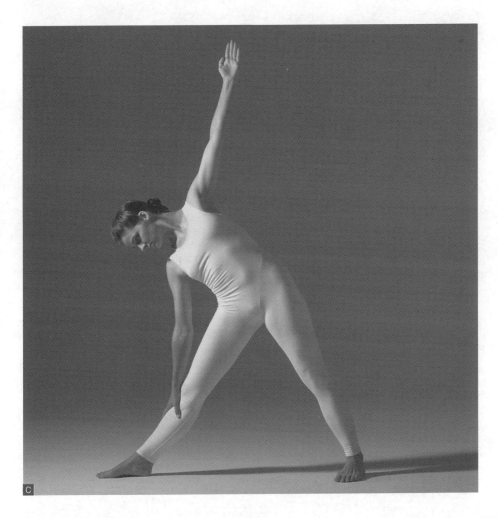

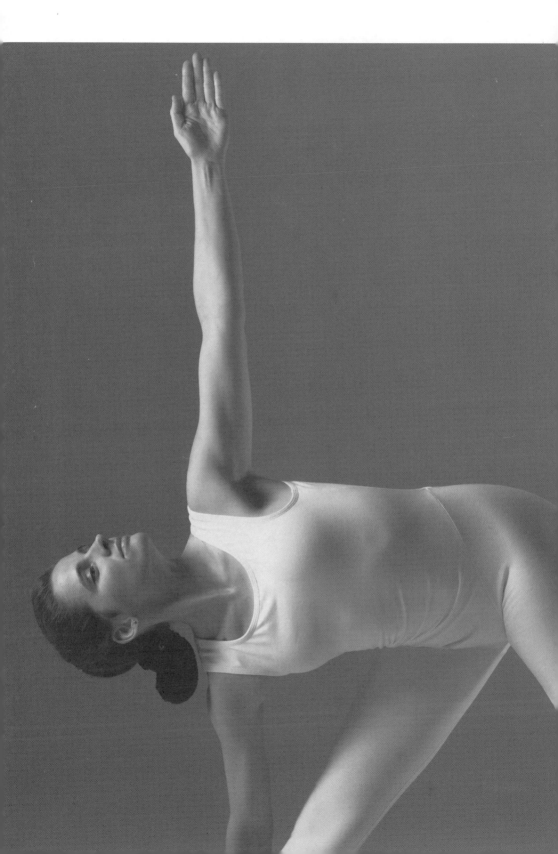

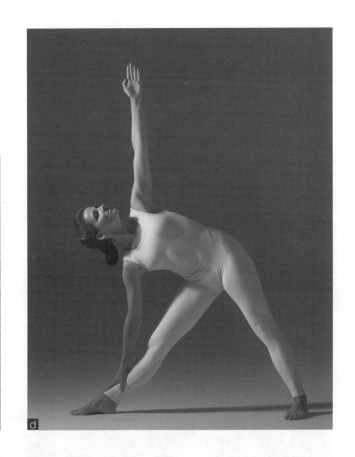

d

益处

　　伸展放松脊柱以及脊柱两侧的神经，提升髋关节的灵活性，调整骶骨和下背部，拉伸腿后侧；整合身体的觉知，增进力量与柔韧度，改善身体曲线。

　　d. 如果想继续深化向下的动作，要从胸口中心处开始拓展，感受左手臂向上拉长，右腿后侧拉长，脊柱拉长，右手沿着腿向下移动，释放存在于左侧身体和右腿后侧腘绳肌腱内的抗力，并利用上方手臂的重力使身体下降的幅度更深一些。右手握住脚踝（如果你足够柔软，可以抓住大脚趾，或将手放在脚外侧的地板上）。在进行这些深入拉伸时，不要将左髋向前转，这样会牺牲掉你在骨盆和上身处已达到的扩展感。视线可以向下看脚，向前平视，也可以向上看伸展的手臂。保持体式时要放松，让呼吸自由流动。

　　当你准备好了，呼气，右脚掌踩地，抬起上身，保持脊柱直立。如果感到不稳，起身时可屈膝，这样容易些。最后，将双脚转向前，用几次放松的呼吸重建身体的平衡，换另一侧重复同样的动作。

2. 加强侧伸展（Parshvottanasana）

a. 站立，双脚打开约三足的长度。右脚向右转开90度；左脚向内转，转动幅度略宽于三角式。将骨盆和上身转向右腿的方向。双肩向后旋转，两手于背部交握，可以用左手握住右手腕，或者双手互抱对侧手肘。

b. 进一步将左髋向前转，右髋向后转，以加深骨盆的转动。双脚踩实地面。自双腿和骨盆处向上延展身体。伸长脊柱，挺起胸腔，微微向上看。

c. 伴随呼气，自髋关节前屈，直到上身平行于地板。在前屈的过程中，始终感受坐骨向上提，拉伸大腿后侧的腘绳肌。保持下背部平直，与骨盆在同一个水平线上。

你也可以在这里完成体式。如果准备好结束，吸气，脚掌踩地，抬起上身，保持脊柱直立。起身时微屈右膝会让动作容易一些。通过几次

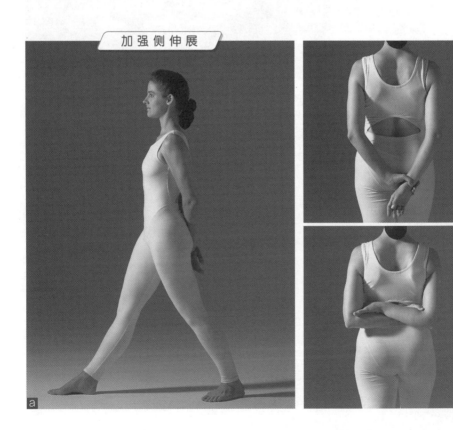

加强侧伸展

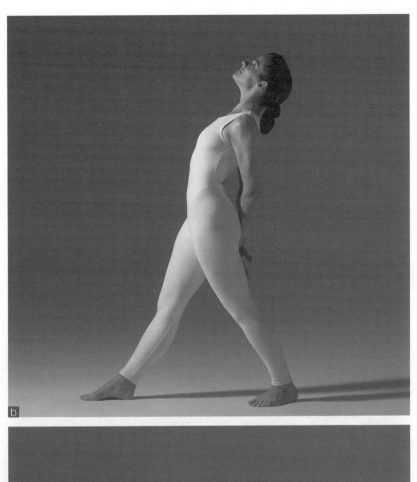

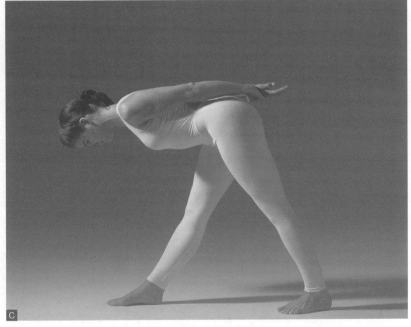

放松的呼吸让身体重回平衡。换另一侧重复同样的动作。

d. 若想要进一步加深前屈幅度，可以继续前屈身体，伸展脊柱，右膝向上提拉，释放腘绳肌内在的抗力。为了使上身在下降过程中保持平衡，可以将双手放在右脚两侧（或者始终保持手臂在身后）。

e. 延展身体并将腹部、胸部和面部拉向腿的方向。放松颈后侧，使之位于腿上方的中线上。观察呼吸，释放内在抗力。

当你准备好结束体式，双手在背后交扣，吸气，脚掌踩地，抬起上身，保持脊柱直立。起身时微屈右膝会让动作容易一些。最后，将双脚转正，通过几次放松的呼吸让身体重回平衡。换另一侧重复同样的动作。

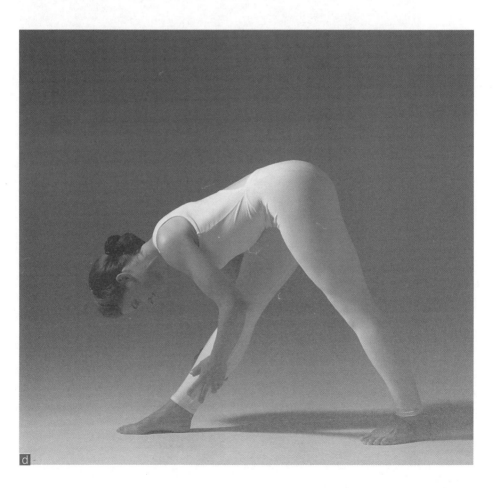

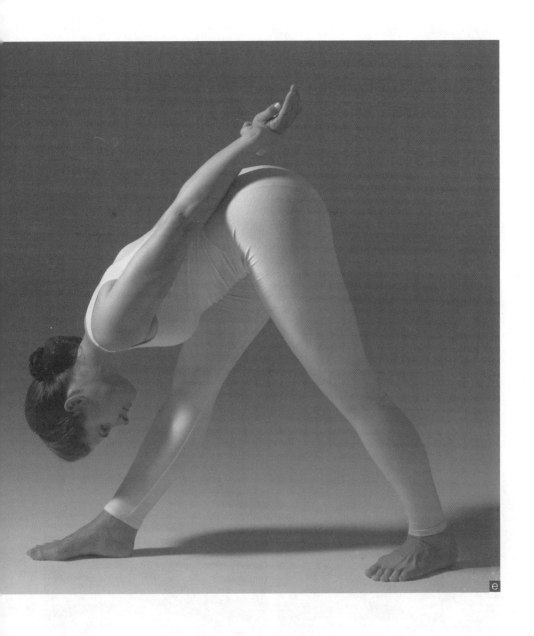

益处

拉伸大腿后侧的腘绳肌，提升腿部和骨盆的力量与灵活性，拉伸位于骨盆内的髋关节旋转器（在臀部的深处），改善平衡力。

3. 双角式前屈 （Prasarita Padottanasana）

a. 站立，双脚平行，打开3~4足长的宽度。双手在背后交握，展开胸腔与肩膀。呼气，缓慢地自髋关节折叠身体前屈。在伸展与前屈的过程中，将身体的重量均匀分布于双脚。从肩颈处到整个背部均保持平展。

b. 松开双手，将指尖落在肩膀下方的地板上，伸直手臂，让动作流畅地进行。如果双手碰不到地板，可以在手下方垫一个支撑物，或者屈膝，但要保持脊柱的直立。眼睛看向地板，延长颈部。随着放松的呼吸，前倾骨盆，卷起耻骨拉向大腿之间。

这个有力的动作不仅会拉伸下背部，还会使坐骨抬起并向两侧打开，伸展大腿内侧。（随着练习，你会发现，当进入这个体式后，骨盆会自然前倾，坐骨也会自然向两侧打开。）保持在这个姿势上，自然呼吸。

c. 接着，将右手居中放落到地面上。呼气，扭转上身，流畅地将左手向外打开并向上伸展。由指尖牵引，从心口处展开身体。伸展颈部，转头看向左手。吸气，转身体回正，伴随呼吸重复动作3~5轮。在最后一次上停留，保持3~5个呼吸。然后松开身体，换另一侧进行。

双角式前屈

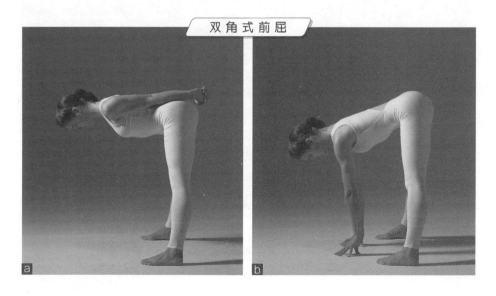

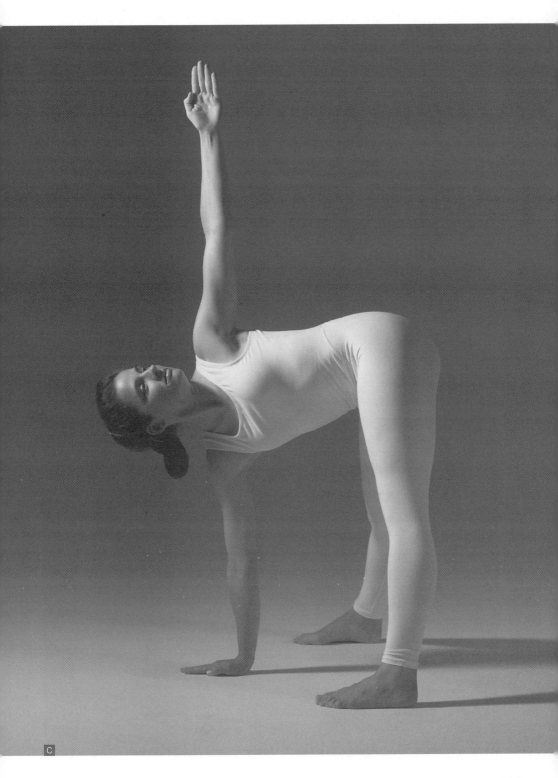

d. 为了深化前屈，可将双手放在肩膀下方的地板上。弯曲手肘，将腹部收向双腿，低头，头顶朝向地面。保持下背部平展，从髋关节启动前屈。

e. 你也可以在体后握住双手，并抬离手臂，使之在脑后向地面的方向下沉，手臂的重力会助你加深这个动作的幅度。保持呼吸，在体式上放松。

结束体式时，先将手臂落回到背部。吸气，使下背部平直，优雅地依次抬起头、颈和上背部，如果需要的话，屈膝，以使下背部有力，脊柱直立。放松手臂，双脚收回并拢，在站立山式上放松，观察呼吸的流动。

益处

这一组动作会拉伸大腿后侧的腘绳肌和大腿内收肌，提升髋关节的灵活性，强健下背部的深层肌肉和骨盆肌肉，扭转并拉伸整个上身，改善平衡能力。

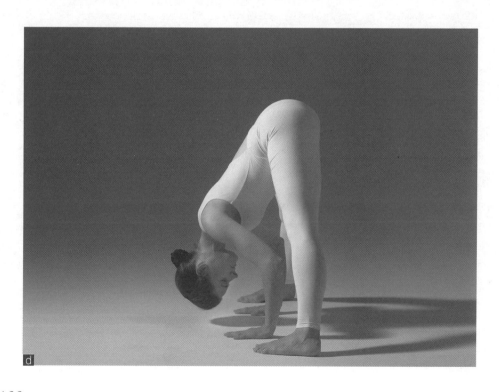

d

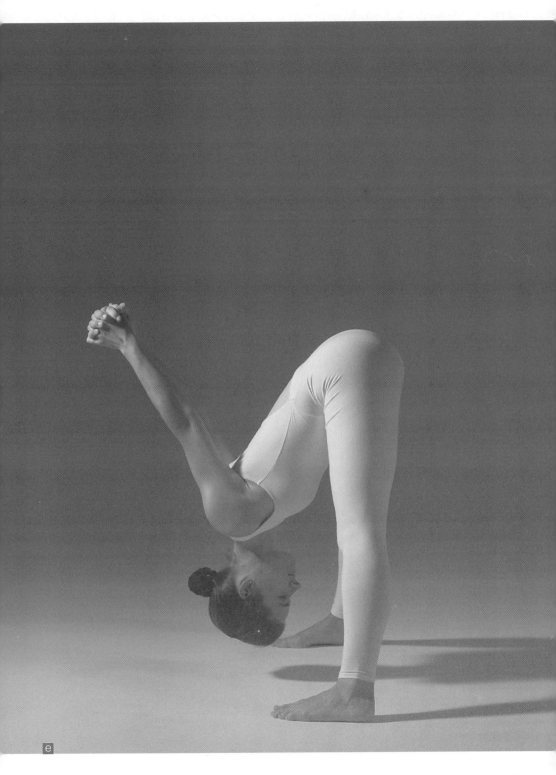

4. 树式
（Vrikshasana）

a. 以站立山式开始，双脚平行、并拢。骨盆保持中正，从骨盆处向上延展脊柱。双眼盯住前方地面或墙上一点。然后，抬起左脚，脚掌踩在右脚脚踝处，同时打开左髋，旋转左膝向外。可以让左脚脚趾轻触地，这样会更容易保持平衡。手掌合十于胸口，自头顶向上延长身体。

b. 如果还能更进一步，可以将左脚踩在右腿小腿或者大腿内侧。手臂高举过头顶（或向两侧平举，或竖直上举）。手掌合十或相对。躯干向上延伸，挺起胸腔，自头顶处向上延展。保持平衡与稳定，随顺呼吸的流动，享受这个体式，停留你舒适的时长。

结束体式时，呼气，放下手臂，脚回到站立山式。静定片刻，感受呼吸。然后换另一侧重复同样的动作。

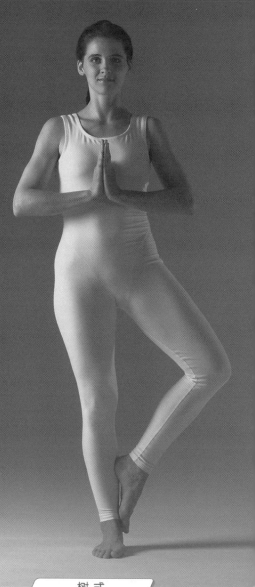

a

树式

134

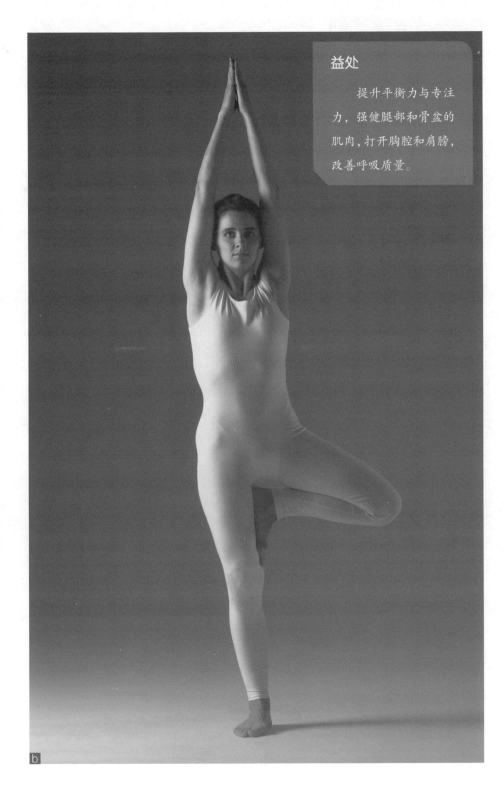

b

5. 幻椅式（Utkatasana）

站立，双脚并拢。吸气，从身体两侧将手臂高举过头顶。手臂向上伸直，靠近耳朵。手掌合十，伸直手肘，或者掌心相对，指尖向上伸展。

现在，呼气屈膝，双髋沉向地面，膝盖并拢。双脚踩实地面，不要拱背。大腿收紧，骨盆底向内、向上收。眼睛注视前方，呼吸均匀流畅，保持脊柱和手臂向上伸长。

感受这个体式为身体内在注入的能量，并让这股能量滋养身体的纵向通道。当你准备好了，伸直双腿，呼气，落下手臂。

益处

乍一看这个体式的作用很明显：强化双腿和上身的肌肉力量，以及脚踝与肩膀的灵活性。然而，该体式还有更深层的作用。随着大腿内侧与骨盆底的收缩，能量会被推动向上。随着臀部降得更低，骨盆收缩的位置会从后向前转移，从而逐渐强化整个区域的力量与肌肉协调性。这个体式的生命力也因而被激活，心意专注于沿着身体纵轴流动的能量。

幻椅式

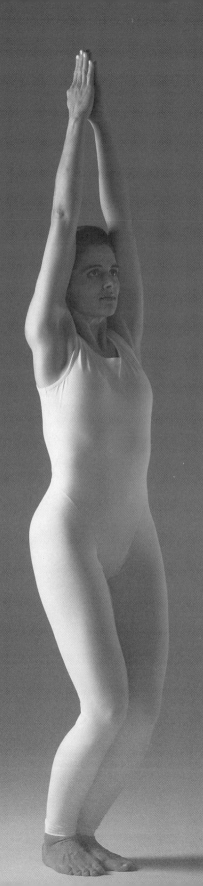

休息与仰卧姿势

在做完费力的站立体式之后，这些体式会让身体得到休息，双腿恢复能量。它们同时会打开下背部和脊柱，重建深入放松的呼吸，并轻柔地唤醒脐轮——这里蕴藏了生命力、能量、勇气与热情。

强壮而柔软的腹肌结合适当的呼吸，是建立健康活力的生命状态与实现体式进步的基础。在这部分的体位法练习中，要特别注意将觉知力放在呼吸上。

1. 婴儿式（Balasana）

跪立，双脚脚背着地，臀部坐在脚跟上。脊柱立直，呼气，自髋关节前屈，将腹部折叠到大腿上。额头轻触地板，手臂放在身体两侧，掌心向上。感受随着呼吸的流动，大腿被轻轻推动，肋骨两侧在扩张。放松，直到呼吸稳定平顺，已准备好继续下一个动作。如果感到不舒服，可以尝试将双膝打开一点，或在脚踝及大腿后侧垫一个毯子。还有一个选择是仰卧，将双膝靠近胸腔。结束体式时，抬头，背部保持平直，回到直立跪姿。

婴儿式

益处

释放下背部的紧张；轻柔地伸展脊柱；按摩腹部脏器；滋养双腿；平静心灵。

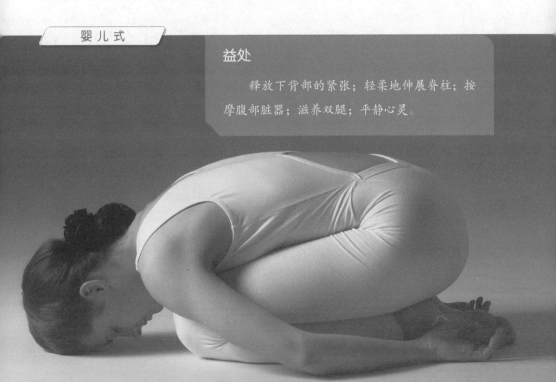

2. 金刚坐（Vajrasana）

跪立，脚背贴地。手掌放在大腿上。下背部立直，挺起胸腔，自尾骨到头顶延展整条脊柱。闭眼，随顺呼吸的流动。这个姿势让人很快可以深入到静定之中。如果膝盖或者脚踝不舒服，可用简易盘坐代替这个姿势。

禁忌

如果膝盖有伤痛，不要做这个体式。

益处

放松身体；拉伸双脚、脚踝和膝盖；滋养双腿；重建自然的呼吸和健康的脊柱线条；净化心念以进行后面的练习。

金刚坐

3. 初阶火系列
——单腿上举与蹬自行车式

a. 坐立在地板上，双腿向前伸直。身体后倾，小臂在体后支撑身体，手肘位于肩膀的正下方。挺起胸腔，下巴向喉咙内收。屈右膝，将右脚踩在靠近骨盆的地面上。吸气，举起左腿使之垂直于地板，保持腿部伸直，脚趾伸向天花板。呼气，落下左腿，使之轻轻触地，但不要将重量完全落下来。然后再一次吸气，竖直提起腿。下巴和面部放松，关注脐轮。跟随呼吸流畅地重复动作 5 次。然后换另一侧重复 5 次。

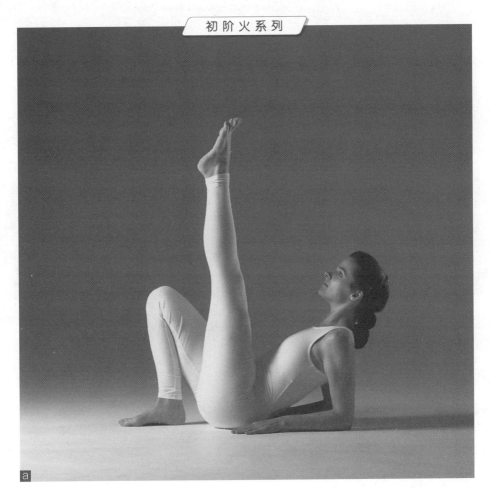

初阶火系列

b. 如果希望增加难度，可以从双腿都向前伸直开始。吸气，抬起一条腿，另一条腿在地板上保持向前伸直。呼气，落下腿。吸气，再抬起另一条腿。如此交替进行 5 组。

或者你也可以做垂直剪刀式动作，在第一条腿开始下落时便抬起另一条腿。双腿在空中交错，下方的腿尽可能接近地面，但不落地。保持动作流畅，不要憋气。

c. 举腿蹬自行车。双腿向前伸直。一条腿屈膝，并将大腿拉向胸腔。然后换腿，双腿像活塞一样交替推出拉进。伸直的腿与地面平行，高于地板几公分。向前蹬腿时用脚跟发力。完成 5 轮。

禁忌

如果背部、颈部以及肩膀在练习过程中或者练习过后有不寻常的疼痛感或不适感，在继续练习之前要咨询专业老师。

益处

强健腹部肌肉；提升活力；改善消化、排泄和循环系统。

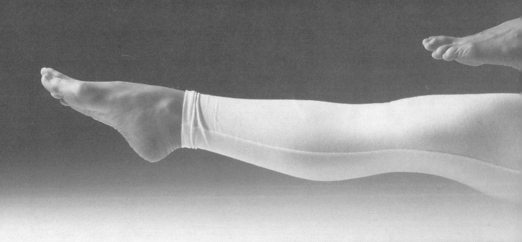

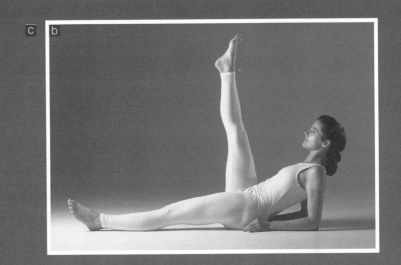

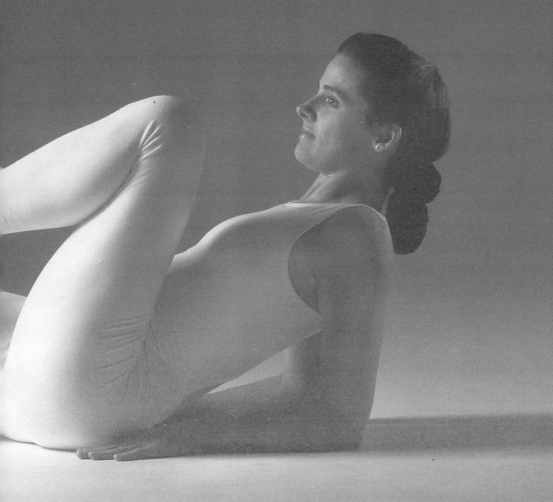

4. 仰卧扭转

仰卧，手臂向两侧水平伸出，掌心向下。屈膝，双腿并拢，大腿靠近腹部。现在轻柔地向两侧扭转，双腿落向地板。保证上背部和肩膀贴地，双腿并拢。

在左右滚动的过程中让下背部放松，用体式为它做按摩。重复5~10组，然后将双腿倒落在地板上，使之靠近骨盆。闭上眼睛放松。感受呼吸在骨盆处、下背部和腹部的流动。

> **益处**
>
> 强健腹肌，同时释放隐藏于脊柱中下段的紧绷感，增强脊柱的灵活性。

仰卧扭转

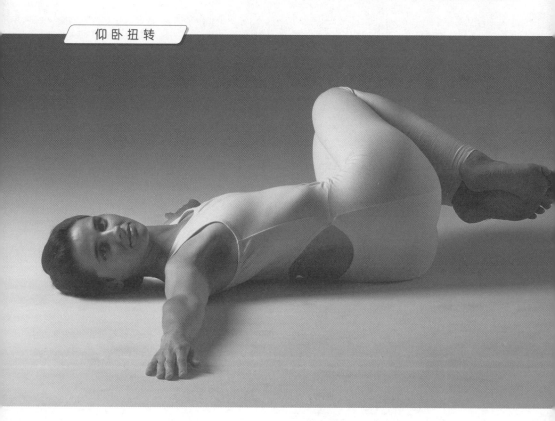

后弯

后弯是最能提升活力、激发能量的体式。它们是治惰性、不良呼吸习惯以及很多身体疾病的良药，它们也会矫正大部分人在日常生活中容易驼背的倾向。后弯体式练习的重点是整条脊柱要均匀地延展，且避免过度后弯或挤压下背部与颈部。尝试为整条脊柱打开空间。在进行后弯时，保持脊柱伸长，臀部夹紧，骨盆推地，胸腔上提。

后弯

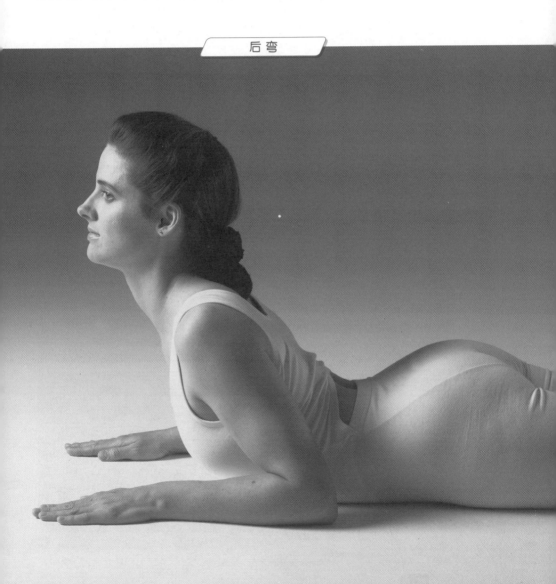

1. 无支撑眼镜蛇式（Bhujangasana）

a. 面朝下俯卧在地面上，双腿双脚并拢。手掌紧挨胸部或在肩膀下方平放于地板上（手的位置越靠后，动作的强度就越大）。指尖朝前，手臂靠近肋骨两侧。臀部与双腿收紧，将骨盆推向地板，肩胛骨内收，下沉。

b. 吸气，鼻子向前滑动，顺势抬起头部和胸部。保持肩膀向后、向下拉动，手肘内收。在体式中观察呼吸于腹部及两侧肋骨边缘的流动。每次吸气时，都延长脊柱、挺起胸腔。呼气时，保持脊柱的后弯。

注意

双手不受力。不要通过双手推地进入体式，手臂的推力会迫使背部承受压力。

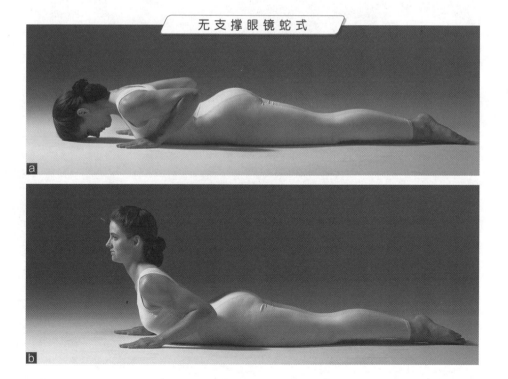

无支撑眼镜蛇式

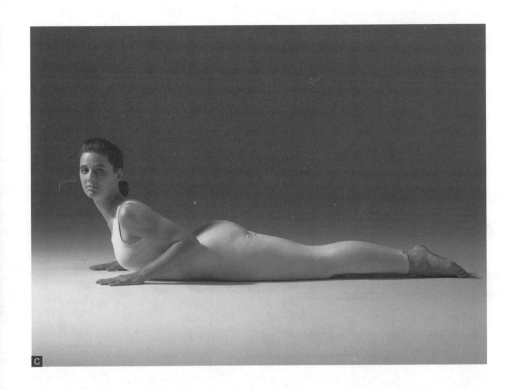

在体式上保持 5 个呼吸，然后呼气时身体下落，保持伸展并依次落下下巴、鼻子、前额。将头转向一侧休息几个呼吸。然后重复动作，之后再将头转向另一侧休息。

c. 若要提升肩颈的灵活性，可以再一次进入体式。缓慢地左右转头（好像要向后看一样），同时保持肩膀向下沉。然后将下巴转回正中，保持几个呼吸。如上述过程一样结束体式，呼气，依次将胸骨，下巴，鼻子和前额落回地面。松开手臂放在身体两侧，将头转向一侧，休息，并观察呼吸的流动。重复 2~3 组。

益处

强健背部肌肉；改善椎间盘内的血液循环；打开喉咙、胸腔以及腹部；优化脊柱的灵活性和线性结构；辅助疗愈下背部疼痛；优化呼吸模式。

2. 蝗虫式（Shalabhasana）

a. 单腿蝗虫式。俯卧，下巴落在地板上，双腿并拢；手臂放在身体两侧，掌心朝向身体。轻握拳，双腿并拢，绷脚尖，延长整个身体。收紧臀部，将腹部推向地板。

吸气，从脚尖带动右腿延伸并抬离地面20~36公分，膝盖伸直。抬腿的同时，保持右侧臀部、下背部收紧，注意不要用左膝盖用力推地来帮助动作的完成。膝盖与脚背朝下。无论你的腿能抬多高，都要始终保持双侧的骨盆和下巴贴地。在体式上保持几个呼吸，再换另一侧。先练习这个变体，直到身体有足够的力量可以舒适地完成b所述的双腿蝗虫式。

b. 双腿蝗虫式。同样，采取俯卧的姿势，双腿并拢，手臂放在身体两侧。将手臂放在身体下方，小手臂刚好压在髂骨内侧边缘。双手握拳，让拳头的小手指一侧压在腹股沟上，大拇指一侧压在地板上。手臂伸直，手肘并拢。吸气，手臂推地同时抬双腿。保持呼吸顺畅。双腿间距不要超过臀宽，绷直脚尖以帮助向上、向后提拉双腿。稍事停留后放松，缓慢落回。

> **益处**
>
> 强健双腿、臀部和下背部；按摩内脏；刺激神经系统；调整骨盆的线形结构；建立对双腿、骨盆、腹部和下背部之间内在关系的精微觉知力。

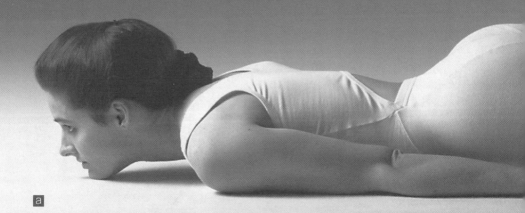

a

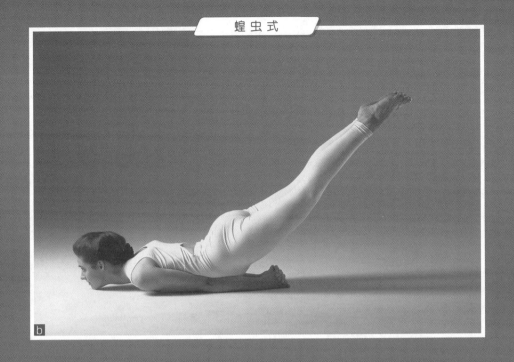

蝗虫式

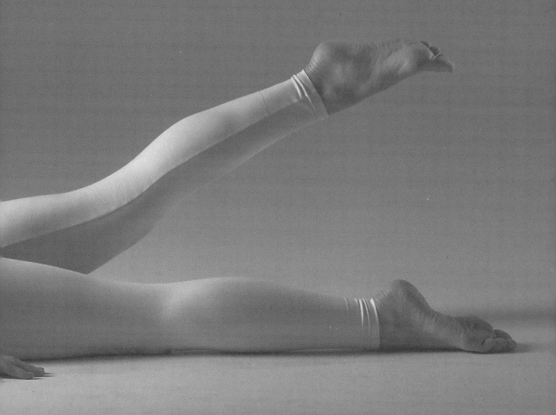

3. 船式（Navasana/Naukasana）

a. 俯卧，手臂沿耳朵两侧伸展过头顶。伸直双腿，双脚与髋同宽。

b. 吸气，自肚脐中心延展并抬起双腿、上半身和手臂。保持手臂在耳朵两侧。吸气时自身体中心向两端拉长。想象手臂与双腿无限地伸长，你毫不费力地在呼吸上飘浮。每一次吸气都深化延展，让脐轮的能量穿透指尖与脚尖；每一次呼气都允许自己再敞开一点，释放掉肩膀和骨盆处积存的压力。在松开体式之前，吸气，再拉伸一点点，呼气，落下身体，放松。

> **益处**
>
> 　　提振精神；强健背部肌肉；改善腹部脏器的循环。

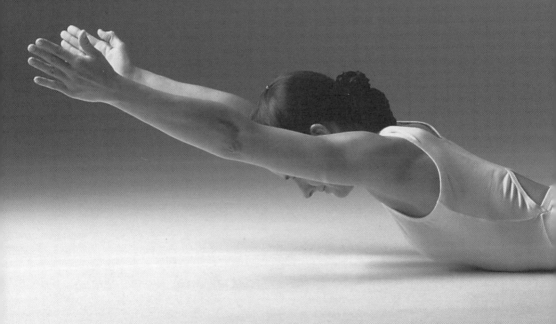

船式

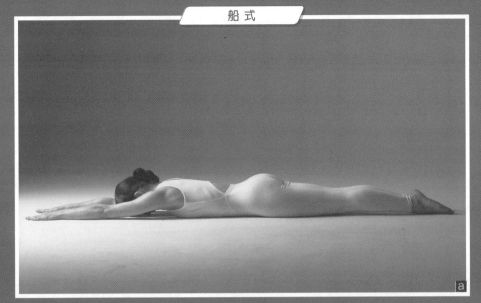

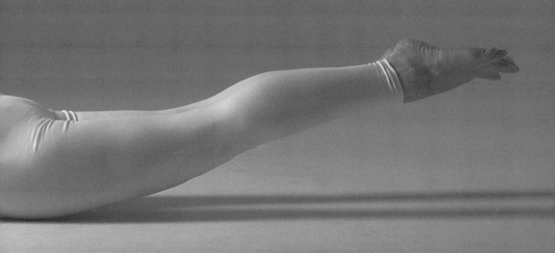

4. 锁腿式 (Pavanamuktasana)

为平衡前面强烈的后弯体式，现在仰卧，屈膝并让膝盖靠向胸部。双手轻柔地将大腿拉向腹部，尾椎推向地板。然后轻轻地左右摇晃，按摩下背部，释放这里的紧绷感与压力。

> **益处**
>
> 释放下背部以及髋关节内的压力。

锁腿式

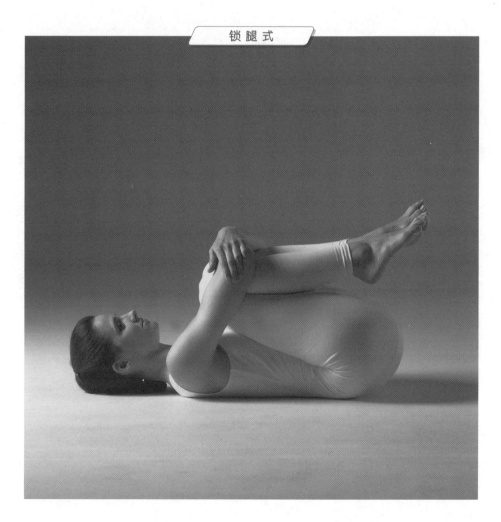

5. 鸽式（Kapotasana）

a. 以双手、双膝着地。抬起右膝向前，置于双手之间，右脚放在身体左下方。右脚跟在左侧骨盆或腹部的下方。接着将左腿向后伸直，骨盆放松地沉向地面。

双手向前滑动，手肘落地。保持骨盆后侧水平、均匀地向下沉（腹股沟或者腹部可能会抵住右脚跟）。继续放松、延展后侧的腿。伸直手臂，将头部落在地板上。

b. 调整腿的位置，使膝盖免受压力；如果感觉拉伸太强烈，以至于让你无法享受这个体式，可以在伸直那条腿的大腿及腹股沟下方，或是在屈膝那条腿的臀部下方垫一个垫子或折叠的毯子。这些支撑物将帮你

鸽式

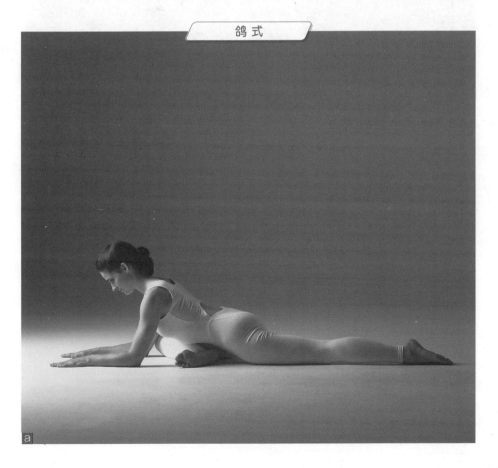

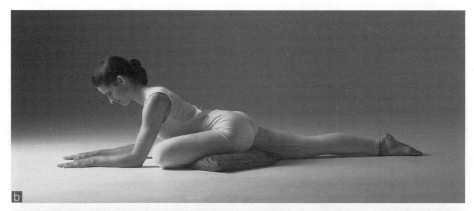

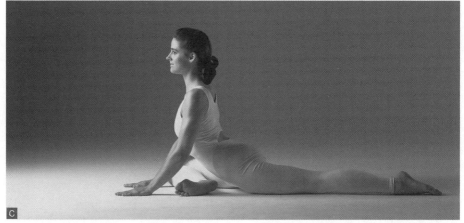

放松。专注而放松地保持在体式上，让呼吸饱满而深入。

c. 如果希望进一步加强拉伸，慢慢地伸直手臂，并将双手向膝盖方向收回。伸长脊柱，胸腔向前推动，脊柱呈现微微后弯。拉伸颈部，平视前方。在体式上自由地呼吸，释放内在抗力，感受到稳定和舒适。

离开体式时，让臀部坐向身体的一侧，收双腿并拢。移动并拉伸双腿；回到手膝跪地的姿势，换另一侧重复该动作。

益处

通过拉伸髋关节旋转肌与髋屈肌，来改善柔韧度和骨盆的线形结构；是冥想坐姿与后弯体式的绝佳准备练习。

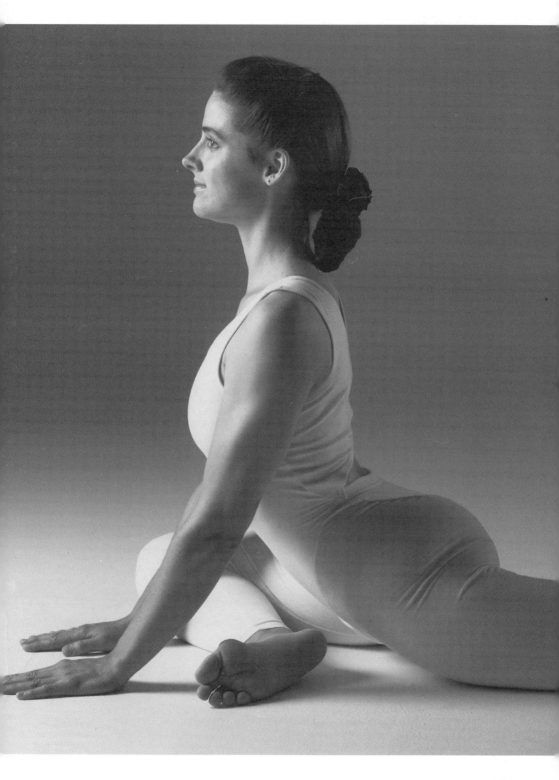

坐立体式与前屈

　　坐立体式与前屈会强有力地作用在腿部、骨盆和背部。在这类体式中，要着力于脊椎的拉长与延伸，向下至尾骨，向上至头顶。在前屈中，从髋关节而不是腰部向前屈。在每个体式中均匀而深入地呼吸。这些体式能够镇静神经系统，舒缓内心。

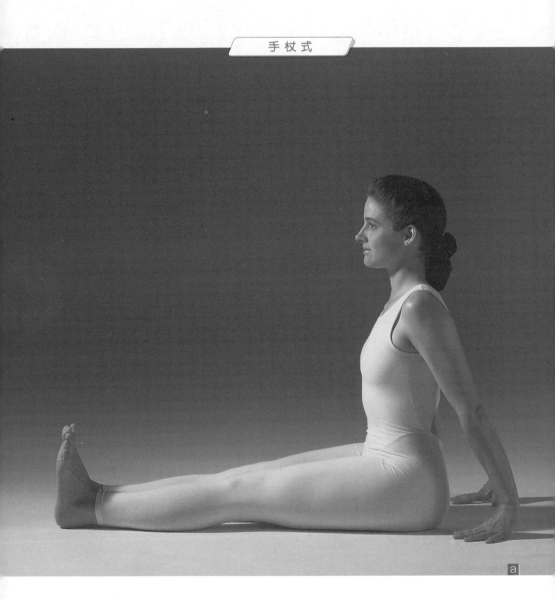

手杖式

a

1. 手杖式（Dandasana）

a. 坐立，双腿并拢，向前伸出。指尖放在臀部两侧的地板上，手指指向前方。吸气，指尖向下按压，同时立直下背部，从头顶向上拉长身体。继续呼吸，将双腿向下按压地板，收脚踝，脚跟向前蹬。提胸腔和肋骨，肩膀向后向下沉。专注在体式上，眼睛直视前方，呼吸均匀，保持5~10个呼吸。

b. 在这个以及其他的坐立体式上，如果下背部会松垮，就在臀部下方垫上一个毯子或者垫子来帮助下背部保持自然曲线，脊柱立直。

c. 如果可以，让双手掌落在臀部两侧的地板上。

> **益处**
>
> 　　优化身体曲线，强化下背部力量，对骨盆和脊柱的位置建立觉知。手杖式是其他坐立体式的基础。

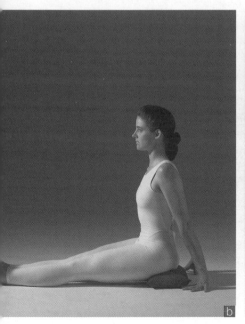
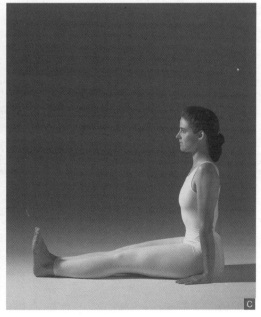

2. 单腿头到膝式（Janu Shirshasana）

a. 以手杖式坐立（需要的话臀部下方垫一个垫子，以免下背部松垮）。屈左膝，将左脚脚掌踩在右大腿内侧。面部朝向右腿，延长躯干，保持脊柱直立。吸气，提起胸腔，呼气，自右髋处向右腿折叠身体，双手在腿两侧沿着地板向前滑动。现在，将双手放在腿上，随吸气拉长脊柱，下背部平直地向上伸展，腿后侧压向地面。颈部伸长并放松。

b. 若要进一步强化拉伸，可自髋关节继续向前屈，将身体靠向腿。手臂继续向前滑动，抓住脚踝或脚趾，或双手抓脚。如果手不能轻松地抓到脚，可以用带子。最后，展开并拉长背部，将上身向腿部释放。如果你的柔韧性足够好，将脸贴向小腿。停留在体式上，保持呼吸。结束体式时，吸气，保持背部平直，伸长并抬起上身，同时双手收回到骨盆两侧。换另一侧重复同样的动作。

> **益处**
>
> 拉伸大腿后侧腘绳肌和背部，改善髋的灵活性以及骨盆的结构性正位，按摩腹部，镇定舒缓大脑。

单腿头到膝式

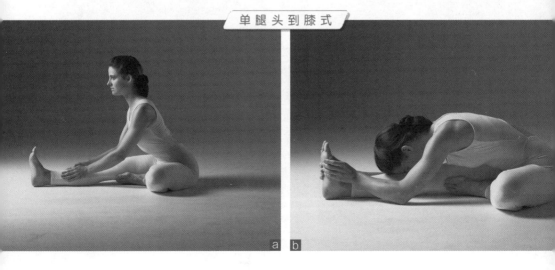

a　b

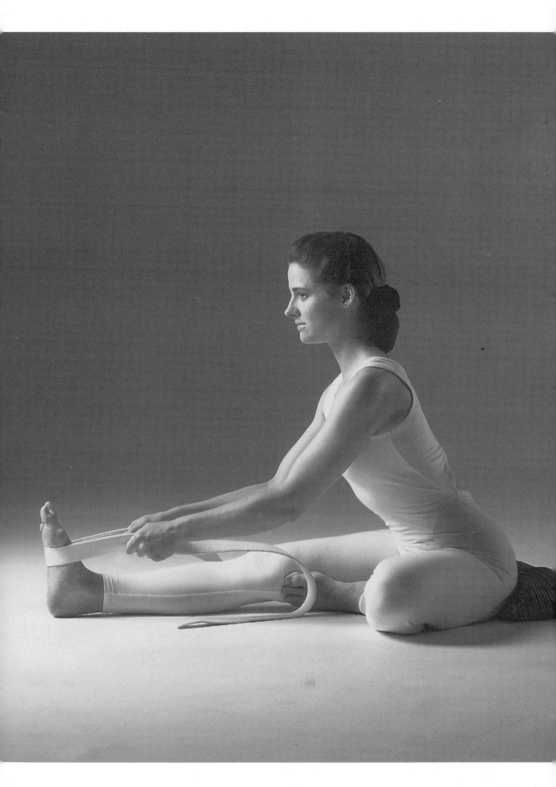

3. 婴儿式（Balasana）

在坐立前屈后，你会想要再次来到婴儿式上休息一下。跪立，脚背着地，臀部坐在脚跟上。脊柱立直，呼气，自髋关节向前折叠，腹部落在大腿上。前额轻触地面，手臂放松地置于身体两侧，掌心向上。感受随着呼吸的律动，大腿被轻轻推动，肋骨两侧也随之起伏。放松，直到呼吸稳定而平顺，准备好进行接下来的练习。如果在体式上感觉不太舒服，可以将双膝打开一点，或者在脚踝或大腿后侧垫一个垫子。另一个选择是仰卧，屈膝抱腿并将双腿拉向胸腔。结束体式时，抬头，保持背部平直，回到直立跪姿。

> **益处**
>
> 缓解下背部的紧绷感，轻柔地拉伸脊柱；按摩腹部脏器，滋养双腿，镇静心灵。

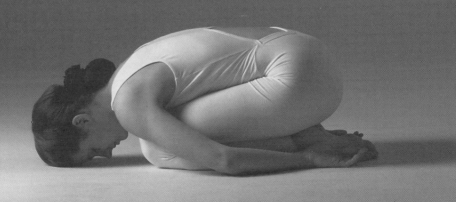

婴儿式

4. 牛面式（Gomukhasana）

a. 以手杖式坐立。弯曲左腿放在右腿下方，左脚跟放在右臀旁边的地板上；右腿环绕在左腿上方，右脚跟放在左臀旁边。调整双腿，让右膝盖正好放在左膝上方。身体重心均匀分布在两侧坐骨上，坐直，从头顶向上延长脊柱。双手放在脚上。

b. 右手臂举过头顶，屈肘，右手沿脊柱向下伸。左手臂置于背后，左手先尽可能向右移动，然后向上拉扣右手。

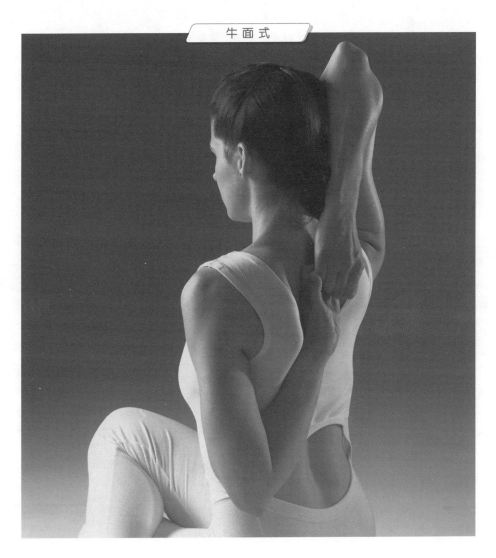

牛面式

c. 如果双手不能拉到彼此，用一条带子作为辅助，双手分别抓住带子两端。脊柱打直，感受胸口处的放松与开阔。将左肩向后拉，右手肘向上延展。在没有过度挤压双肩的情况下，将两侧的手肘尽可能向脊柱的中心轴线靠拢，并将双手拉在一起。保持几个呼吸，然后缓慢地放松手臂、松开双腿。换另一侧重复动作。

益处

改善双肩与双髋的灵活性，支撑起直立而稳定的姿势，有助于横膈膜呼吸。

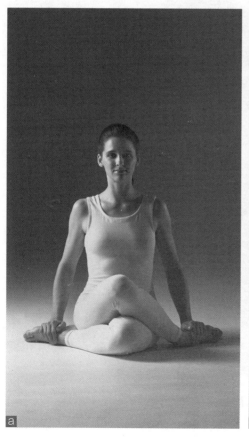
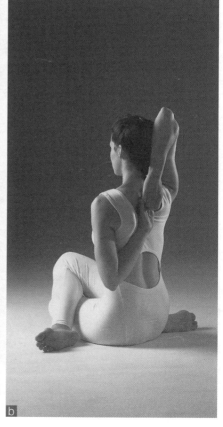

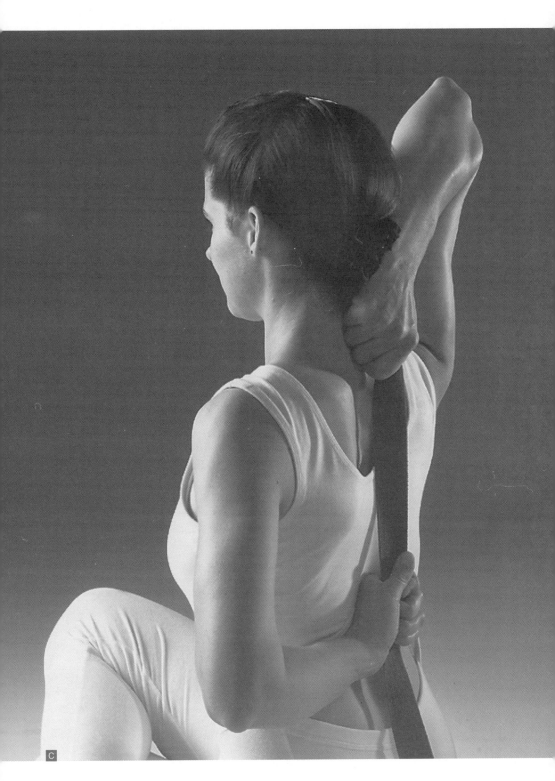

5. 蝴蝶式 / 束角式（Baddha Konasana）

a. 坐立，双脚掌心相对，脚跟靠近骨盆（如果需要的话，垫一个坐垫以免下背部松垮）。双手相扣握住脚，膝盖向下压。下背部立直，向上伸展整条脊柱。坐骨推地，胸骨上提，从头顶和颈部向上延展。观察呼吸，释放内在抗力，在体式中感受到稳定和舒适。

b. 为进一步强化拉伸，将下背部立直，骨盆向前倾。随呼气自髋关节折叠身体，耻骨向下、向后收向大腿之间，大腿内侧推地。

c. 最后，放低上半身靠向双脚，头部放落在地面上。无论你在前弯中能做到哪种程度，观察呼吸并释放抗力，从而不断地在体式中深入。

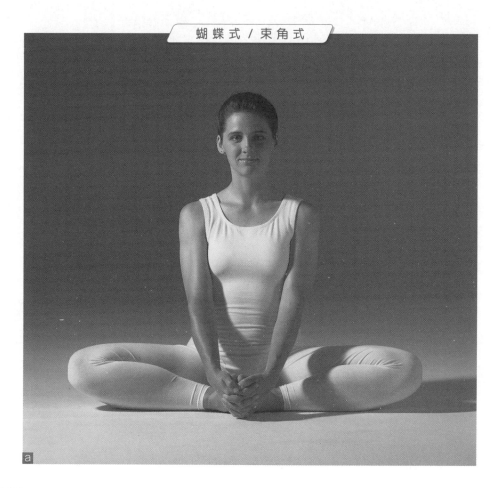

蝴蝶式 / 束角式

a

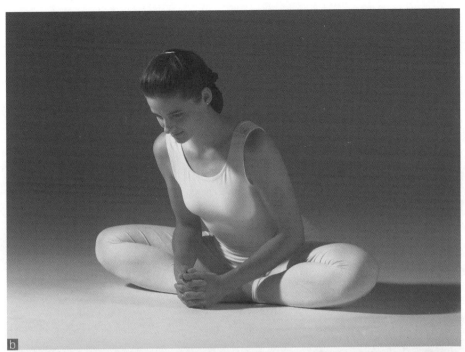

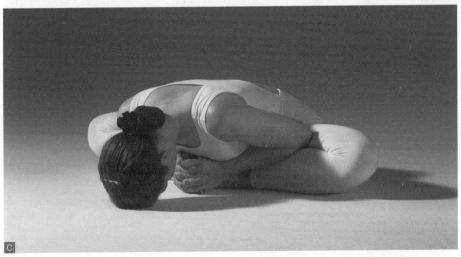

163

6.髋平衡系列（坐立船式）

a. 以手杖式坐立，屈双膝靠向胸部，保持膝盖并拢。手握住膝盖后侧，身体向后微倾，抬小腿使之平行于地板。下背部和胸腔向上提，自头顶牵引整条脊柱的伸展。保持膝盖与脚踝并拢，肩膀下沉。保持5个呼吸。

b. 若要进一步深化这个体式，则让双手松开膝盖，手臂在双腿两侧伸直。保持膝盖和脚踝并拢，小腿平行于地板，躯干立直，向大腿方向拉靠。保持5个呼吸。

c. 最后，为进一步强健腹部肌肉，可以打直膝盖，双腿向斜上方伸直。延长脊柱，挺起胸腔，肩膀下沉。保持5个呼吸。

> **益处**
>
> 强健腹部和胸椎，有助于调整脊柱曲线，改善冥想坐姿。

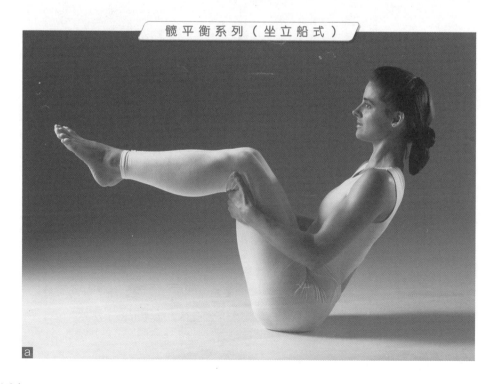

髋平衡系列（坐立船式）

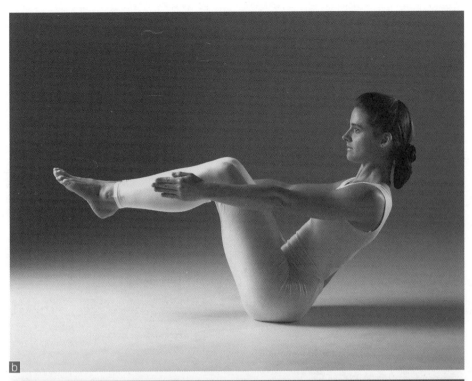

b

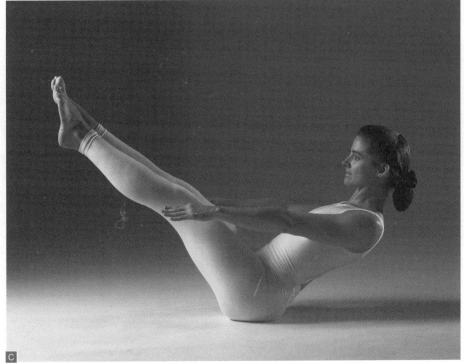

c

165

7. 半鱼王式 / 坐立脊柱扭转

（Ardha Matsyendrasana）

a. 以手杖式坐立。弯曲右腿放在左腿下方，右脚跟放在左臀旁边的地板上。立起左膝，左脚绕过右腿踩在右膝或右大腿外侧的地面上。伸直脊柱。双手放在身后的地板上，打开肩膀。双手推地，脊柱伸展。

b. 右手臂环绕左膝，以右手肘抱住膝盖。腹部紧贴左大腿。呼气，向左侧扭转。自腹部深处开始扭转，向上依次扭转肋骨、肩膀、颈部及头部。保持在体式中，伴随每一次吸气伸展下背部，延长整条脊柱。呼气时深化扭转。

c. 为了进一步深化扭转，可以让右手肘抵住左膝的外侧。运用右臂对左腿的抵抗力，来升级扭转强度。右手可以放在胸前，也可以伸直手肘，

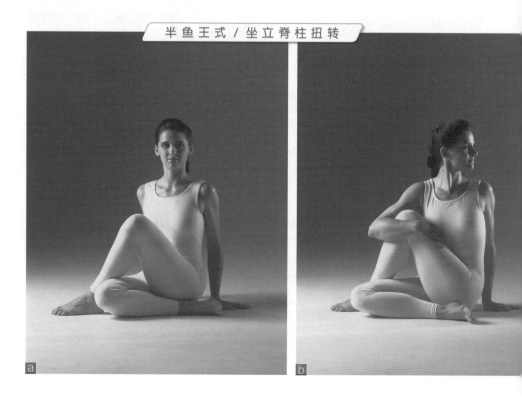

半鱼王式 / 坐立脊柱扭转

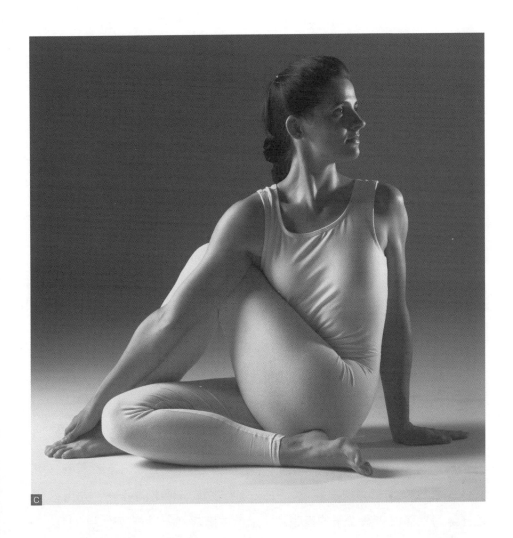

抓握左脚或者脚踝。无论在哪个位置上，都要确保脊柱延长，肩膀下沉，两侧坐骨都放落在地面上。即使你会感受到腹部因扭转而产生一些抗力，但仍要使用腹式呼吸。当你准备好结束体式，首先将头部转回，接着松开肩膀、胸部、骨盆和双腿。换另一侧重复同样的动作。

益处

强健横膈膜，改善腹部脏器的循环，刺激并平衡消化系统、生殖系统和排泄系统，提升髋关节、肩膀以及脊柱的灵活性，有助于所有坐立体式的进步。

倒立与背部舒缓

这个部分包含两个倒立体式和三个用于缓解肌肉（尤其是下背部）紧张感的体式，之后是放松法的练习。倒立体式在瑜伽练习中是独特且重要的部分。双腿在上、头在下的位置，可利用重力的作用使血液循环加速，从而使丰沛的动脉血回流到大脑、脑神经以及上身的腺体。倒立体式还会使淤积在双腿和腹部的静脉血回流到心脏。通过规律的练习，呼吸会变得越来越深入，内脏也将得到按摩。从心理的角度，倒立体式会带来放松并建立信心。如果世界被颠倒，心仍旧可以保持在中心原点，那我们的内在力量将会变得非常强大而稳定。

> **注意**
>
> 倒立体式是非常重要的，但需要系统地练习，以避免受伤。认真阅读说明，如果感到头部、颈部、眼睛或耳朵有任何挤压感，应立即结束体式。

在一个练习序列结束之前，做些舒缓身体的拉伸练习是明智的。可以以此来放松休息，恢复能量，并充分吸收练习带来的养分。先用这些拉伸练习来释放所有遗留的紧张感，之后在挺尸式上进行放松法的时候，你将会感受到最大程度的舒适和平衡。谨记，要避免过度用力。允许身体、神经系统和内心变得安静、镇定、平衡。

1. 摇椅式

坐在地毯或瑜伽垫上，屈双膝，双脚踩在地面上。确保你的身前身后有足够的空间。双手抓握在膝盖后侧的大腿上，拱起整条脊柱（包括下背部），就像是摇椅上的摇杆儿。保持脊柱圆拱，轻柔地向后朝肩膀方向滚动，同时举起和伸直双腿。然后向前滚动回起始位置。屈膝会为滚动带来助力。当向前滚动时，拱起下背部会更容易回到直立位置。重复 10 次或更多。

益处

　　按摩背部和脊柱，改善协调性和平衡；为倒立体式做准备。

摇椅式

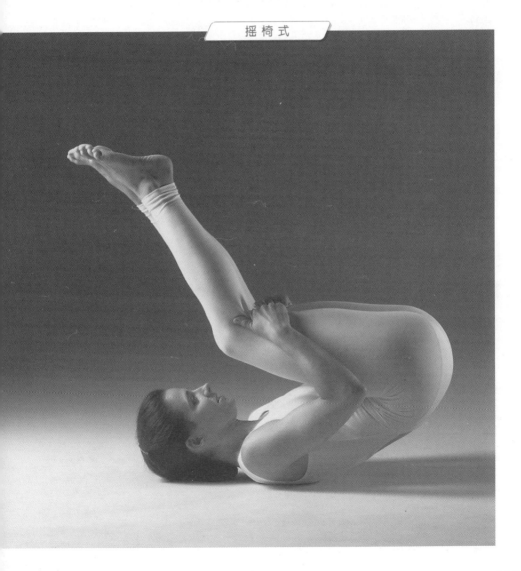

2. 倒箭式（Viparita Karani）

a. 如果既想为倒立体式做准备，又能在不太费力的情况下获得它的益处，你可以仰卧在地板上，靠墙举起双腿。首先侧坐在地板上，一侧的臀部和肩膀靠墙，双手放在背后的地板上。身体后倾，屈膝靠近胸部，转身，让尾骨靠墙，头顶朝向反方向。向上伸出双腿靠在墙上，上身仰卧在地板上。手臂可以放在身体两侧，也可以放在头顶，打开手肘。停留在这个体式上，呼吸，保持 1~3 分钟。下来的时候先屈膝，再向一侧翻转。

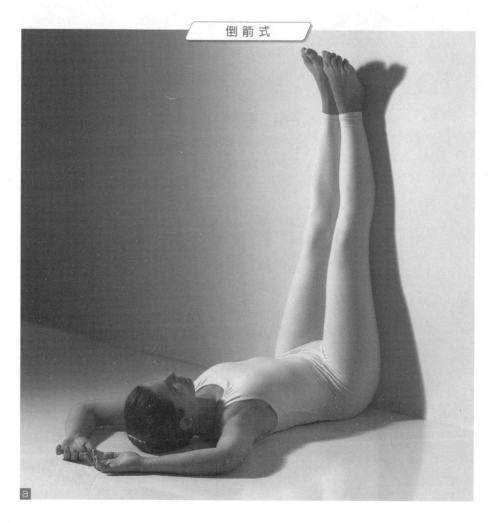

倒箭式

a

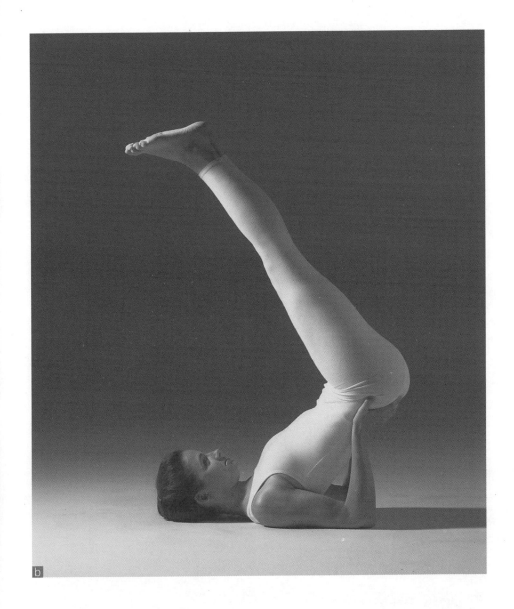

b. 如果你准备好练习倒箭式，可以从前面的摇椅式进入。向后滚动，伸直双膝，双腿过头；然后将手肘滑动到腰背下方，双手撑住下背部。大臂放在地板上。小心地左右调整重心，将大臂和肩胛骨向身体下方的中心靠拢。上身抬离地面约呈 45 度角。

c. 进一步将骨盆的重量向手臂上转移。注意，在这个姿势上胸腔不是竖直的。直到小臂稳妥地托住骨盆，再将双腿向上伸直，并垂直于地板。

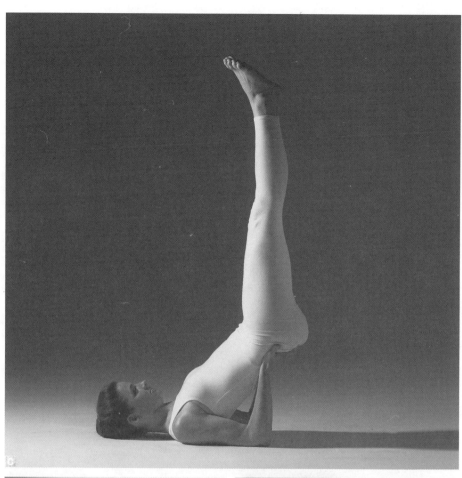

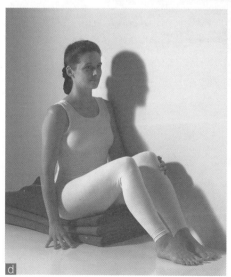

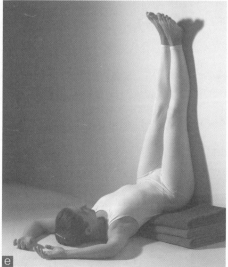

掌根抵住髂嵴（骨盆后侧的上边缘）。尽管感觉起来身体的重量落在了手肘上，事实上它分布在从手肘到肩膀的整条大臂上。调整双手，重置手肘，打开胸腔，放松颈部，舒适地停留在体式上。保持时深化呼吸。然后观察呼吸并让心念专注。血液循环模式的改变，会对头部形成轻微的压力，但通常很快过去，之后便是一种喜悦的满足感。如果感到压力过大，就要结束体式，并咨询专业的老师或者健康顾问。从保持10~20秒开始练起，渐渐延长到1分钟甚至更长。

当你准备好结束体式时，双腿下降至头部上方。屈膝，双手支撑背部的同时拱背，让脊柱一节节地落地，最后松开双腿放回到地板。双腿下降时可保持伸直。在这种情况下，双腿下落的过程中，下背部要紧贴地板；如果下背部要抬离地板，就要屈腿。

d. 倒箭式也可以靠墙练习，用毯子或垫子将骨盆和下背部垫高。这种变体让手臂无法支撑骨盆的人也可以进行这个练习。侧身坐在一个垫子或一摞折叠的毯子上。尝试几次找到适合的高度和位置。

e. 转身体，抬腿靠墙，调整臀部和下背部的毯子，让它们能够舒适地支撑身体。双髋与墙呈直角，双臂贴靠墙壁。延长脊柱，肩膀后侧落在地板上，打开胸腔。放松地呼吸。从保持30秒开始练起，渐渐延长到1~3分钟。

禁忌

月经期间、怀孕、高血压和心脏病患者不能练习任何一种倒立体式。其他禁忌的情况包括视网膜脱落、某些耳疾、腹部手术或脊柱损伤（请咨询医生）。

益处

在倒立体式中，血液向地面方向流动，这会洁净下肢，并滋养上身、颈部和头部；改善专注力；消除疲劳；缓解静脉曲张；强健横膈膜。这是可以用于日常练习的最有益的体式。

3. 仰卧扭转变体

仰卧，手臂向两侧伸出，与肩齐平，掌心向下。右腿伸直，屈左膝，左脚踩在靠近骨盆的地面上。抬起骨盆，转右髋置于身体下方，调整上身与骨盆的相对位置，从而使扭转更加深入。

现在抬起左膝，并向右侧扭转骨盆，左膝向地面倒落。向左转头，左肩按压地面以加深扭转。在这个拉伸中保持深入的呼吸。从停留 15~20 秒开始练起，之后换另一侧重复同样的动作。

> **益处**
>
> 　　提升整条脊柱的灵活性；改善消化系统，按摩腹部脏器。这个练习以及后面两个练习，都可以缓解背部不适，并为这个系列的练习画上句号。

仰卧扭转变体

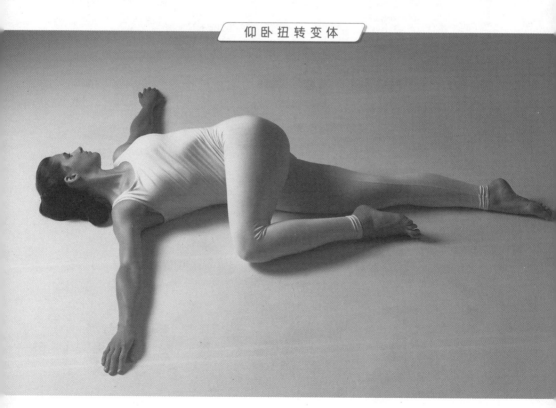

4. 锁腿式（Pavanamuktasana）

仰卧，双腿并拢。抬起右膝，双手抱腿，将膝盖拉向胸部。保持下背部紧贴地板，左腿、骨盆、上背部、肩膀不要离地。保持 10~15 秒，重复另一侧。然后，抬双膝，双手环抱双腿，将膝盖拉向胸部。让下背部和腹部柔软，以均匀深入的腹式呼吸，保持 10~15 秒。

益处

释放下背部的紧张感，按摩腹部。

锁腿式

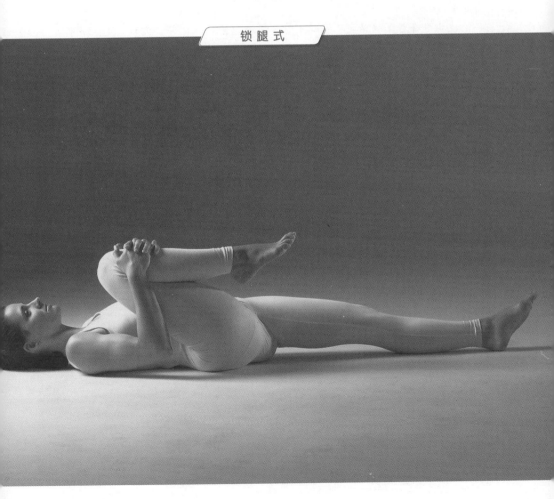

5. 动态桥式

仰卧，屈双膝，双脚打开与髋同宽。双臂朝脚的方向平放于地面，掌心向下。呼气，将腹部和下背部推向地板，接着吸气，尾骨向内收，抬起骨盆，从腰椎最后一节开始抬离地面。让脊柱一节节地抬离地面，再一节节地落下。开始时只运动脊柱的下半段，逐渐将活动范围扩展到脊柱的上半段。缓慢地松开体式，下背部平展，臀部放松。重复5~7次或者直到背部的紧绷感消除。

益处

增进脊柱的灵活性；释放下背部紧绷感；对下背部、腹部、大腿和骨盆的肌肉，建立更精微的控制力。

动态桥式

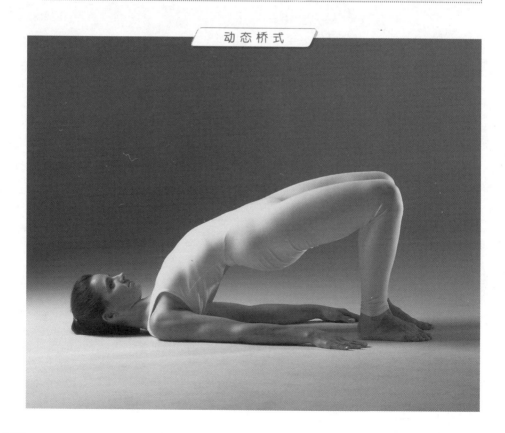

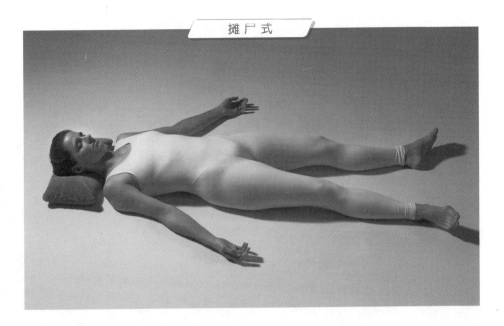

摊尸式

6. 摊尸式 (Shavasana)

仰卧在坚实、平坦的地面上。双脚打开 30~35 厘米。手臂放在身体两侧，离身体 15~20 厘米，掌心向上（也可以转向内）。肩胛骨轻轻地向中间收拢，打开胸腔，放松手臂。用一个小枕头垫在头颈后侧。如果下背部有不适感，可以在膝盖下方垫一个毯子卷。闭上双眼，让身体完全静止。

使用第八章的放松法，或者只是单纯地专注于呼吸。在这里放松 10 分钟，注意不要睡着。

当你休息好了，舒展手臂伸展过头顶，双脚并拢，吸气，双手、双脚同时向远端拉伸。然后屈膝收向胸部，转身向左侧卧。于左侧卧上休息片刻，再起身坐立。

益处

深入地放松。平静大脑；恢复并激活身心能量；平衡神经系统。用在所有瑜伽练习序列的最后。

177

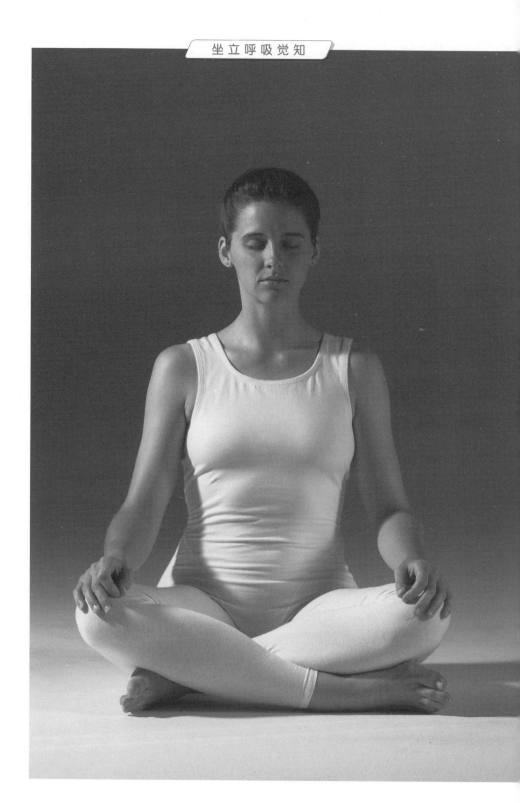

7. 坐立呼吸觉知

舒适地盘坐（臀部下方垫一个坐垫）。闭上双眼，将专注带到呼吸上。用几分钟的时间观察呼吸的流动，建立平顺的横膈膜呼吸。然后放松身体，保持静定，将觉知集中在呼吸的流动上。

在你学会了第九章的冥想方法之后，将之融入进来。

最后，当你准备好了，将注意力向外转，感受这份本存于内心的静定与觉知，然后轻轻地睁开双眼。

进阶体位法系列既是综合性的，也是系统的。你将发现自己会不断地回归到这个练习上来。然而，你也可以对这个练习进行改编，使其更符合你的个性化需求。举例来说，你或许想要针对性地解决某个特定问题，比如说肩膀的虚弱；或在某类练习上多花些功夫，比如说前屈。或者这一周时间紧张，那么又该如何将这个练习缩短成 20 分钟的序列呢？

第六章将为解决特定的身体问题提供一些建议，同时也为设计个性化练习序列提供框架。

进阶系列动作总览

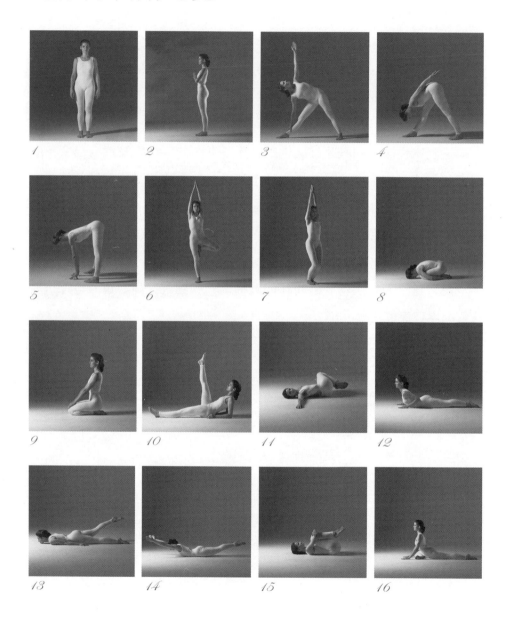

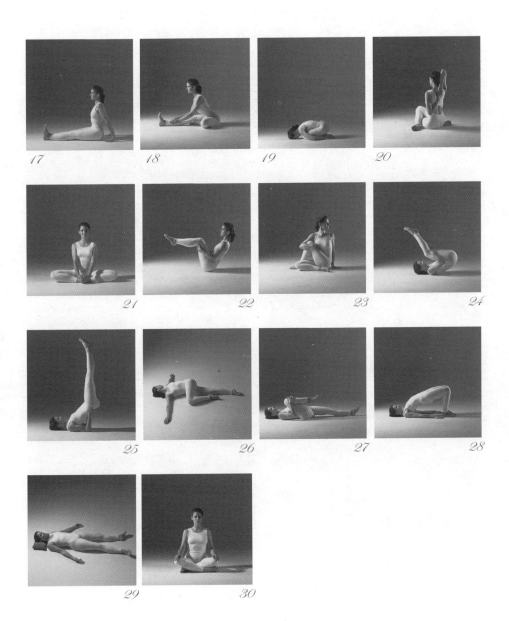

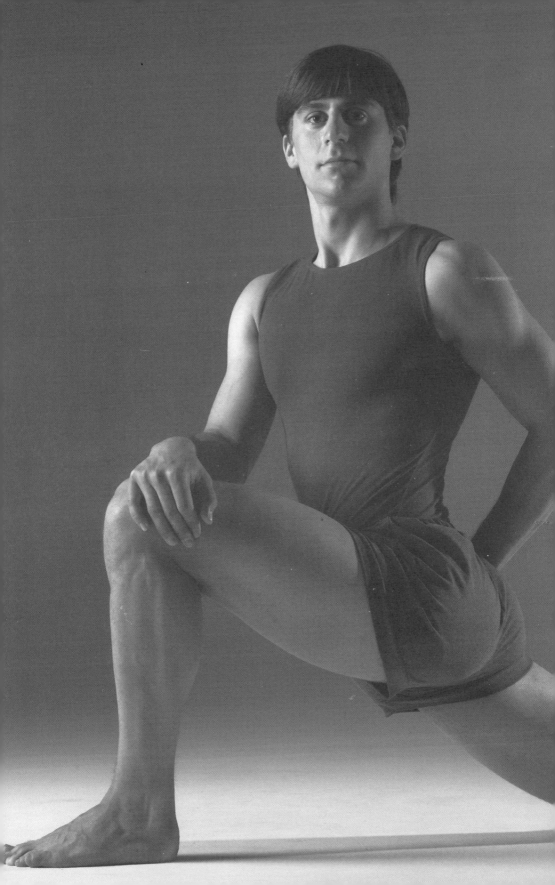

PROGRESS

IN PRACTICE

在练习中
精进 28 式

◆

不要为了追求体式的华丽，
而牺牲掉身体的直觉。

——芳达·史卡拉维利（Vanda Scaravelli）

若在瑜伽练习中不断深耕，我们将会越来越靠近一个平衡点，即一种安定、自在和内心静定的状态，这也是健康与喜乐真正的生发之处。然而，若想要达到这种状态，我们需要不断发掘练习的内涵，否则它就会变得僵化。

也许接下来你希望可以在调息法、冥想以及生活习惯的改善等方面进一步深入瑜伽的练习，这些也是接下来的章节将要探讨的内容。也许你打算继续在体位法练习中精进，这一章则介绍了如何量身定制个性化练习的指导原则、常见问题的解决方法，以及如何在体式中深入的秘密。

制定个性化的体位法练习系列

在学习了初阶系列和进阶系列，并对其熟练掌握之后，你可能会开始有更多的需求。比如说，开始注意到肩颈区域的紧张感很顽固，或是前屈时大腿后侧的腘绳肌非常紧绷，并希望体位法练习能够更聚焦于解决这些问题。目前为止，我们所做的练习序列都只是常规性的，而符合个性化需求的练习，将对你产生更深刻的影响，使你的练习体验更为深入。

在制定个人练习之前，首先要问自己："我的目的和目标是什么？我目前所遇到的障碍是什么？"

目标分为长期和短期。比如说，长期的目标可能是提升整体健康水平，而短期的目标则是强化腹肌。那么在这种需求下，你可能需要将上举腿和船式加入练习列表中。或者你有个笼统的目标是精进冥想练习，短期目标则是改善髋关节的灵活度，那么你就需要多做一些开髋的练习。

各类练习的时间配置也是你需要考虑的。如果你对调息法更感兴趣，那么选择一些有助于呼吸和坐姿的体式，同时也需要花更多时间进行系统的呼吸法练习。如果你的兴趣是静坐冥想，那么就要让练习聚焦在那些有利于支持和深化这个目标达成的体位法、呼吸法和放松法技巧上。

要注意目标也会随着你的实际能力以及理解深度的变化而变化，因此无论是在思想上还是身体上都要保持灵活，在需要的时候修正你的练习。

下一步是评估你可以利用的时间以及兴趣偏好。如果你是那种会突然间意识到该吃早饭了的类型，恐怕你很难开始练习。最好是制定一个1小时左右的固定练习序列（写下来），并坚持去做。如果你的行为模式是匆忙地穿梭于各种事情，但对每一件事都浅尝辄止，那么你可能需要专注在几个深入而平静的拉伸体位上，并延长在每一个体位上的保持时长。这种定制练习的方法，需要诚实的自我评估。

在这个框架下，制定符合你个性化需求的练习序列。它可长可短，可以是以核心能量为主，其他类别为辅，或者是以前屈开髋为主，其他类别为辅，可能性很多。但无论你的重点在哪里，每个类别都要涉及，从而使练习序列保持平衡。

我们需要解决主要矛盾，同时也要保证练习的全面性。要知道有些体式需要前序准备和反向平衡。比如说，后弯体

> 无论你的目标和具体情况是什么，在设计个性化的练习序列之前，首先牢记下列通用序列：
> ◆ 建立中心原点及热身。
> ◆ 站立体式。
> ◆ 核心强化与能量激活。
> ◆ 坐立、俯卧和仰卧体式。
> ◆ 后弯。
> ◆ 前屈。
> ◆ 扭转。
> ◆ 倒立。
> ◆ 休息。

式，像是蝗虫式和眼镜蛇式就需要像婴儿式这样温和的前屈来平衡。因此，

无论你的重点在哪里，确保每个主要类别中的体式都有所涉及。

把自己放在老师的角色上。你所设计的练习序列（或至少是一个大纲）要让你感觉到，在那些没有足够的能量决定接下来要做什么的日子里，去做练习是更轻松的选择。

一开始的练习计划不必设有太多的纪律教条，而是要从一个更容易做起来的练习开始。你可以设计一个适合自己的序列或者对前面学过的序列进行改编。

下面的内容则更多地聚焦于一些常出问题的部位，例如髋关节、腘绳肌、下背部、腹部和肩膀。首先会对每一个部位进行简单的介绍，之后会将序列一和序列二中与此相关的体式列出来。运用这个列表建立一个固定的练习序列来拉伸或强健某个特定的区域，之后再用补充练习来深化效果。

髋与骨盆

骨盆、脊柱下段和髋关节承载了上半身的重量，使上身和双腿稳定地连接在一起，并形成了能够实现行走、跑步、扭转以及向各个方向屈伸等活动功能的基本身体架构。连接骨盆和脊柱下段的关节是骶髂关节，它分布在髂骨的两侧，是相对固定的。这种半刚性的结构稳定地固定了脊柱的根部，并使脊柱下端与骨盆成为一个整体。

另一个方面，大腿与骨盆的连接处是球窝关节，也是全身最灵活的关节之一。这使得髋关节有较大的运动范围——大腿可以前后、左右运动，也可以向内、外旋转。正是因为这样的关节功能，许多肌肉群也需要具备相应的柔韧和力量。大腿后侧的腘绳肌，前侧的股四头肌，内侧、后侧到旁侧的内收肌，以及位于骨盆深层的旋转肌（髂腰肌）都是牵引大腿与骨盆之间形成相对运动的肌肉群。最后，腹肌支撑身体的前侧，使骨盆和脊柱下段保持合理的结构性校正。

骨盆

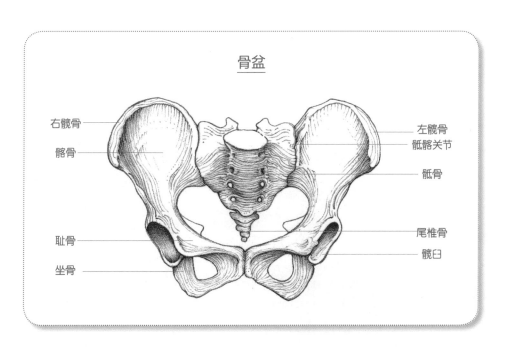

右髋骨

髂骨

耻骨

坐骨

左髋骨

骶髂关节

骶骨

尾椎骨

髋臼

骨盆的深层肌肉

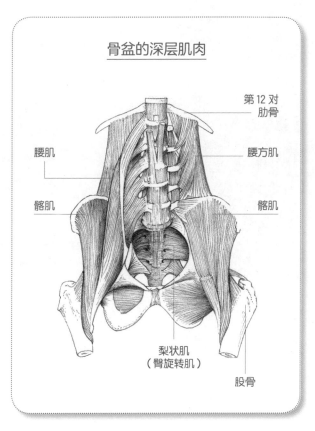

第12对
肋骨

腰肌

腰方肌

髂肌

髂肌

梨状肌
（臀旋转肌）

股骨

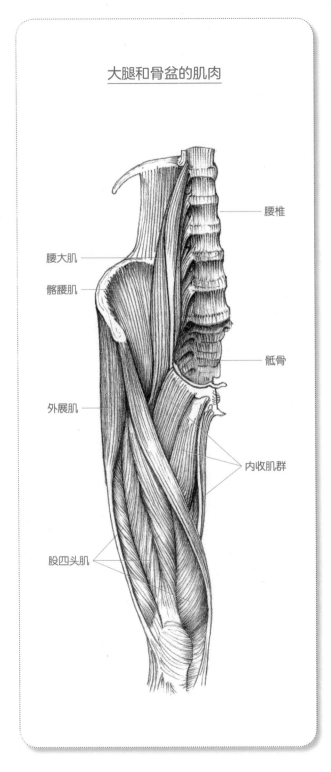

大腿和骨盆的肌肉

腰椎

腰大肌

髂腰肌

骶骨

外展肌

内收肌群

股四头肌

除非能够对髋关节进行规律性的全方向锻炼，否则诸如僵硬、疼痛或筋缩等问题将会不断出现。以下拉伸练习会帮助锻炼到这些区域。如果关节僵紧的问题伴随着腘绳肌紧绷以及下背部僵硬共同出现，你也需要在这些练习上多花些功夫。

记住，肌肉僵硬通常是对肌肉虚弱的一种弥补作用；而包含了力量强化的全面练习（比如说伴随深入拉伸的站立体位）将会重建肌肉系统的平衡，要比单独针对某个区域的练习能更快地使关节活动度恢复到正常水平。

初阶系列和进阶系列中的一些体式会帮助解决这些问题，如下图所示：

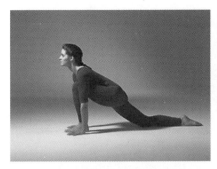

弓步式

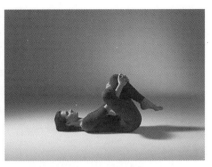

仰卧腿部摇篮式

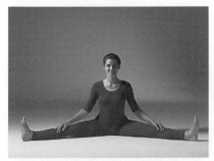

坐立前屈伸展式

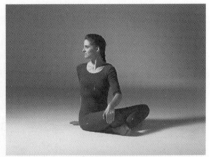

简易坐立扭转

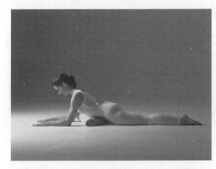

鸽式

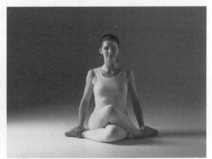

牛面式

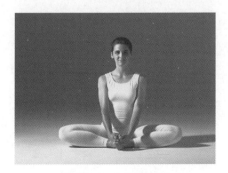

蝴蝶式 / 束角式

拉伸髋与骨盆的补充体式

三角侧伸展 (Parshvakonasana)

站立体式对于髋和骨盆的锻炼是极佳的，它们能够均衡地建立力量与柔韧性，并将动作与觉知和谐地统一在一起。三角侧伸展能够提升髋关节深处的灵活性，强健股四头肌以及腿和骨盆的其他肌肉群力量，拉伸身体侧面的肌肉，并扩展胸腔。

a. 站立，双脚打开一条腿的宽度。右脚向外打开90度，左脚微微内旋，髋与胸腔朝向正前方。吸气，手臂向两侧伸展，与肩同高，掌心向下。

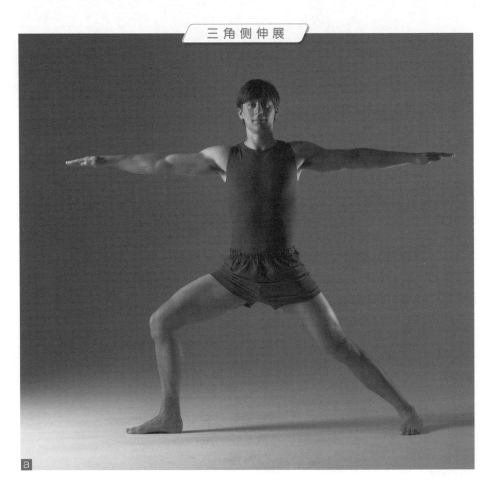

三角侧伸展

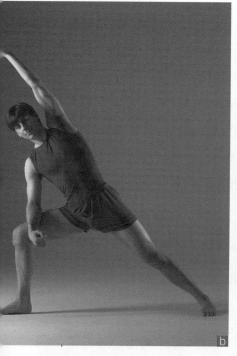
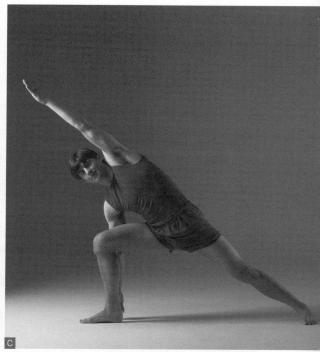

双肩充分地展开，并向下远离耳朵。呼气，屈右膝，膝盖在脚踝的正上方。保持姿势的稳定与呼吸的放松。

b. 保持身体朝向正前方，呼气，延长脊柱，身体向右侧弯，右小臂放在大腿上，同时转左掌心向上，抬高左臂靠近头部，并保持与头部平行。然后，微收尾骨，肩胛骨内收，以进一步打开胸腔和腹腔。

双脚扎实地踩在地面上，从左脚跟至左手指充分伸展身体侧面。为保持身体的稳定性，确保右膝在右脚踝的正上方，左脚外侧踩实地面。

c. 若希望进一步深化体式，就拉动大腿内侧，使之远离彼此。然后，将右手放在右脚外侧的地板上。左髋放低，与伸展的左腿和左手臂在一条线上。右手臂与右腿靠拢在一起，转动并打开肋骨与腹部，挺起胸腔向上远离骨盆。拉伸左手臂；打开左肩膀；颈部伸长。眼睛直视前方，或转头向上看。专注在体式中，让呼吸稳定。停留3~5个呼吸或你舒服的时长。然后右脚脚掌踩地，抬起上身，伸直腿。换另一侧重复。

弓步式变体 (Banarasana)

弓步式及其变体是矫正骨盆结构性平衡以及解决下背部问题的绝佳体式。髂腰肌负责髋关节屈伸，将脊柱下段、骨盆与大腿骨连接在一起。这些肌肉常常由于僵硬，以及两侧不平衡的虚弱或灵活程度，导致骨盆、双腿和脊柱的结构性失衡。弓步式变体拉伸腰大肌和股四头肌。健康、柔韧的腰大肌也是完成后弯体式的先决条件。

a. 如果基本的弓步式（见053页）对你来说比较难，那尝试下面这个变体。站在离椅子大约3个脚掌远的地方，将左脚踩在椅子上。屈左膝，

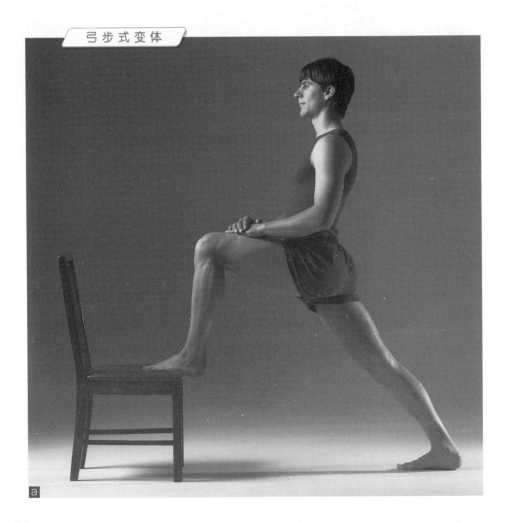

弓步式变体

a

192

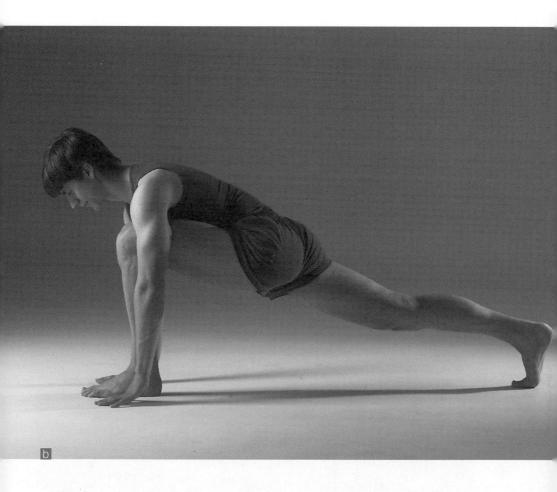

b

身体重心落在双腿之间，脊柱立直。双手放在左大腿上。右腿伸直，脚跟落地，脚尖朝前。骨盆向地板方向下沉，从而逐渐深化髋关节处的拉伸。在体式上停留并放松地呼吸。换另一侧重复。

b. 下面这个变体是弓步式的加强。双手双膝着地，左脚向前一大步踩在双手之间，脚趾尖与手指尖在一条直线上。右腿向后伸展，膝盖、脚背落地。左膝在脚踝的正上方，小腿垂直于地面。降低骨盆，向相反的方向拉伸两侧大腿，胸腔向前、向上挺起。现在用右脚脚趾踩地，提右膝抬离地面，伸直右腿，脚跟向后蹬。保持膝盖离地，继续下沉骨盆，同时将左大腿向前推，右大腿向后推。呼吸并保持此姿势，然后换另一侧重复。

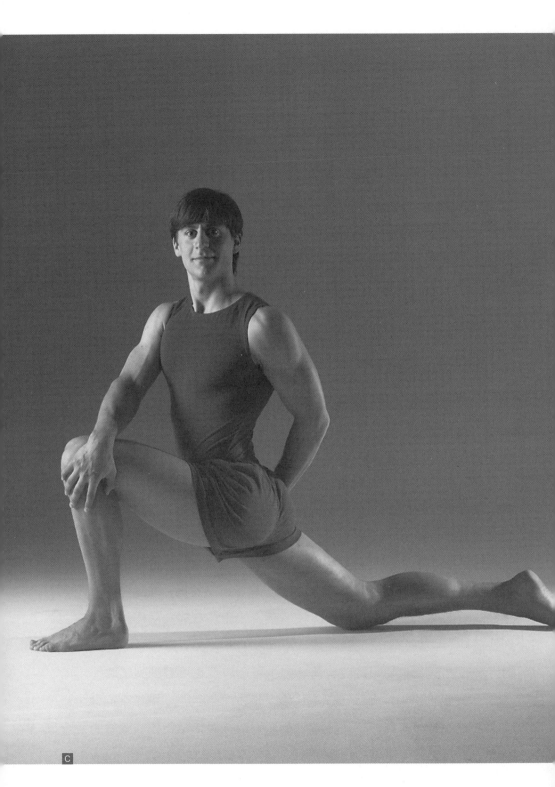

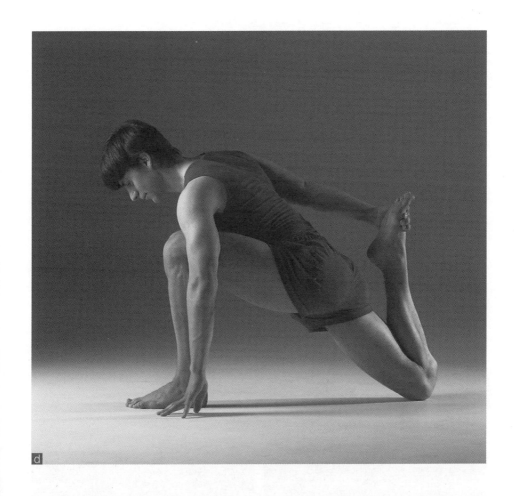

c. 你也可以利用上身的重量来深化拉伸。从基本的弓步式开始，让右膝和右脚背着地。然后，挺起上身，使之垂直于地板，骨盆与上身保持直立。建立了基本的平衡感之后，缓缓地下沉骨盆。现在，保持脊柱立直，并将身体转向左侧。右手放在左膝外侧，左臂绕过腰，左手放在右髋上。在扭转上保持，并进行几组深入的呼吸，然后松开体式，换另一侧重复。

d. 如果想要进一步拉伸股四头肌，可以从右腿向后伸展的基本弓步式开始。抬起上身，并与骨盆保持垂直。接下来，屈右膝，抬右脚，右手向后抓住右脚。抓稳脚，建立平衡，使骨盆正面朝前，左手落地（或者落在支撑物上）。将右脚拉向臀部，以拉伸股四头肌。在体式上保持专注，并建立平顺的呼吸。换另一侧重复。

半英雄式变体 (Virasana)

如果股四头肌比较紧，髋、膝、踝关节都很僵硬，那么练习英雄式的这些变体将大有裨益。然而，这些拉伸动作需要小心、缓慢地进行，因为它们会给膝盖和脚踝关节带来较大的压力。在所有这些动作中，都要避免踝关节、膝关节以及下背部产生疼痛或不适感。

a. 坐在地板上，双腿向前伸出。屈右膝，将右脚背置于右髋旁侧，脚趾向后（如果需要的话可以坐在垫子上）。屈左膝，将脚掌踩在右大腿内侧，左膝放松外展。现在，将右膝轻柔地推向地板，并拉伸大腿上方。停留在这个姿势上，自然呼吸并放松（如果你不想继续下面的步骤，也可以在这里结束，缓缓地松开身体，之后换另一侧重复）。

b、c. 下面这个仰卧的英雄式变体将进一步深化拉伸。将双手放在背后的地板上，抬起左膝，脚掌踩在坐骨前方的地板上。弯曲右腿、脚跟放在右臀旁边。身体后倾，提起骨盆，向下收尾骨，拉长下背部，同

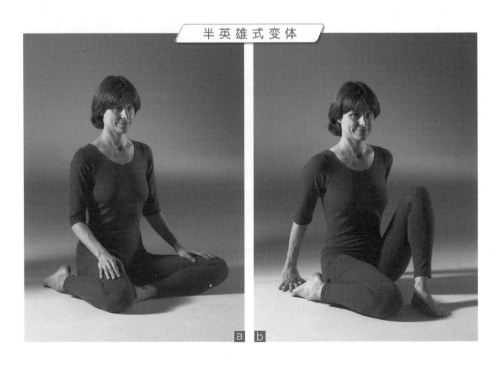

半英雄式变体

a　b

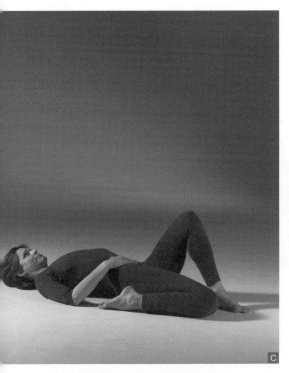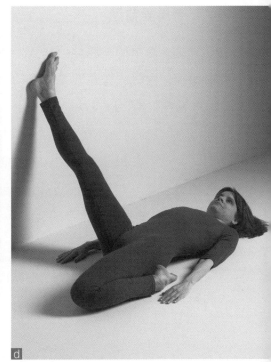

c d

时下压右膝，之后立即将骨盆放落回地面，以手肘支撑身体后仰。要保证这个过程没有给膝盖造成压力。最终，让身体躺平，之后再次调整骨盆与下背部，并拉伸大腿上方。双手放在腹部上，身心来到当下，保持呼吸。当你准备好了，以手臂支撑身体慢慢起来。换另一侧重复。

　　d. 在仰躺式变体中，可以通过将一只脚踩在墙上来深化拉伸，这将使骨盆向下沉压，并充分拉伸大腿前侧。坐立在墙边，使右髋与肩膀离墙壁几个脚掌的距离，屈左膝，左脚背放在左髋旁边，右膝抬起，右脚踩在地板上。再根据前面的方法使自己慢慢仰躺下来。然后，伸直右腿，将右脚踩在墙上，轻轻地朝墙踩踏。左膝压向地板并拉伸左大腿。往上、下或头部的方向来调整右脚在墙上的位置，探索大腿和骨盆处的拉伸感。如果需要，重新调整与墙壁的位置，使拉伸更有效也更舒适。结束体式时，先放下右脚踩回到地板上，然后慢慢回到坐立位置。换另一侧重复。

简易坐前屈

这个简单的前屈会拉伸到梨状肌以及髋关节外旋肌。这些肌肉常常很僵硬，并可能导致髋关节运动限制以及坐骨神经痛。这个体式也可以拉伸背部肌肉，以及从尾骨到头骨整条脊柱的肌肉。

a. 以简易坐坐在地板上（可以在臀部下方垫一个垫子，以支撑下背部）。双手在背部交握，从头顶向上拉伸整条脊柱。骨盆保持稳定，不要抬离地面。从髋关节处前屈，延展胸部，使之在腿的上方。继续前屈，保持背部平直，直到将腹部、肩膀和头依次落向地板。手臂可以向前伸直，也可以继续交握在背后。在体式上保持专注与呼吸。吸气，使背部扩张，呼气，放松，更深地向地板下沉。结束体式时，依次抬起头、肩膀、下背部，回到直立位置。

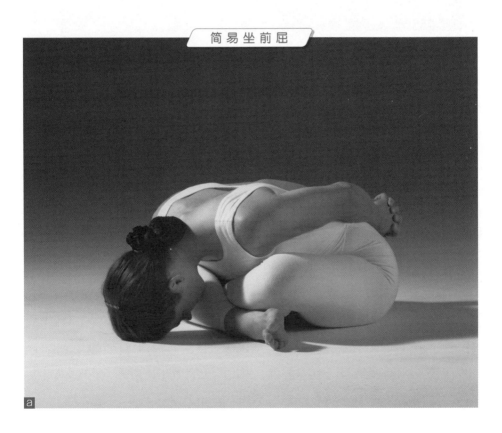

简 易 坐 前 屈

a

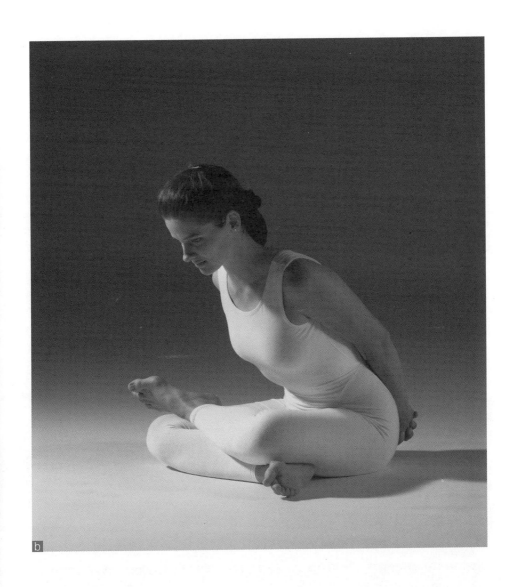

b. 若想进一步深化拉伸，可以重置双腿盘坐的姿势。屈右膝，右小腿置于体前。屈左腿置于右腿之上，使得左膝刚好落在右脚上方，左脚踝的外侧落在右小腿或膝盖上。调整双腿使之稳定，骨盆稳坐于地面，伸展整条脊柱。与前面一样，双手在背后交握，前屈（同样地，保持双手在背部或向前方伸展）。注意随着你在这两个体位上前屈的深入，耻骨会朝地面方向倾斜，骶骨则会向后、向远离地板的方向拉伸，腹部压向大腿。放松，全然沉浸在体式中。交换双腿重复。

仰卧双角拉伸

这个被动的拉伸会扩大髋关节的灵活度，拉伸腘绳肌和大腿内收肌。

a. 仰卧，屈双膝，抬起双腿，使之靠向胸部。手臂沿双腿外侧向上伸展，双手抓握足弓处或者抓脚趾。脚掌心朝向天花板，小腿垂直于地板。然后拉紧双脚，膝盖朝躯干两边下压。随着膝盖被拉向身体，下背部和骶骨也被推向地板。保持脊柱直立，感受髋关节深入地放松。

b. 若要进一步强化拉伸，双手改抓脚趾（或者抓握小腿或大腿）。现在，慢慢地伸直膝盖，向两侧打开双腿，双手拉住脚趾。再次将下背部和骶骨推向地板。保持5~10个呼吸，释放大腿内侧的抗力。然后将双腿带回，屈膝，结束体式。

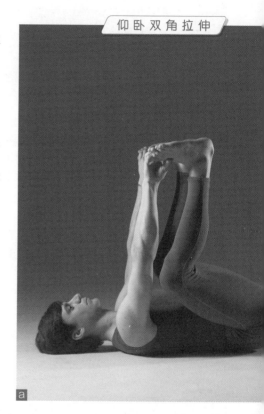

仰卧双角拉伸

a

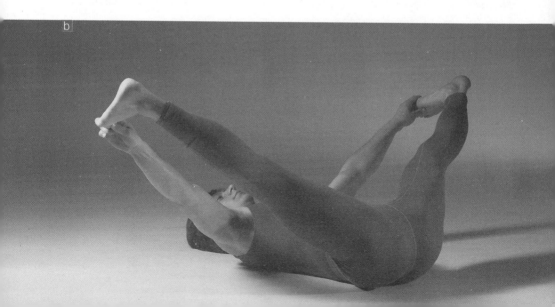

b

髋式

这是一组适合于每个人的深度拉伸方法。它们利用重力和双腿的重量拉伸大腿内侧与腹股沟，在每一种变体上，都要放松并将骨盆的重量向地面释放。

a. 俯卧，下巴落地（或将前额落在交叉的小臂上）。屈膝，将膝盖尽可能向两侧打开，脚掌相对。在不抬起骨盆，也不改变双膝位置的前提下，放松大腿内侧以及髋关节周围的肌肉。双脚朝地面放低，并保持脚掌相对。在体式中深入地放松并呼吸，允许双腿的重量轻柔地将大腿内侧和腹股沟打开。

b. 接下来，轻微加深双膝弯曲的幅度，使一个脚踝在另一个脚踝的

髋式

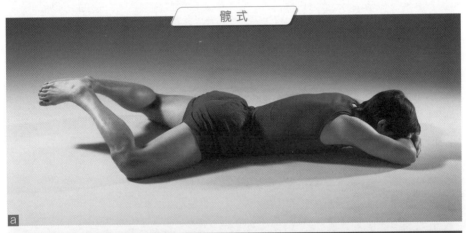

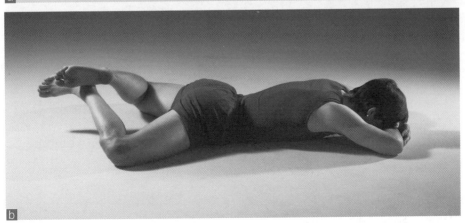

上方。再一次释放藏于髋关节、腹股沟和骨盆内的紧张感。关注拉伸的强度。然后交换脚踝交叉的方向。在每一侧停留让你觉得舒适的时长。

c. 最后，再次让双脚回到脚掌相对的位置，双手掌放在双肩下方的地板上。如同在眼镜蛇式上那样（见054页），将头部与胸腔抬起。然后，慢慢地伸直手臂，躯干继续向上、向后弯，拉长脊柱和身体前侧。保持双肩和肩胛骨下沉，脚掌相对。骨盆离地，悬于双膝之间。放松两侧的腹股沟，使之变得柔软，允许重力温和地打开骨盆并将其推向地板。保持在这个姿势上，释放抗力，平顺地呼吸，当你准备好了，屈手臂，将身体落回到地面。

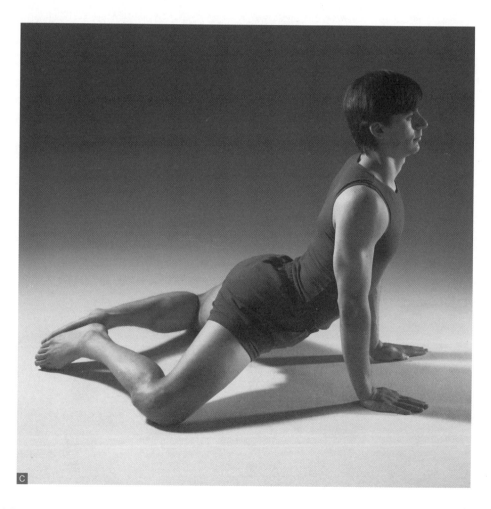

蛙式（Mandukasana）

a. 蛙式会拉伸到股四头肌以及大腿内侧和腹股沟处的肌肉。你也可以从这个体式进入到开髋式。跪立，膝盖向两侧打开，左右大脚趾触碰在一起，臀部坐在脚跟之间（如果需要，可以在髋下面垫上垫子，以减少膝盖的压力）。从骨盆到头顶延长整条脊柱。保持专注及呼吸的平顺，感受大腿内侧和腹股沟的拉伸，让坐骨沉向地面。

b. 接下来，保持小腿不动，抬离骨盆，身体前倾，双手撑地。双手向前移动，脚掌相对，骨盆向前、向下沉，进入前面髋式的 c（见202）。同前，旋肩向下、向后沉；头、颈向上延展，远离肩膀；提胸骨；后弯脊柱；骨盆沉向地板。保持在体式上，呼吸，放松腹股沟区域、大腿内侧和下腹部。

结束体式时，缓慢地抬起骨盆，双手向双腿方向移动，回到蛙式。然后将膝盖并拢，向一侧坐起，结束体式。

蛙式

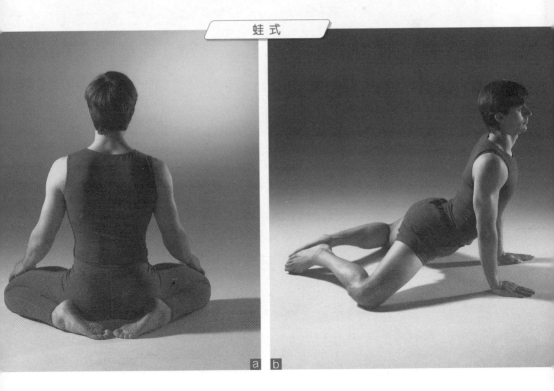

a b

束角式 / 蝴蝶式及其变体
（Baddha Konasana）

这些体式兼具开髋及前屈的效果，拉伸大腿内侧、腘绳肌以及髋关节旋转肌（位于臀部深处）。下背部须保持有力。让觉知在骨盆及大腿内侧流动，特别注意要释放髋关节内的紧张感。

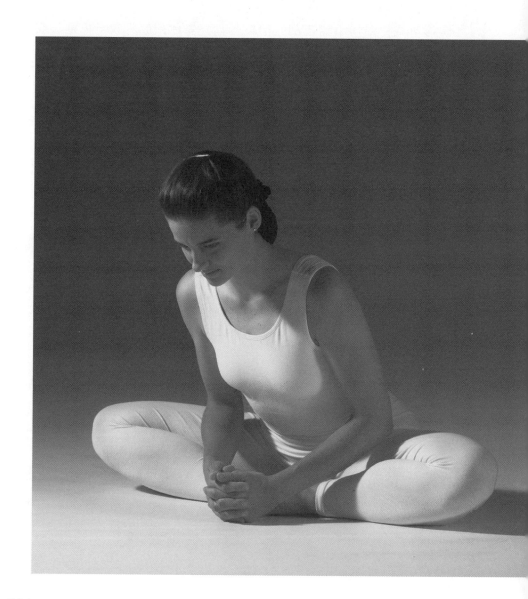

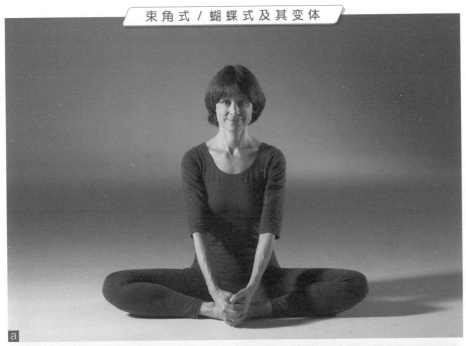

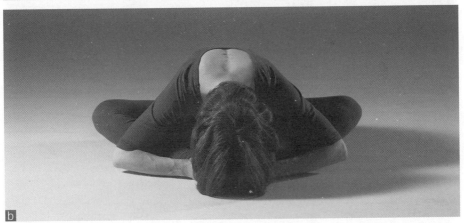

a. 坐在地板上（或者坐在垫子上，避免下背部拱起）。脚掌相对，脚跟拉向骨盆。双手抓脚，膝盖向两侧打开，沉向地板。然后立直下背部，从头顶向上延展身体，坐骨稳坐于地板。全然沉浸在体式中，平顺地呼吸，一点点释放内在抗力，让双膝自然地向地面方向下降。

b. 若要深化拉伸，保持下背部直立，自髋关节前屈，重心向坐骨前侧转移，腹部向前朝双脚和大腿内侧倒落。如果你很柔软，可以将头落在地面上；不然，就让自己停留在舒适的拉伸位置上，深入地呼吸，感受腹部和肋骨边缘随呼吸起伏。

c. 为进一步探索前屈以及它对于背部、双腿、臀部的拉伸作用，将身体回到中正位，并将双脚向前移动 15~30 厘米。然后，双手抓脚，再次向前延展，拉长脊柱，自髋关节向前屈。保持脚掌相对，停留在体式上，自然呼吸。然后抬起上身，重复这一系列动作，将双脚再向前移动几厘米，按照以上步骤前屈。注意在双脚位置改变时拉伸区域的变化。最终将双脚移动到能够保持脚掌相对的最远处。面部朝向脚跟内侧的地板上。（如果你非常柔软，就将额头落在地板上。）在你感觉到最舒适的前屈幅度上保持，让呼吸平顺。然后依次抬起头、肩膀、下背部，结束体式。

d. 束角式 / 蝴蝶式对很多学生来说都比较困难，因为大腿内侧较紧。拉伸这些肌肉的一个好办法，是背靠墙坐在地板上，让骨盆后侧与脊柱根部尽可能贴近墙面，并从头顶向上延长身体。屈膝，双手握住脚，膝盖沉向地板。用手掌从腹股沟到膝盖用力按摩大腿内侧。最后，在你的能力范围内，小心地将大腿和膝盖向地板方向推动。保持在体式中，呼吸平顺均匀，感受呼吸在整个身体里流动。如果你愿意，也可以自髋关节向前屈，进一步深化拉伸。

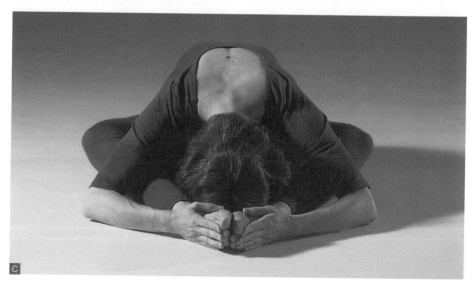

C

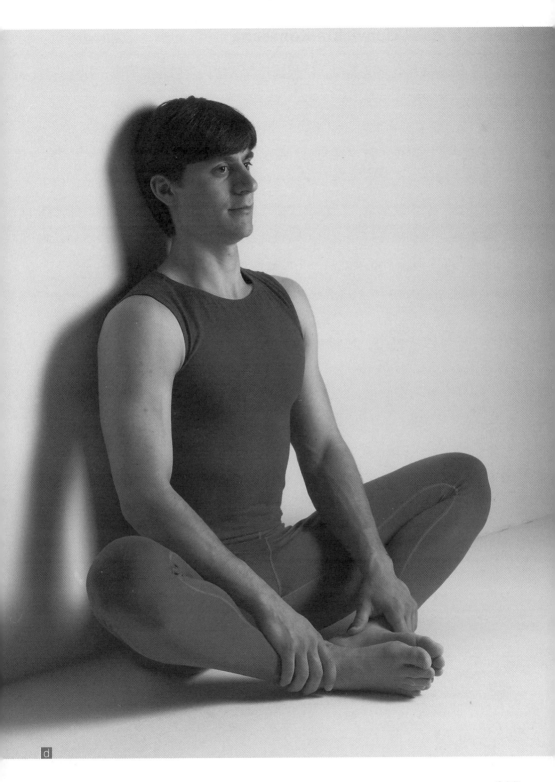

坐角式（Upavishta Konasana）

坐角式与束角式类似。它也会拉伸大腿内收肌和腘绳肌，并打开腿后侧与下背部。

a. 坐立在地板上，双腿向前伸直（如果需要，可以在臀部下方垫一个垫子，以避免下背部拱起）。双腿向两侧打开，保持伸直，两条腿与身体中轴形成的角度相等。膝盖与脚趾朝正上方，膝盖后侧压地。接下来进行一个快速的调整：双手放在两臀后侧的地板上，提起骨盆使之抬离地板，让双腿再打开一点，调整骨盆的平衡，立直下背部。然后，将骨盆落回，让坐骨扎实地落座于地板，双手放在腿上。

坐角式

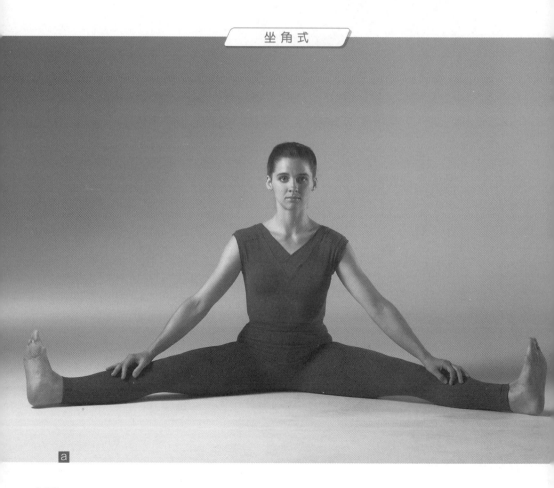

a

208

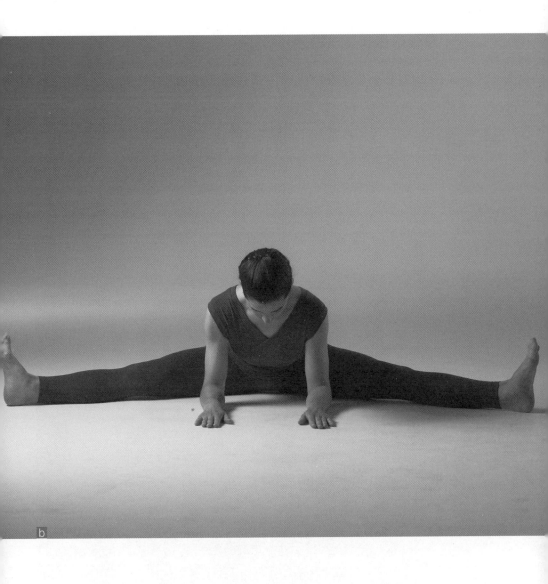

b

b. 接下来，将双手放在双腿之间的地板上。立直下背部，自髋关节前屈，手臂随之向前移动。上身向前伸展的过程中，保持脚趾与膝盖骨始终朝向天花板。停留在你舒适的拉伸点上，呼吸，专注于当下。让腹部柔软，腿后侧一直到脚跟充分地拉伸，同时保持下背部紧实有力。感受在骨盆前倾的过程中骶骨翘起，耻骨被拉向大腿之间。保持几个呼吸，释放内在抗力，并感受在体式中不断深入。然后缓慢地松开体式，将双腿收拢带回。

双腿内侧靠墙拉伸

这个拉伸与坐角式非常相似，但它更适合于那些下背部、大腿内侧非常僵紧，以及坐立时向两侧伸直双腿感到困难的人群。

在这个体式上，脊柱和下背部在地板上支撑身体，利用重力的作用打开双腿并轻柔地拉伸大腿内收肌。

a. 侧身坐在地板上，让一侧的髋和肩靠墙，双手放在体后的地板上。

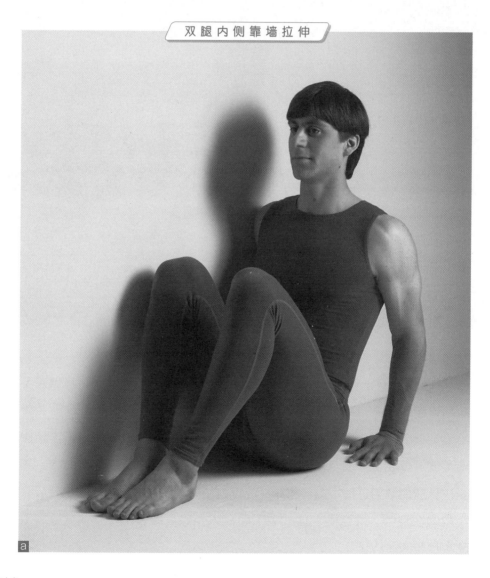

双腿内侧靠墙拉伸

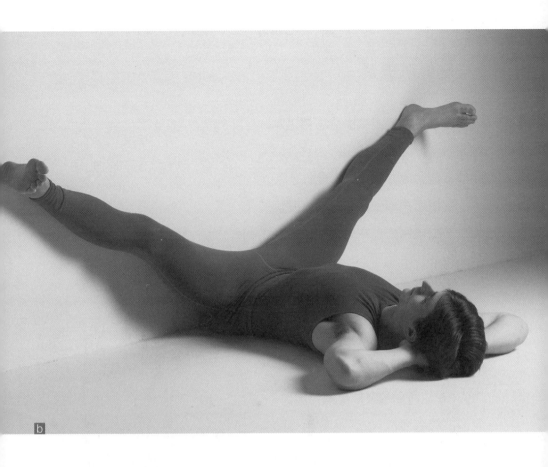

b

b. 身体后倾，双膝靠向胸腔并抬起双脚。转身躺卧在地板上，尾骨靠墙，头顶远离墙壁。向上伸直双腿靠在墙上，背部贴靠地板。十指交叉枕在脑后，手肘向两侧打开。然后将双腿沿墙壁向两侧分开。放松，在重力的作用下让双腿自然下落，感受大腿内侧的拉伸。不要让下背部和膝盖承受压力，如果感到不舒服，就微微屈膝。如果想让拉伸更主动些，就拉长脊柱，将尾骨推向墙壁，脚跟向两侧蹬，拉伸腿后侧。过程中要保持膝盖和脚跟紧贴墙壁，同时不要转动腿的方向。专注在体式中，呼吸，随着练习次数的增加，逐步延长保持时长，感受更为深入的放松。

结束体式时，将双腿沿墙壁收拢，屈膝，膝盖向胸部收回，脚掌踩在墙上。放松，让双腿和下背部休息，并释放膝盖内侧的压力。最后，身体向一侧倒落，起身。

腘绳肌僵紧

腘绳肌僵紧是很多立志精进的练习者所面临的困扰，因为它会限制很多哈达瑜伽体式的完成。

这些肌肉起于坐骨，沿大腿后侧止于膝盖窝处。在站姿中，如果从髋关节开始前屈，并保持膝盖伸直、背部平直，就会拉伸到这些肌肉。如果它们很紧，下背部通常就会用拱背来形成补偿作用。僵紧的腘绳肌还会引发骨盆与脊柱的结构性失衡，从而导致背部疼痛与虚弱。

腘绳肌通常与位于大腿前侧的股四头肌一同协作。如果腘绳肌太紧，启动及强化股四头肌的体式也要列为常规练习的一部分。当拉伸腘绳肌的时候，尝试向上提拉膝盖，收紧股四头肌，这样能使拉伸更充分，也更容易。

这些初阶系列和进阶系列的拉伸练习是作用于腘绳肌的，它们也会为后面难度系数更高的拉伸做准备，如右图所示。

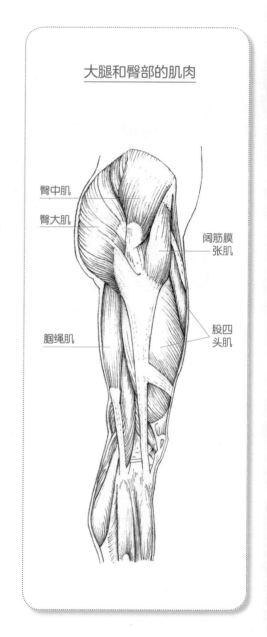

大腿和臀部的肌肉

臀中肌

臀大肌

阔筋膜张肌

腘绳肌

股四头肌

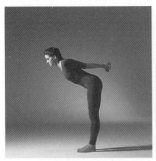
站立前屈伸展

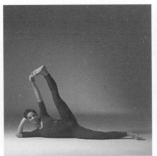
毗湿奴式

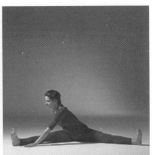
坐立前屈伸展·搅乳式

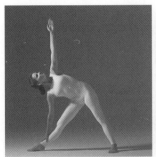
三角式

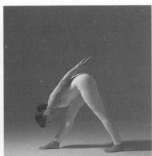
加强侧伸展

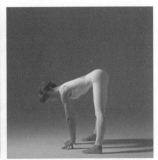
站立双角式前屈

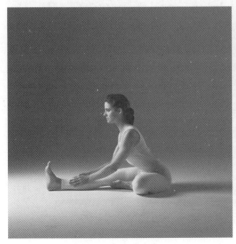
单腿头到膝式

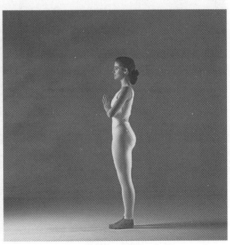
拜日式

强化腘绳肌的补充体式

单腿上举拉伸（辅助带）

这对关节不太灵活以及过度灵活的学生来说都是一个绝佳的练习，因为在这个体式上，下背部由地板支撑，拉伸效果会更集中在腿后侧。

a. 仰卧，屈右膝靠向胸部，将一条带子（腰带或者旧领带也可以）套在前脚掌上。

b. 慢慢伸直膝盖。启动股四头肌，提拉膝盖，脚跟向上蹬出。在腿伸直的过程中，要保持肩膀后侧始终贴在地板上，下背部没有拱起。保持在体式上，呼吸，放松并拉伸右腿后侧。

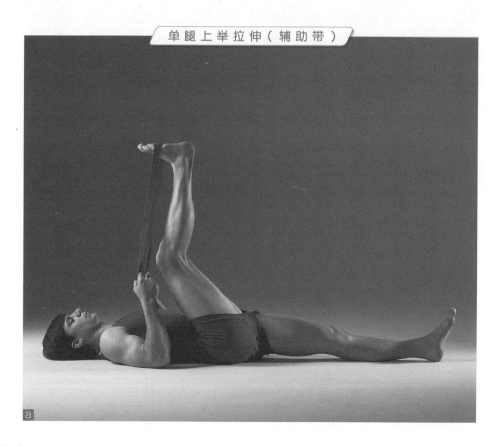

单腿上举拉伸（辅助带）

a

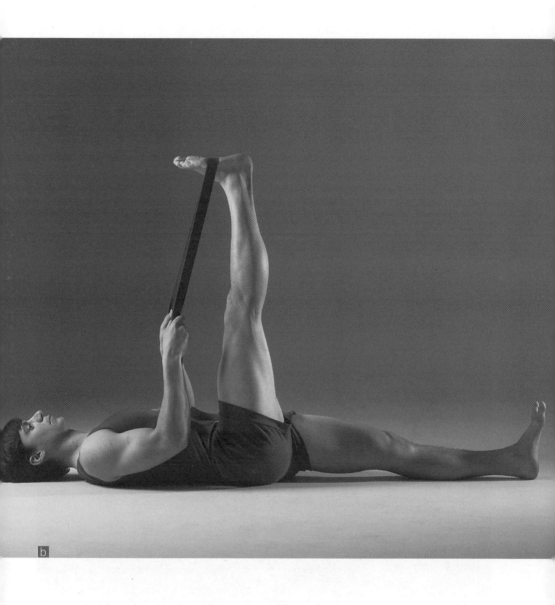

b

　　若要强化拉伸效果，则将脚拉过头顶，并保持腿伸直。稳定骨盆，伸展下方的腿，身体紧贴地面。另一种做法是，让下方的腿屈膝，脚踩在地面上，下背部贴合地面。

　　无论哪种做法，如果膝盖后侧有任何不适或过度伸展的状况，就微微屈膝，将拉伸点转移到大腿后侧。专注在体式中，释放内在抗力，让拉伸感不断深入。然后松开体式，换另一侧重复。

腘绳肌拉伸（用椅子做辅具）

这是一个简单有效的拉伸练习，可以随时随地进行。

左脚跟放在椅子上，伸直左腿，将双手放在左大腿上。保持脊柱直立，右脚踩地，脚尖朝向正前方。提拉膝盖，启动两侧的股四头肌。不要过度拉伸膝盖后侧。现在，从髋关节向前屈，小心不要拱起下背部。双手沿左腿（左腿保持伸直）向下滑动，一直到你感觉舒适的拉伸位置。保持在体式上，呼吸，释放内在抗力。在整个过程中，保持上背部直立，肩膀向下远离耳朵。逐渐延长保持时间，同时确保没有过度拉伸膝盖。慢慢松开体式，换另一侧重复。

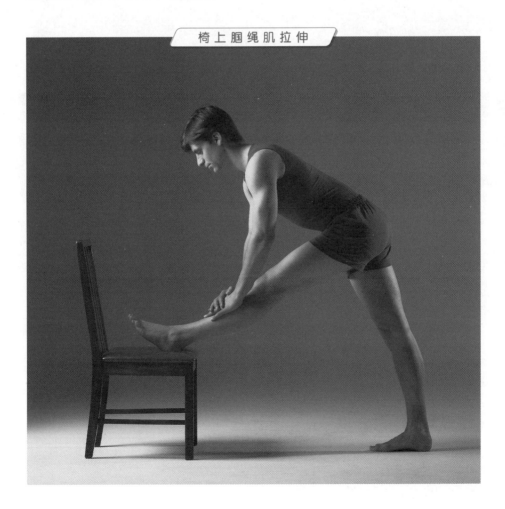

椅上腘绳肌拉伸

站立前屈变体（Uttanasana）

站立前屈系列可以打开并拉伸背部以及双腿后侧，同时也能镇定、平静内心。

a. 站立，双脚打开与髋同宽，双手放在臀部上。保持下背部平直，呼气，自髋关节前屈，双手沿大腿后侧向下滑动。然后屈膝，再一次呼气，用手臂帮助身体靠近大腿（始终保持背部平直，并与头部在一条线上）。在体式上保持并呼吸。

b. 接着，头部和颈部向下移动，双手下滑至小腿肚或脚踝处。用手臂的助力让上身尽可能地靠近腿，慢慢伸直膝盖，骨盆前倾，坐骨上提。不要过度拉伸下背部，将身体重心均匀地分布在双脚前掌和脚跟。在体式上保持并呼吸，专注在拉伸的感受上。

站 立 前 屈 变 体

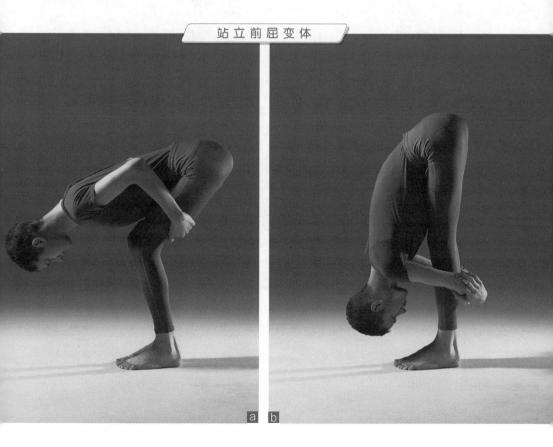

a b

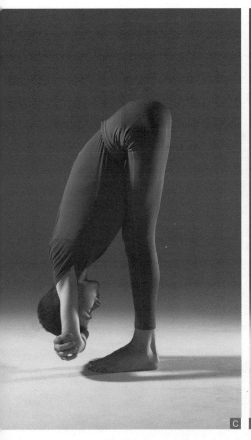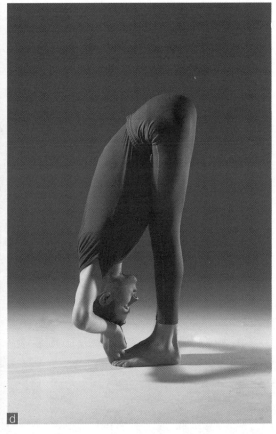

c d

　　c. 双手放开双腿，改为双臂交叠，从肩膀向下自然垂悬。这样做会使身体稍微远离双腿。启动股四头肌，向上提拉膝盖，并拉伸腿后侧。骨盆前倾，坐骨上提并向两侧打开，下背部得到拉伸。若进一步深化体式，可以尝试先屈膝，之后再伸直，运用腘绳肌短暂放松的机会，来增加下背部向下延伸的空间。

　　d. 最后，双手抓住腿后侧、脚踝或大脚趾，将上身再一次轻柔地拉向双腿。保持并呼吸，专注在体式中。当你准备好结束体式，屈膝，依次抬起头部、颈部与上半身。让下背部保持平直，起身回到站姿起点。为了缓解此体式带来的背部紧张感，可以紧接着做婴儿式（137页）或者温和的后弯体式，比如动态桥式（069页）来平衡。

e. 站立前屈对于背部或许有些挑战，如果是这样的话，前屈时可以试着用椅子当作辅具支撑。站的距离足够让手臂和身体伸展，同时双脚能够伸直。握住椅子来支撑身体的重量，在前屈向下时，一点点地拉长脊柱。像之前那样，膝盖向上提拉、骨盆前倾、坐骨提起。专注在双腿后侧，轻柔地舒展背部。

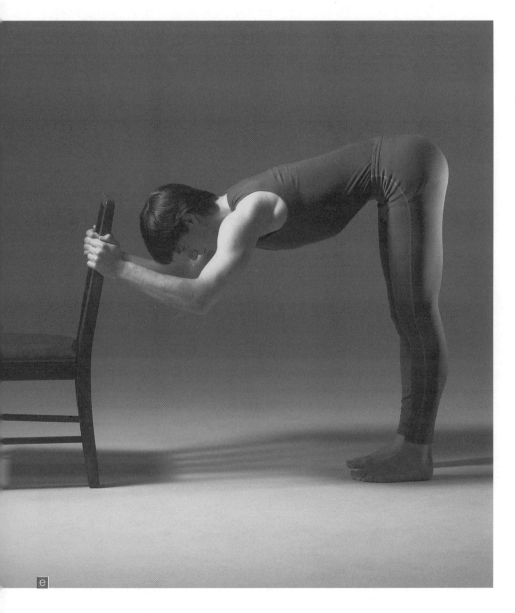

单腿头到膝（双腿交叉变体）

在这个变体中，将一条腿放在另一侧的大腿上，上方腿的重量会将下方大腿的后侧向地面推压，从而强化拉伸。

坐立，双腿向前伸出（如果需要的话，可以在臀部下方垫一个垫子，以防下背部拱起）。屈右膝，将右脚踝放在左大腿上，刚好在膝盖上方。（踝骨与大腿交叉。）向外打开右髋，将右膝放低，使之与地面平行。坐骨扎实地落在地板上，立直下背部，拉长左腿后侧。呼气，自髋关节前屈，进一步延长脊柱，使身体在左腿上方向前延伸。不要过度拉伸两侧膝盖。双手可以放在弯曲的右腿上，也可以沿着左腿向前滑动。在体式中保持，平顺均匀地呼吸，专注在拉伸的感受上。当你准备好了，缓慢地松开体式，回到直立坐姿。换另一侧重复。

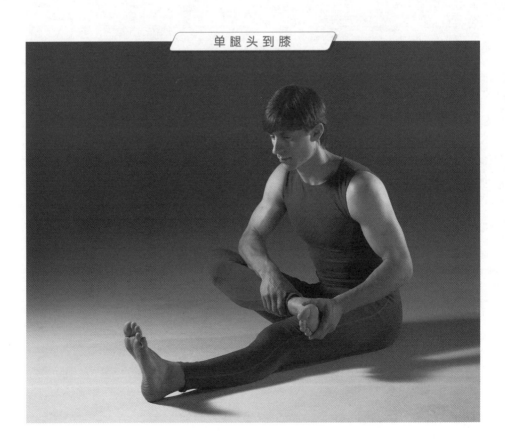

单腿头到膝

下背部疼痛问题

下背部是自骨盆和大腿向下的肌肉群与自上背部到头部向上的肌肉群交汇之处。这些肌肉群也横跨了第十二根肋骨到骨盆之间的部分，可以稳定或活动下背部，保护腹部脏器，适中调控前屈幅度，并辅助完成后弯及侧弯。

竖脊肌的最外层自骨盆一直延伸至颈部，中间一层连接了脊柱的多个节段，最深层则负责连接临近的椎骨。

竖脊肌对情绪压力非常敏感，这种压力常常会显现为下背部疼痛。平衡的瑜伽体位法练习，可加强背部的力量和柔韧性，使脊柱能够更好地扭转、弯曲、拉长以及旋转。同样重要的是，强壮的下背部也是良好体态的基础。

许多下背部问题都源自髋关节、双腿、腹部肌肉不平衡所导致的身体结构歪斜不正，因此在下背部问题的理疗中，也需要顾及这些部位，而自颈部到骨盆的竖脊肌尤其需要特别关注。

有些体式会锻炼到背部深层

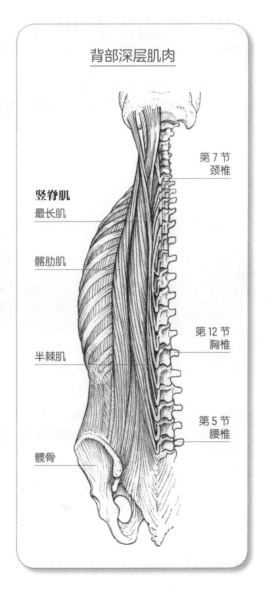

背部深层肌肉

第7节
颈椎

竖脊肌
最长肌

髂肋肌

第12节
胸椎

半棘肌

第5节
腰椎

髋骨

的肌肉群，特别是眼镜蛇式、蝗虫式、猫式以及手杖式。对于缓解下背部紧张感，初阶体位法和进阶体位法中的一些体式是非常重要的。本页列举的体式通过强健和拉伸大腿、骨盆、腹部与上背部的肌肉群，从而起到稳定骨盆与下背部的作用。

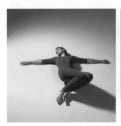

仰卧扭转

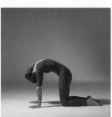

猫式

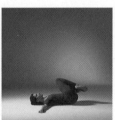

钟摆运动

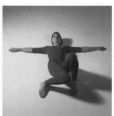

向内扭转

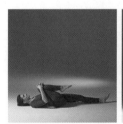

祛风式

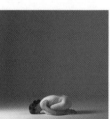

婴儿式

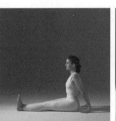

手杖式

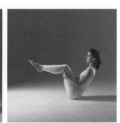

坐立船式

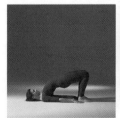

动态桥式

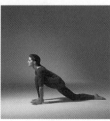

弓步式

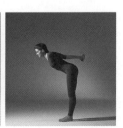

站立前屈式

强健下背部的补充体式

仰卧扭转

仰卧扭转系列拉伸整条脊柱，特别会拉伸到下背部的肌肉。这个系列有许多变体，以下这个动作则更强调双腿、大腿内侧以及脊柱下半段的拉伸。

仰卧，屈膝，双脚踩在靠近骨盆的地板上。手臂自肩膀向两侧水平伸出，掌心朝下。双腿交叉，左大腿置于右大腿上，双腿紧紧地缠绕在一起（如果可能的话，左脚趾勾住右小腿）。现在，将骨盆暂时抬离地面，右髋向身体下方中心移动。落骨盆，向右侧扭转，缠绕的双腿放松地倒落向地板。

如果你足够柔软，便可以同时保持双腿、左肩、左臂均贴落在地板上。然而对大部分人来说，这个体式会随着大量的练习而变化，扭转的重点可以交替选择躯干下半段（保持肩膀和手臂紧贴地板不动），或者躯干上半段（开始时允许肩膀和手臂离地，再将其推向地板）。无论你选择哪一种方法，在体式中保持专注，进行深入的腹式呼吸。当你准备好了，将身体带回到中正位置，换另一侧重复。

仰卧扭转

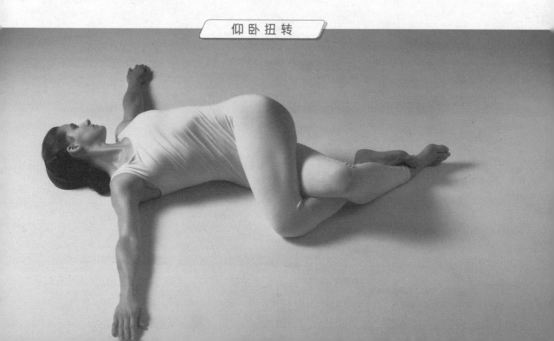

蝗虫式变体（Shalabhasana）

身体两侧肌肉的结实度、力量和柔韧性很少是完全相同的，这种情况不仅发生在骨盆和下背部，也会发生于双臂和双腿。蝗虫式的这些变体会帮助恢复骨盆深层肌肉的平衡，并重新调整骶髂关节的平衡。它们会强化下背部和臀部的肌肉力量；快速缓解一些简单的腰背不适，并防止下背部问题的恶化。

a. 俯卧，下巴落地，双脚并拢。手臂放在身体两侧，掌心向下。屈右膝，勾起脚踝，脚掌心朝上。呼气，抬起右大腿，右脚推向天花板。抬起右腿后，就将觉知带到左侧身体，放松下背部、臀部、左腿，并保证骨盆与地面接触。而身体右侧的肌肉则是收紧的，这样一来，右腿可能无法抬得像一开始那样高。为了使这个体式的效果达到最大化，将右腿调整到合适的新高度，并伴随呼吸仔细觉知身体两侧的区别。最后，放下右腿，觉知身体左侧遗留的任何紧张感。放松地进行 3 个呼吸，再换另一侧重复。

b. 现在屈双膝。收紧臀部，将下腹部推向地板。呼气，抬起双大腿同时离开地板，保持下巴落地，双脚掌水平。膝盖与髋在一条直线上。脚尖引领双脚的内沿与外沿均等地向上伸展。保持 3 个呼吸，然后轻柔地落回地板。再重复 2 次。用一面镜子，或者让朋友帮忙观察双脚，纠正脚趾容易向外翻、一条腿高过另一条腿或双脚倾斜的情况。

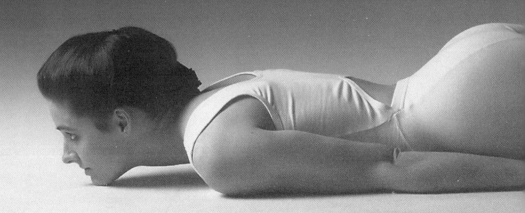

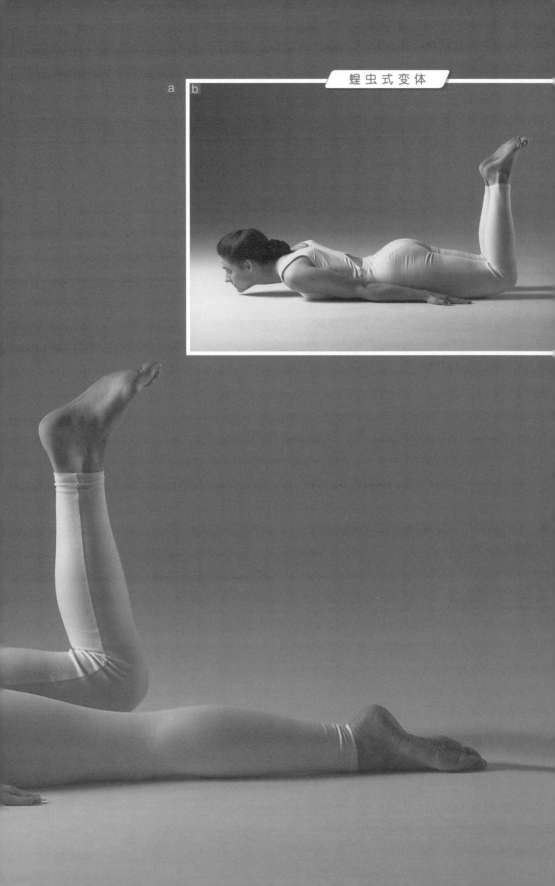

a b

深蹲式变体

深蹲式对于拉伸与释放下背部紧张是非常有效的，同时它也可以增强脚踝和膝盖的弹性，缓解双腿疲劳，提升髋关节的灵活性，按摩腹部脏器。

a. 站立，双脚平行，打开略宽于髋（这个距离会使动作容易一些，双脚距离越近动作就越难）。屈膝，将骨盆坐向地板，进入深蹲式。如果必要，可以提起脚跟来保持平衡，但确保双脚在一条线上。如果双膝感到有压力，检查双脚的相对位置，并调整身体重心分布。脚跟与尾骨向下沉，同时躯干向上向前延伸。如果你可以始终保持脚跟着地，那么将双膝向两侧打开，手臂在双腿之间，双手放在地板上。保持在这里，呼吸。

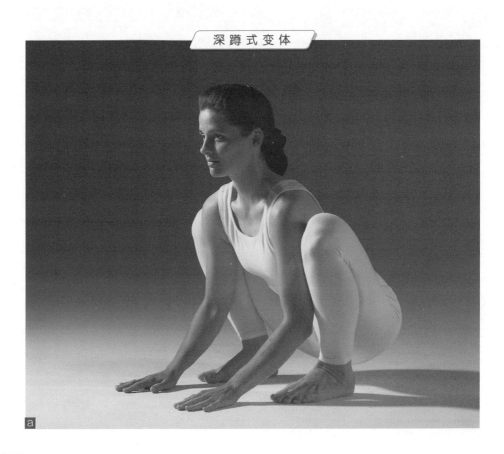

深蹲式变体

b. 如果你在这个姿势上感到不舒服，或者脚跟无法落地，尝试下面两种变体。将一个折叠的毯子或垫子放在脚跟下。脚跟落在支撑物上，打开膝盖，双脚指向正前方。自髋关节折叠身体，下背部保持平展，在双大腿之间向前伸展上身。保持在这里，并呼吸，在体式中深入地放松。另一种在体式中放下脚跟的方法是打开膝盖，靠在一个稳定的支撑物（低矮的壁架、栏杆或者重家具的一角）上。运用支撑物来平衡脚跟向下踩落的过程中，身体要摔倒的倾向。一旦在体式中稳定下来，拉长、拉直脊柱，将上身放低至双腿之间，继续利用支撑物维持身体的平衡。停留在这个姿势上，呼吸。

c. 如果你可以做到双脚掌放平在地板上，那么可以继续挑战自己，让双脚靠近彼此。在移动双脚的过程中，可迅速提脚跟，让脚前掌支撑身体，打开大腿，上身向前、向下压。然后将脚跟放落回地板上。可以的话，将腋窝置于双膝内侧，手肘向两侧打开，双手抓脚踝外侧。如果可以，放低头部，尾骨指向地面。

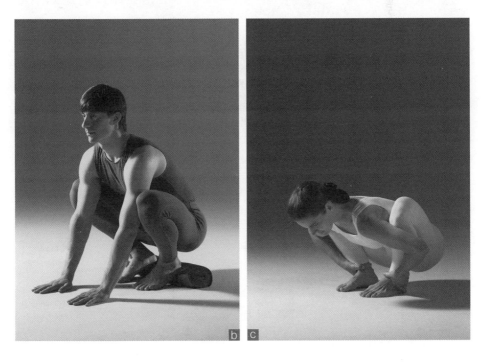

b　c

腹肌与臀屈肌虚弱

在腹部，有三层肌肉像束腹带一样从前到后、从肋骨到骨盆环绕着它。它们在排便、生育，有时在呼吸中会起到帮助腹部收缩的作用。它们支撑并保护腹部脏器，通过抵抗下背部过度前倾的姿势来保持良好的体态。在这些肌肉层中位于身体前侧的是两条平行的肌肉带，它们从耻骨一直向上延伸到胸骨。这些强壮的肌肉是脊柱重要的屈肌，它们使脊柱能够向前弯曲。除此以外，正如我们已经了解到的，髂腰肌会作用于髋关节的屈伸。

强健而柔韧的腹肌是瑜伽练习有所成效的基础。强化腹肌和脏器还会带来很多好处，例如提升消化与排泄能力，消除下背部疼痛，缓解痛经与其他月经不调的问题，提升整体身心能量和活力。有许多练习可以作用于腹肌和臀屈肌。双腿上举会强化臀屈肌，臀屈肌是大腿以下与躯干以上之间重要的连接；卷体运动则主要作用于腹肌。这两个都要做。火呼吸，火系列，以及相关的练习，不仅会强化所有的腹部肌肉，还能激活生命能量，使我们的身心更有活力。以下练习将为难度系数更高的臀屈肌和腹肌强化练习做准备。

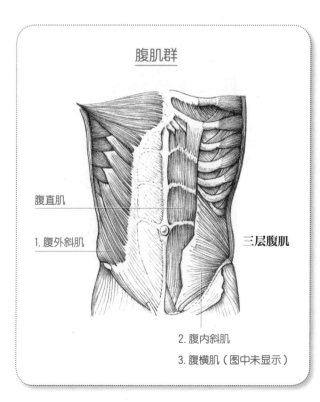

腹肌群

腹直肌

1. 腹外斜肌

三层腹肌

2. 腹内斜肌

3. 腹横肌（图中未显示）

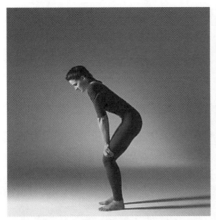

腹部挤压

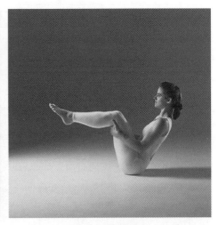

坐立船式

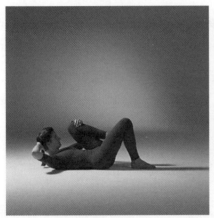

卷体运动

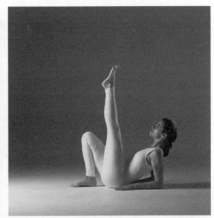

初阶火系列

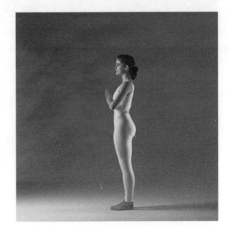

拜日式

强化腹部力量的补充体式

高阶火系列

这一组火系列是 7 个不同的双腿上举动作，难度系数不等，做的时候上身的重量由手肘支撑。贯穿这些练习的重点，是要在自己的能力范围内进行，在挑战身体时切忌过度用力。如果下背部会拱起，或在练习中、练习后感到虚弱，就要换难度系数低一点的变体来练习，或停止练习，先休息。每天有规律的短时重复性练习要好过偶尔一次长时间的练习，规律练习是增强力量的关键。

这个系列的体式基本的进入姿势是：坐在地板上，双腿向前伸出。身体后倾，手肘在肩膀的正下方支撑身体，小臂在身体两侧互相平行。手臂推压地板的同时打开胸腔，自头顶牵引脊柱延长。肩膀远离耳朵，下巴收向喉咙。面部与下颌放松，呼吸饱满而深入。专注在脐轮上。

a. 双腿上举。吸气，双腿抬离地面至 45 度角。然后呼气，双腿下落至贴近地面（但不着地）。抬高与下落均缓慢进行，重复 5 次以上。

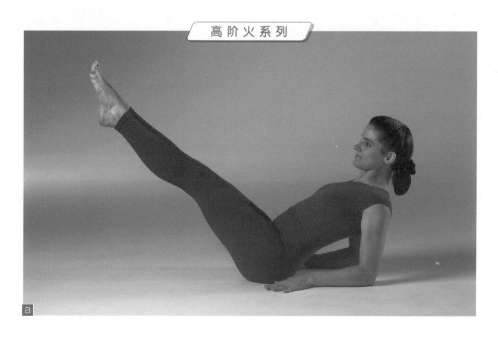

高阶火系列

b. **双腿继续上举**。吸气，抬高双腿至90度角，缓慢降低至20度角，然后再抬高至90度。重复5组，吸气时抬高，呼气时下落。

c. **垂直剪刀式**。将一条腿抬高至90度角，双腿在空中交叉，下降的一条腿靠近地面但不落地。动作要缓慢，保持双腿伸直，绷脚尖。

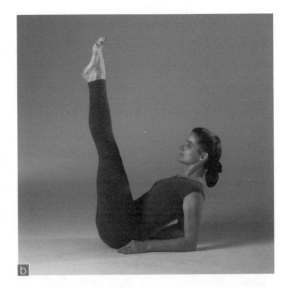

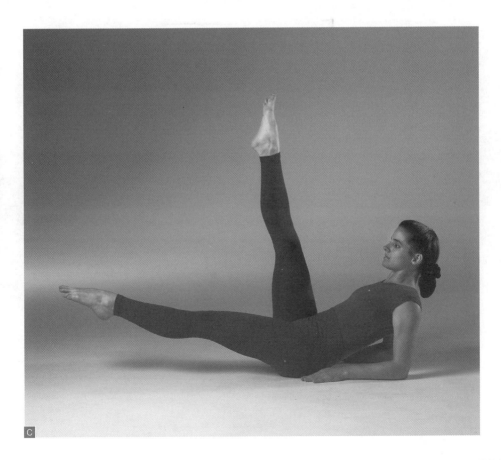

d. 水平剪刀式。双腿抬离地面约 20 度角，然后向两侧打开，一条腿在上一条腿在下，向中间收拢。重复 3~5 次后，换另一条腿在上。

e. 蹬自行车式。双腿抬离地面约 20 度角，交替地将一侧膝盖拉向胸腔，同时另一条腿向前推出。有意识地将拉回的腿向腹部靠拢，同时将伸出的腿尽可能向远送出。找到推拉式活塞运动的感觉。重复 5 次以上。

f. 双腿分开绕圈。双腿抬高至 90 度角，然后向两侧打开，向下绕圈，降低至离地面 20 度的高度。再向中间并拢，始终保持双腿离地，然后再向上举起至 90 度角。继续绕圈 5 轮。动作缓慢，感受髋关节处的旋转以及大腿内侧的肌肉运动。

反向运动。将双腿抬高至 20 度角，向两侧打开，向上绕圈至 90 度角后，并拢双腿，然后再降低到 20 度角。重复 5 组。

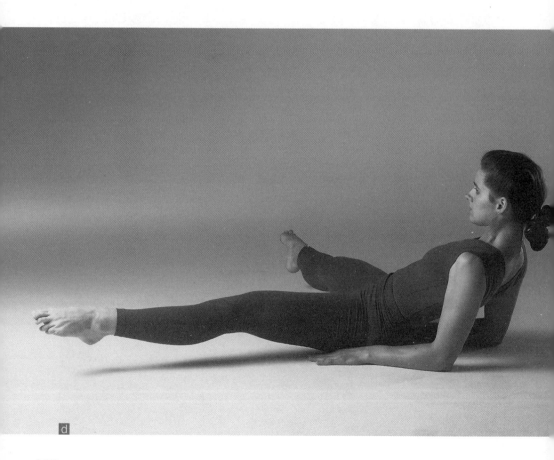

d

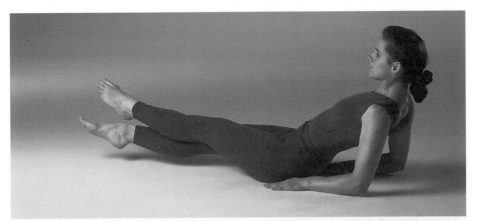

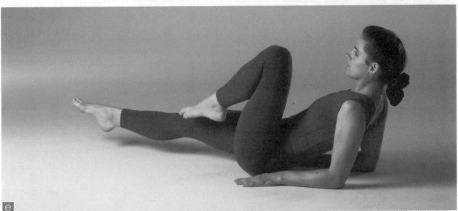

e

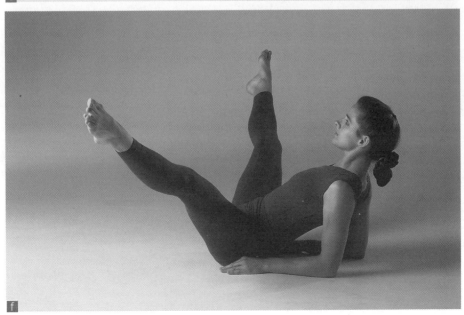

f

上举腿变体

这一组上举腿系列与火系列之间主要的区别是，上身要平躺在地板上。手臂可以有不同的位置，在身体两侧或垫在腰下是支撑力最强的位置。手指交叉枕在脑后，手肘向两侧展开的位置会让动作更有挑战性一些，但这个位置会帮助胸腔打开，并保持头、颈、肩的放松和稳定。最难的位置是将手臂伸展过头，放在地面上。

在所有上举腿系列动作中，都切忌引发疼痛与过度用力。先从让自己感到舒适的变体开始练起，逐渐增加重复的次数，之后再增加难度。在上举腿的过程中，下背部要紧贴地板，用腹肌稳定骨盆。保持肩膀和上背部全然的稳定与放松。让面部与下巴柔和，呼吸平顺，建立轻松自如的感受。下面的变体难度系数会逐渐增加。

a. 单腿上举，屈膝。仰卧，屈膝，双脚靠近骨盆踩在地面上。双手交握枕于脑后，手肘向两侧打开。吸气，抬起一侧膝盖，伸直腿，向天空伸展。呼气，屈膝，将脚落回到地面。每一侧重复 5 次或更多，每组重复之间脚只是轻轻点地。如果想增加难度，可在此基础上增加一个动作：在脚即将落地之前，再次伸直腿，于离地几寸的位置上让腿向前伸展，然后再次屈膝，回到起始位置。每一侧仍是重复 5 次以上，每组之间腿

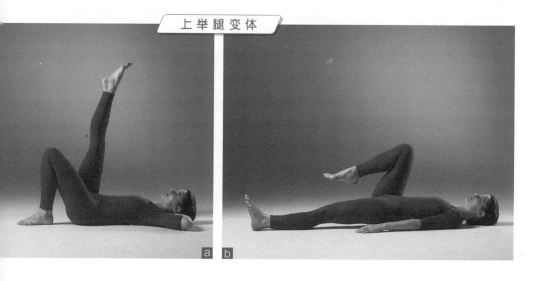

上举腿变体

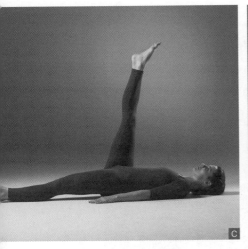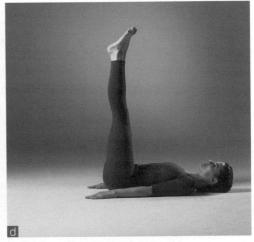

轻轻点地。

　　b．仰卧，双腿向前伸出。手臂放在身体两侧，掌心向下。吸气，一条腿屈膝并向胸部靠拢。呼气，伸直腿，向前伸展，再落回地面。每一侧重复 5 次或更多，每组重复之间腿轻轻点地。

　　c．单腿上举，直腿。双腿向前伸直。吸气，一条腿向上抬起，同时另一条腿向下推压地板做支撑。如果上举的那条腿因腘绳肌过紧限制了动作幅度，可以微微屈膝。呼气，落回腿，重复另一侧。每一侧重复 5 次以上。若要增加难度，可以同时抬起双腿至 90 度。然后一条腿下落至接近地板时再次抬起到 90 度。之后换腿。每一侧重复 5 次以上。

　　d．双腿上举。仰卧，立起双膝，双脚踩在靠近骨盆的地面上。吸气，抬起双膝，双腿向上伸直。呼气，屈膝，双脚落回到地面。重复 5 次以上，每组重复之间双脚只轻点地。经过一段时间的练习，可以增加难度：在双脚即将落回到地面之前，向前伸出双腿，使双腿在离地几寸高的位置上向前伸展；然后，再次屈膝，回到起始位置。重复 5 次以上，每组重复之间双脚轻轻点地。

　　接着，仰卧，双腿放在地面上。在这个变体中，保持双腿伸直，呼气举起，吸气落下。下背部紧贴地板以防肌肉损伤。保持动作的连续性，即双腿不在地板上停放，这要比每一次将双腿落回地板更难一些。举起和落下双腿的动作要缓慢、流畅并配合呼吸进行，保持双腿伸直成一条线，正如在站立山式上一样（119页）。重复5次以上。注意你是否倾向于用一条腿的力量带动另一条腿。通常来说，我们身体的一侧会比另一侧更强壮些，也会因此承受过多的压力。所以在练习双腿上举的同时，保留单腿上举的练习是有必要的。

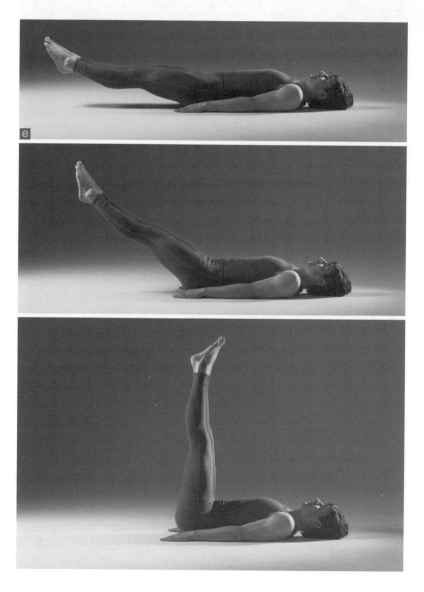

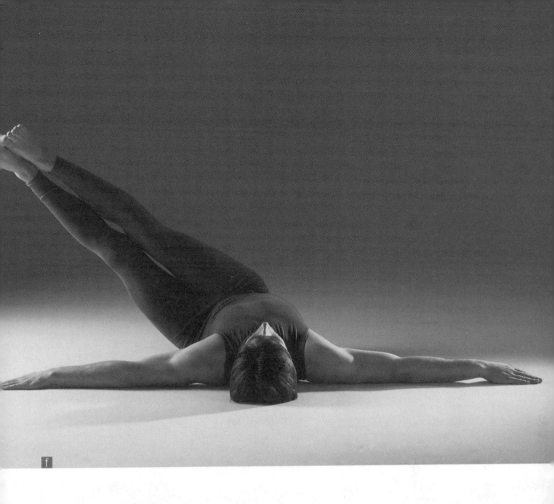

f

e. **高阶的双腿上举。**

呼气，双腿向上抬离地板约 20 度角，并保持 5~20 秒。提醒：保持双腿不动，而不是屏住呼吸！接着，抬双腿至 45 度角，并保持 5~20 秒。最后，将双腿抬起至 90 度角，再次保持 5~20 秒。然后吸气，将双腿落回到 45 度角，再到 20 度角，在每一个位置上都停留数秒。重复 5 次，需要的话在两组动作之间休息。

f. **双腿上举扭转。**双腿抬高至 90 度角。手臂放在地面上，可以向两侧平举，也可以伸展过头顶。膝盖与脚踝并拢，上身平贴于地板。呼气，伸直的双腿倒落向一侧，双脚向肩膀靠近。保持并呼吸，但不要将腿落到地板上。然后吸气，提起双腿回到中正位置。换另一侧重复。你也可以流畅地重复这组动作，不在任何一点上停留。切记不要用力过度。

坐立船式变体

这一组体式是强有力的。它们看起来似乎很简单，但一开始你最多能在一个动作上保持1次到2次呼吸。

a. 仰卧，立起双膝，双脚踩在靠近骨盆的地面上。手臂放在身体两侧，掌心向内朝向身体。下背部推压地板同时卷起头部和上身，眼睛看向肚脐。呼气，伸直左腿，使之抬离地面几寸高，并保持。在保持体式时，确保下背部紧贴地面。如果感到下背部吃力，松开腿回到屈膝的位置。左腿做完后，重复右腿。通过一段时间的持续练习，使每条腿的保持时长逐渐延长到1分钟左右。

b. 若想增加难度，可以使一条腿伸直，再让另一条腿抬离地面几寸高。

c. 最后，将双腿同时抬离地面几寸高。继续保持头离地，下背部紧贴地板。肩膀、喉咙、下巴与面部柔软放松。肚脐推向脊柱，下腹部保持紧实。确保下背部和地板之间没有可以放进手的空隙。

坐立船式变体

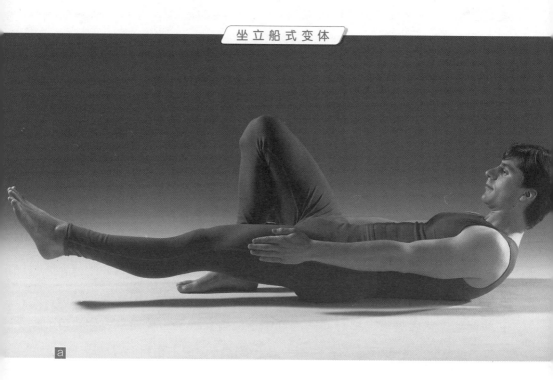

a

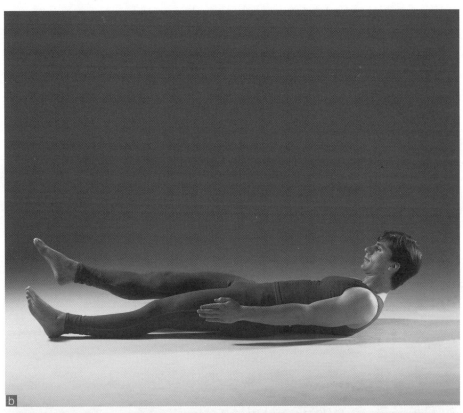

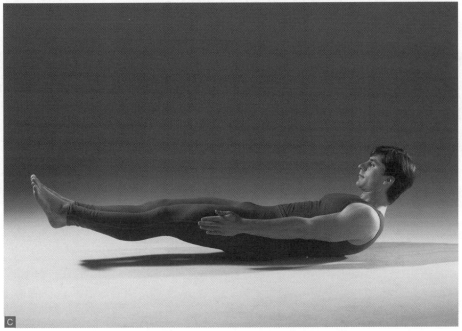

犁式到前屈

这个串联动作适用于背部肌肉相对强壮的练习者。它将上举腿与卷腹结合起来，能够强化所有的腹肌。

a. 开始时，仰卧在地板上，双腿向前伸直。手臂可以放在身体两侧，也可以伸展过头顶。

b. 呼气，举起双腿，随着双脚向头顶方向移动，下背部抬离地板。继续抬高骨盆，提起脊柱，双脚向头顶前方移动（双腿可以平行于地板，或用脚趾点地，即犁式）。有控制地进行整个动作，不要将双脚甩到头顶前方的地板上。

c. 接下来，吸气，缓慢地将脊柱、骨盆落回到地板，双腿再一次来到垂直于地面的位置。下背部紧贴地板，继续吸气，将双腿落回到地板上。

d. 呼气，举手臂，抬头，卷身回坐姿，上身从大腿上方延伸出去，来到坐立前屈。

最后，吸气，下背部拱起，放松脊柱，一节节地落回地板，回到起始的仰卧姿势。将这个串联动作重复 5 次以上。

犁 式 到 前 屈

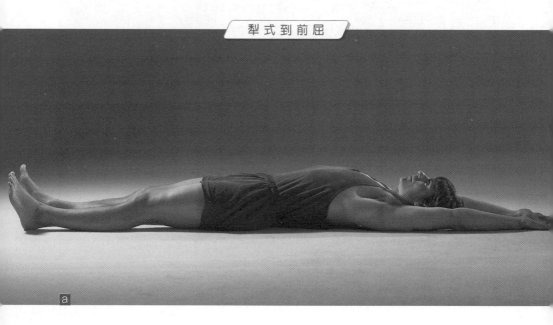

a

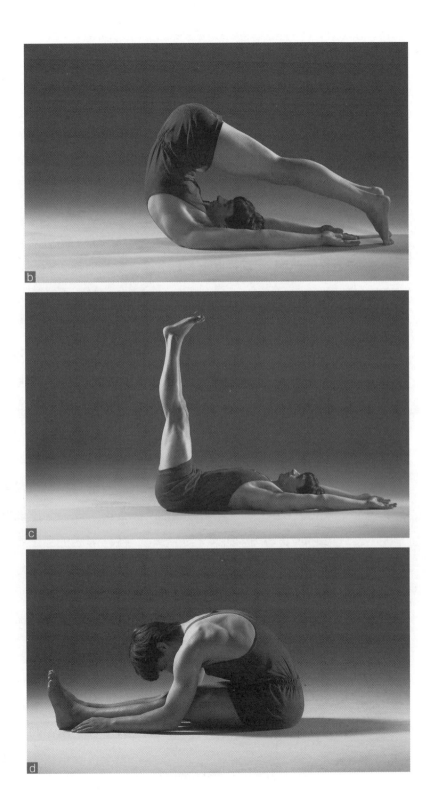

肩膀、手臂和上身僵硬的问题

肩关节是全身最灵活的关节之一，它使手臂能向各个方向伸展。而手臂和肩膀的稳定性则依托于相对固定的肩胛带（肩胛带由位于背部的两个肩胛骨加上前侧的两块锁骨与胸骨构成）。然而，这一条骨带也不是完全稳定的支撑，因为两个肩胛骨并不是相互扣紧的，而是自由浮动于背部上的。

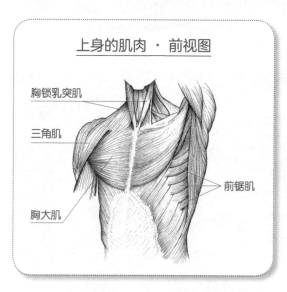

上身的肌肉 · 前视图

胸锁乳突肌

三角肌

前锯肌

胸大肌

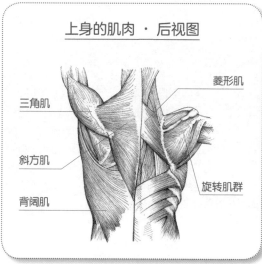

上身的肌肉 · 后视图

菱形肌

三角肌

斜方肌

背阔肌

旋转肌群

有一些肌肉（如斜方肌）能帮助稳定肩胛带，使它们各安其位；另外一些（例如，肩关节旋转肌群）则作用于手臂上；还有一些（如有名的胸大肌和背阔肌）则直接作用于上身到手臂的连接。

由于这个区域是如此的复杂又如此的灵活，因此上身的这些肌肉常常会处于受伤、僵硬、虚弱、疲劳和各种形式的失衡中。与工作或运动相关的重复性肌肉紧张、情绪压力、习惯性让脊柱偏离中轴的动作、弓背耸肩以及旧伤都会使肩颈区域丧失灵活性，并导致上背部、颈部和头部的疼痛。

为了不让问题恶化，需要在日常生活中保持肩膀放松的习惯。这个习惯也会帮助你保持抬头、沉肩，并使上半身的动作轻松自如。这一节里介绍的拉伸与体式会帮你学习有效地运用动作，使这个区域的灵活性恢复到正常水平。

在进行本节的练习之前，请先专注于以下的练习：

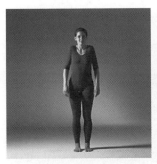

耸肩与转肩

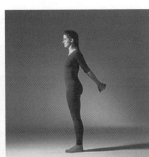

胸腔扩展

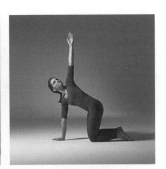

猫式扭转

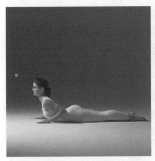

眼镜蛇式

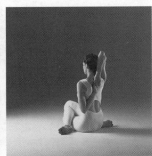

牛面式

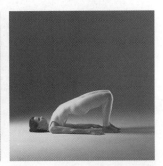

动态桥式

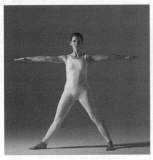

站立体位法

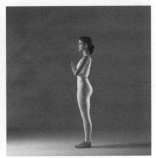

拜日式

活化肩膀与上半身的补充体式

推墙式

这是一组可以随时随地用来放松肩膀与上身的绝佳拉伸方法。诀窍是保持放松的同时伸展手臂。

a. 面朝墙站立，离墙约一条手臂的距离。双手与肩同高，放在墙上，双脚向后退，直到距离墙壁三个脚掌远，让双脚平行。

保持下背部平直，自髋关节向前屈，双腿伸直。骨盆向远离墙壁的方向移动，头部、肩膀和胸部向地板方向放松。

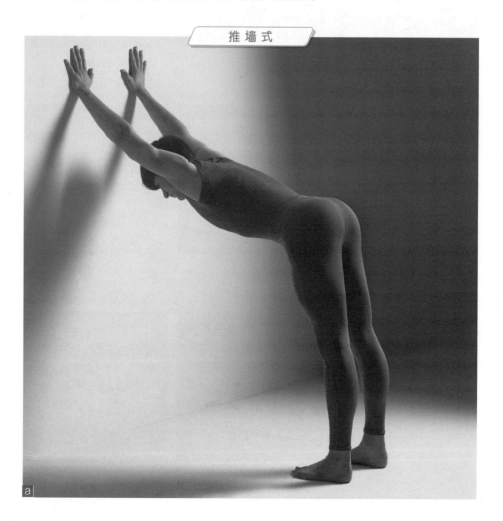

推墙式

a

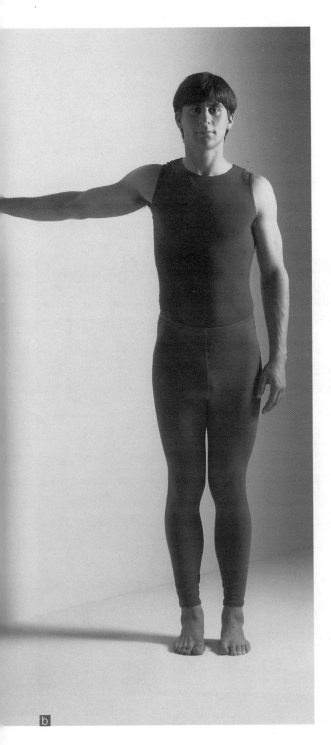

掌心推墙，延长手臂内侧。展开胸腔、打开腋窝、拓宽上背部。在伸展中，让坐骨上提，下背部平展。保持在体式中，呼吸，感受上身随着每次吸气变宽变长，随着每次呼气释放所有的压力。

b. 接下来，站在离墙一条手臂远的位置上，身体转向左侧。抬起右手臂与肩同高，掌心推墙，指尖朝上。身体站直，重心均匀分布在双脚，保持双肩水平且放松。

掌根推墙，拉伸整条手臂。保持专注，呼吸平顺，让面部与颈部柔和。将脚和上身向左侧转，面朝向房间的中央，如此来强化这个拉伸。右手保持推墙，继续拉伸整条手臂。再一次，保持专注与呼吸，释放内在抗力。然后缓慢地松开体式，换另一侧重复。

手臂水平伸展

这是一个简单的体式，却有着强大的能量。

a. 山式站立，双脚平行，与髋同宽。吸气，自胸口正中向两侧打开手臂，与肩同高。指尖引领手臂向远端伸展。肩胛骨下沉，肩膀放松。头顶引领脊柱向上伸展，微微抬起胸腔。吸气，让气息进入肋骨两侧、腹部，并通过手臂向两侧扩张；呼气，保持手臂水平伸展的同时感受上身的收缩。

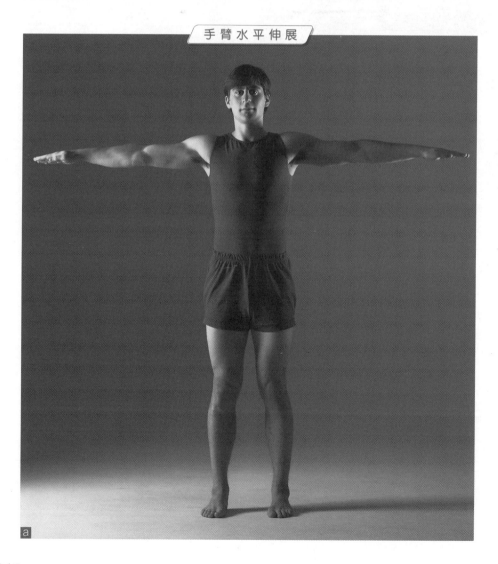

手臂水平伸展

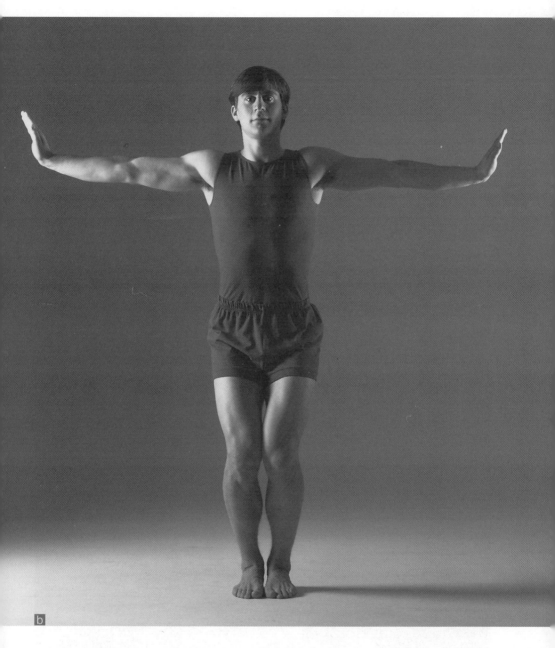

b. 双脚并拢。屈膝，骨盆向地板下沉，同时向上拉长脊柱。手臂保持与肩同高并向两侧伸展。屈手腕，掌根向外推，就像推一面墙那样。保持并呼吸，向两侧伸展手臂，感受自脊柱轴线纵向流动的能量，以及沿手臂轴线横向流动的能量。当你准备好了，呼气，落下手臂，伸直双腿。

鹰式

这个体式能够拉伸到肩胛骨之间不容易拉伸到的地带，同时也能滋养手臂。

a. 站立（或坐在椅子上），脊柱立直。双臂在胸前交叉，上方手臂刚好抵住下方手臂的手肘，肩胛骨向下移动，感受上背部变宽。

b. 屈手肘，小臂互相缠绕，使手掌贴靠在一起（尽管它们上下有错位）。手掌和手臂紧紧地缠绕贴合。若要强化体式，可以将缠绕的双臂向上移动，并向前远离胸腔。保持在体式上呼吸，释放内在抗力。松开体式，换另一条手臂在上。

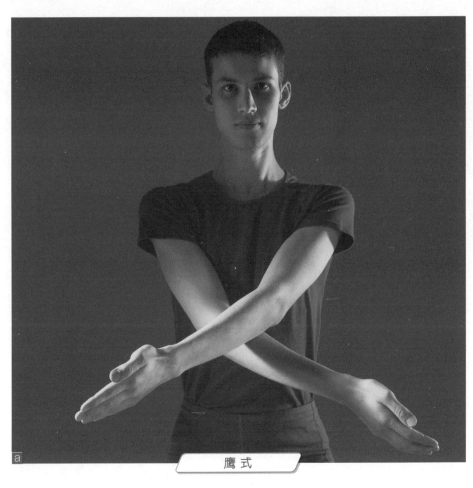

鹰式

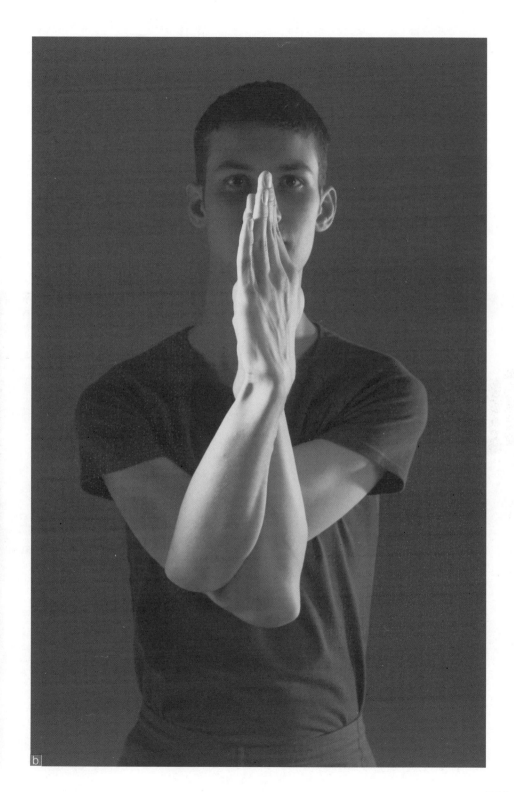

海豚式

若想要强化肩膀的力量与灵活性，调整上背部与肩胛带之间的结构平衡，海豚式是最好的体式之一。同时它也是倒立平衡体式（例如头倒立和小臂平衡）的绝佳准备体式。

a. 以跪姿进入，双手、双膝着地，双手在肩膀正下方，膝盖在髋关节正下方。屈肘，小臂平放在地板上，让手肘刚好在肩膀的正下方，小臂相互平行。现在，伸直双腿，抬起骨盆，脚跟落向地板（如果脚跟不能落地也没关系），并让坐骨向上提。如果需要，可微微屈膝，以保证

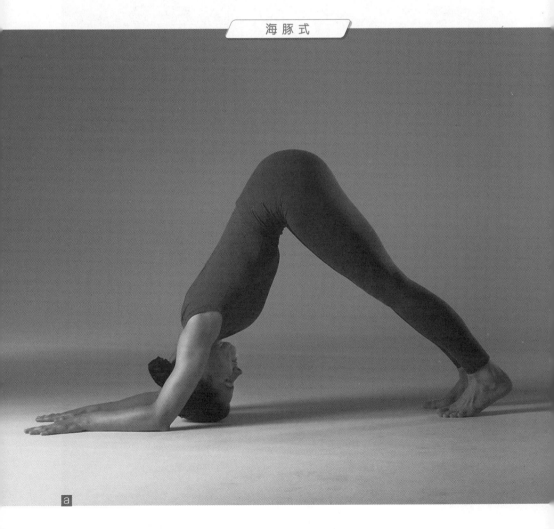

海豚式

a

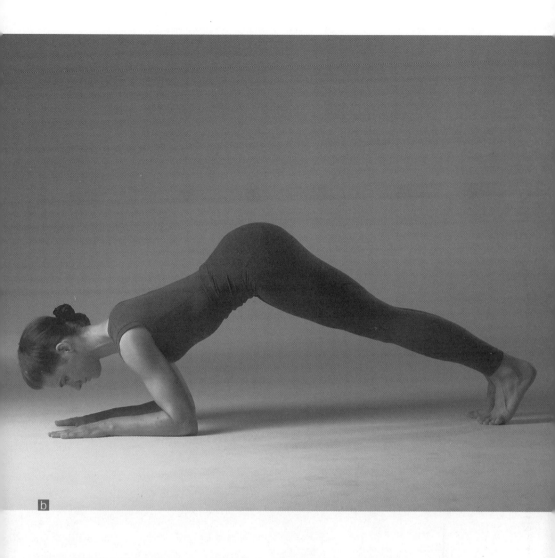

b

坐骨上提的同时肩胸展开。继续将小臂推向地板，但手肘不要向外打开。双肩远离彼此，肩胛骨向下拉动，打开腋窝。专注保持在体式中，呼吸。

　　b. 如果想进一步增加难度系数，可以尝试海豚游泳式。呼气，身体重心向前移动，胸部来到小臂之间的地板上方，面部在双手上方，或者更向前一点的位置。然后吸气，小臂向下推，身体重心后移，胸部退回到手臂后侧，朝向大腿，头部与手肘呈一条线。尝试将胸腔进一步向手臂后方推动，比在静态海豚式上更靠后一点。重复5~10次（这并不容易），深深地呼吸，并让呼吸与动作结合。然后在婴儿式上休息。

八肢式 / 八点着地式（Ashtanamaskara）

　　这个体式利用身体的位置和重量，在上背部形成了温和的后弯，而此处也是背部最难打开的位置。它也会拉伸到颈部前侧与喉咙。可以在鳄鱼式（29页）之后进入该体式。

　　a. 从跪姿进入，双手双膝着地，双手在肩膀正下方，膝盖在髋关节正下方。向上弓起脊柱，屈手肘，让胸部和下巴落在双手之间的地板上。如果需要的话，让膝盖向后移动，或向两侧打开一点，以使胸部能够落在地板上。拉伸颈部前侧，面部朝前，下巴落地，喉咙推向地板。肩胛

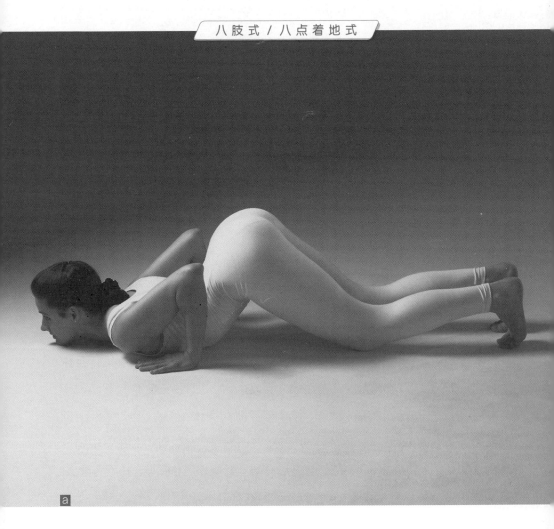

八肢式 / 八点着地式

a

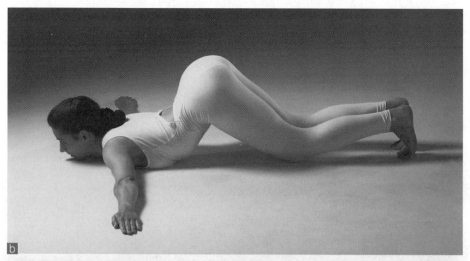

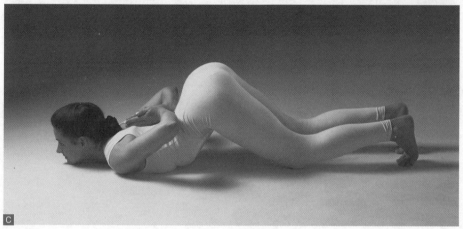

骨向中间靠拢并下沉。深入地呼吸并放松。如果体式中有任何挤压感，将身体重量向双手转移一些（双手位置始终是在肩膀下或胸部旁边），放松胸部和喉咙。

b. 若要进一步深化体式，可将膝盖向胸腔移动，手臂向两侧水平伸展。

c. 在进阶的八肢式中，将双手在背部上方反掌相对（如同反过来的祈祷手势），让手指可以触碰到头的后方。这个变体完全没有手部支撑的力量，因此只有在完全熟练掌握了前面两个姿势后，再考虑练习。

猫扭转式

这个强有力的扭转会打开髋关节、脊柱以及肩膀。尤其对于肋间肌（肋骨之间的肌肉）的拉伸是非常有效的。

a. 以跪姿进入，双手双膝着地。

b. 将左手臂伸到右肩下方，左肩外侧落地。右臂沿地板向外伸展，转动头部，感受颈后侧与肩膀之间最大程度的拉伸。双手掌心相互贴靠。调整膝盖的位置以使姿势稳定并拉长脊柱：你可以让双膝或一个膝盖离胸部更远一些，或者双膝之间的距离打开更大一些。

c. 举起右臂来帮助打开胸腔，先向上伸直，再屈肘将右手放在腰后。将右侧肩膀和肋骨向后拉，左侧肩膀向前推。

d. 将右臂向上伸直，再倒向后方地面的方向，右肩向下远离耳朵。朝地板方向拉伸右肩后侧和上背部，面部转向天花板。吸气时感受胸腔的扩张，呼气时加深扭转，利用重力的作用将右肩下拉，轻柔地打开脊柱、肋骨和肩膀。缓慢地带回。在猫式上屈伸脊柱几次来释放存留的压力。然后重复另一侧，之后再做几次猫式。

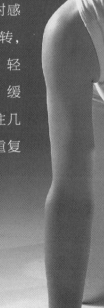

a

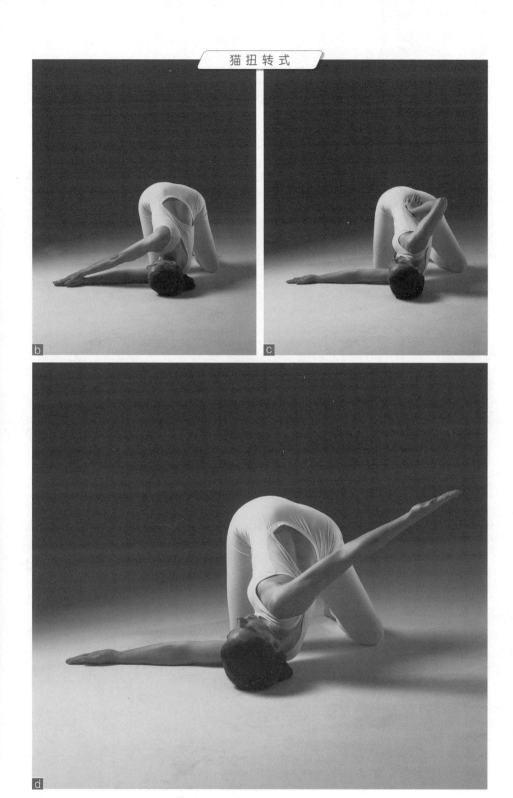

猫扭转式

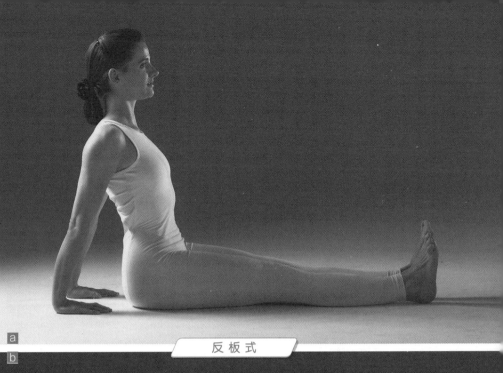

反 板 式

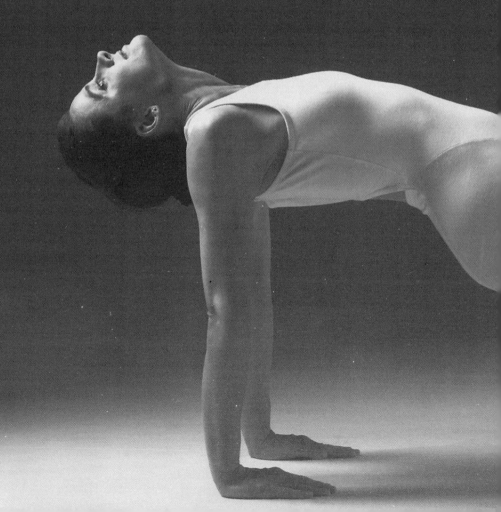

反板式（Purvottanasana）

反板式会打开胸腔，强健并展开肩膀，整体地强化背部肌肉。

a. 以手杖式（155页）进入，双腿向前伸展。双手放在臀部后方的地板上，指尖朝前。坐骨下推，同时头顶牵引脊柱延长。收提膝盖，脚跟向前蹬出，启动双腿。胸骨上提，肩胛骨下沉。

b. 呼气，向天花板的方向抬起骨盆和胸腔，以双手支撑身体，脚掌踩向地面。脚绷直，并感受在抬起胸腔的同时，从脚前掌拉长整个身体。头向后，拉伸颈部前侧，但注意伸展颈部的同时不要造成颈椎的挤压。保持几个呼吸，感受在体式中不断地深入。然后降低骨盆，回到手杖式。重复几次来加强力量。

这一章探索了拓展体式练习、解决常见问题的一些方法。通过规律练习获得的内在舒适感会增强你的自信，而且用不了多久你就会建立起属于自己的练习序列。同时，你可能开始想要在练习中增加一些新的东西：精微的呼吸技巧，也正是它让瑜伽广为人知。如果正是这样，那你将很高兴进入下一章《调息法》。

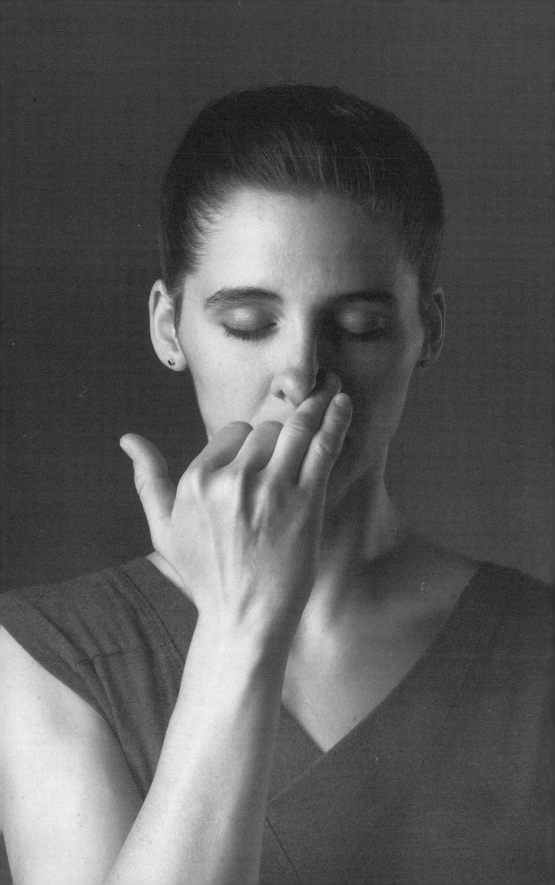

PRANAYAMA

第七章

调息法

✦

有规律而系统的呼吸练习使我变得纯净，
即使地球的轴心被撼动，
也不会撼动我的心。

——《瓦西斯塔瑜伽》（*Yoga Vasishtha*）

瑜伽士告诉我们，心灵与身体是相互关联的，它们由一个复杂且生机勃勃的内在能量系统连接在一起，这个系统由呼吸的脉动来承载。因此，能量、呼吸与生命是紧密相连的。能够让我们对这个内在系统发展出觉知和认识的科学就叫作"调息（pranayama）"，它属于瑜伽的一个分支，其内涵广泛而迷人，通过它，人们内在的生命能逐渐被了解、被调控，最终整合为专注的练习。调息法是古典王道瑜伽体系中的第四个阶梯。

　　pranayama 由两个词根组成：prana，意思是"生命力"或"维持生命所需的能量"，yama 的意思是"调节"或"控制"。 pranayama 是通过有技巧地调控呼吸来平衡与调节生命能量的瑜伽科学。这个词也被瑜伽专家用来指代特定的呼吸技巧，用以扩充能量并最终实现活力与健康，以及灵性的证悟。

　　调息的练习方法在不同的学院有些许区别，但每个传承都会推崇一套系统化的练习。整个过程的第一步，就是要掌握放松的横膈膜呼吸法，我们在第四章介绍过。如果你对这个练习把握不准，请复习相关内容。

　　高级的调息练习，包括任何形式的屏息，必须在合格老师的直接指导下练习，老师可以提供示范以及基于自身经验的指导。书本永远无法替代老师。对初级练习者来说，需要谨记于心的是：文字说明旨在对入门级的技法提供安全有效的指导。如果你对其中某个练习存疑或拿捏不准，请停止练习，直到找到可以指导你的老师。

　　本章介绍了五个练习：鼻腔清洁法、完全式呼吸、火呼吸、圣光调息法以及清理经络呼吸法。如果你有需要及感兴趣，可以将它们整合到你的日常练习序列中。但是要记住，练习的目的是为你服务，而不是其他的什么。在自律和自然之间找到平衡点，并以此推进你的练习。

鼻腔清洁法

鼻腔清洁法，顾名思义，其作用就是清洁鼻腔通道，维持细胞组织的正常功能。记得在第四章中提及，在鼻腔内有分泌黏液的细胞，它们能够润滑鼻道，并为从鼻腔到喉咙的空气通道提供一层保护膜。

黏液膜也会粘住灰尘以及可能造成感染的微生物，如细菌、病毒和真菌。黏液中的抗体会保护身体不被其入侵（健康人的黏液会裹挟着这些微生物从鼻腔进入胃，再通过肠道，最终排泄出身体）。只要黏液毯具备适当的黏稠度，它就会在其下方纤毛的作用下移动，并在每10~20分钟彻底更换一批。然而如果毯状物变得稀薄，黏液淤积，就会从鼻子流出来，或者倒流回喉咙（后鼻滴涕）。另一方面，过厚或过多的黏液，使纤毛无法承受，就会形成阻塞，可能会阻塞窦口，使鼻窦不再通畅。

用于清理鼻腔，改善鼻腔膜健康功能的练习方法自古已有流传。其中最好的方法之一就要用到涅涕壶（neti pot），这是一个有嘴的小壶，可以使盐水溶剂从一只鼻腔流到另一只鼻腔。一开始可能有点不舒服，但熟悉之后这个简单的流程会成为你感到最舒服的练习之一。

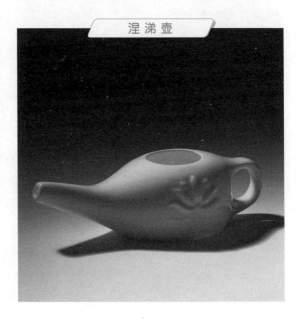

涅涕壶

练习方法

将温盐水（温度接近人体）倒入涅涕壶。最好是纯净的非碘盐，如犹太盐（或称洁净盐）或腌渍用盐，剂量则取决于盐的研磨度。

如果是粗盐，如犹太盐，则用量约半茶匙；如果是精盐，如无碘食盐，则用量足 1/4 茶匙。确保盐完全被溶解。如果你使用的剂量合适（没有过多也没有过少），就不会感到任何不舒服；事实上，它会让你觉得很舒缓。在溶剂流经鼻道的过程中，会冲走多余的黏液。如果鼻腔内有炎症，溶液中的盐还会起到消肿的作用。

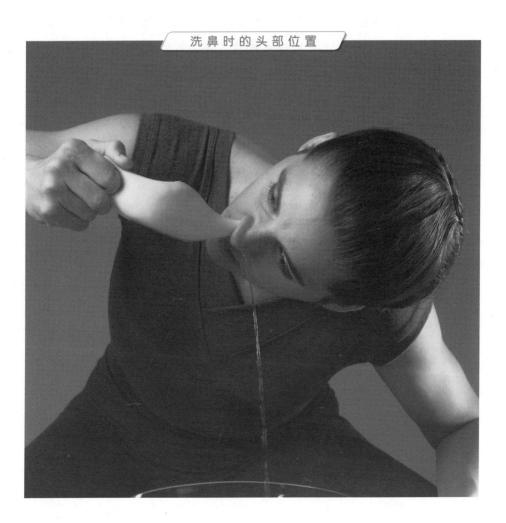

洗鼻时的头部位置

多练几次就会掌握技巧。

> 身体靠在水槽上，面朝下。
>
> 头转向一侧，让一侧鼻孔朝上。
>
> 用嘴呼吸（不要屏息，否则可能会使液体不能顺畅地流出）。
>
> 将壶嘴插进上方的鼻孔，让液体顺着鼻腔从下方鼻孔流出。
>
> 将一壶盐水倒尽后重新装满一壶，换另一侧鼻孔重复。或
> 者也可以每侧倒半壶。无论量多少，确保两侧鼻孔均衡。

头部的位置很重要。如果水流进了嘴里而不是下方鼻孔，说明你的头立得太直了，以至于水流进了喉咙里，所以你需要让头再低一点。如果水没有流进下方的鼻孔，可能需要将头部略抬高一点，或者头转的幅度再大一点。多试几次就会成功。如果水根本流不动，要咨询有经验的老师。通常来说问题是比较容易解决的。

完成之后

做完鼻腔清洁法之后，进行 5~10 个有力的呼气，来辅助清理鼻腔内稀松的黏液和剩余的水。注意在呼气时不要捏鼻子或堵鼻孔，保持嘴半张开（否则水或黏液会被推进耳咽管）。鼻子用力地朝水槽或者纸巾吹气。

记住这个清洁法的目的之一是减少多余的黏液，因此如果吹出了黏液，不要觉得恶心。这会让你觉得很舒服的。

如果鼻腔内还有残留的盐水，一些瑜伽体式可能会对你有所帮助，利用它们将头部向一个方向倾斜来帮助排水。通常会推荐这两个体式：简单的前屈以及前屈转头向上。自己尝试，找到对你最有用的体位。当你从体式中出来后，鼻腔中的液体还会继续向下流。轻轻地擦掉，再做一轮用力的呼气。

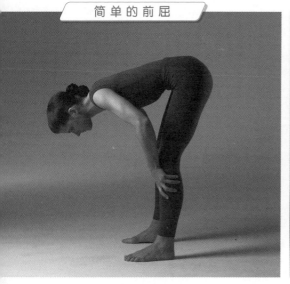

简单的前屈

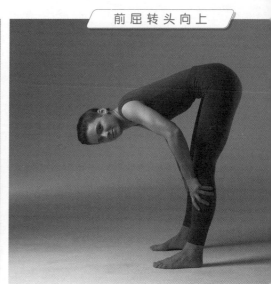

前屈转头向上

益处与禁忌

鼻腔清洁法适合任何人练习，即使没有练习过瑜伽的朋友也适合。鼻腔清洁法一个明显的益处就是会清洗掉多余的黏液。但鼻塞患者可能无法简单套用这个练习。以下整理了13条益处：

即使你在一个充满灰尘或烟熏火燎的环境中呼吸过后，鼻腔内仍旧是清爽的。

呼吸的流动会更加安静，不费力气。这也是深度放松的表现。

有规律地练习会使你的嗅觉更灵敏。

嗅觉灵敏后，味觉也会随之灵敏。

耳咽管开口的阻塞感会缓解。

从鼻窦到鼻腔的通道得到清理，防止或缓解一系列与鼻窦相关的炎症。（但是盐水并不会进入鼻窦。）

根据瑜伽典籍记载，视神经会被从旁经过的水流抚慰，从而起到放松双眼的作用。

在有规律的练习下，鼻腔内黏液膜的慢性炎症及刺激敏感问题会得到改善，从而恢复正常健康的鼻腔功能。

由鼻腔阻塞所导致的焦虑和不适将得到缓解。

对于非处方性的鼻腔喷雾或滴液的依赖性会降低，甚至不再需要。

缓解花粉、粉尘以及其他由空气传播的过敏源所造成的过敏反应。

使瑜伽呼吸练习与专注力的集中变得更加容易。

减低或消除非必要情况下的口呼吸习惯。

> **小叮嘱**
>
> 鼻腔清洁法不可替代药物治疗，若患有慢性炎症或鼻腔堵塞，需要寻求专业的医学帮助。

小结

在你购买了涅涕壶并开始练习鼻腔清洁法的最初，连续3~6天每日练习。之后找到适合自己的节奏和练习频率。这里提供一些建议：

尝试1个月，每天早上做这个练习，看看整体效果如何。

在体位法或冥想练习之前做鼻腔清洁法。

在接触灰尘、烟尘或烟熏的环境后立即做鼻腔清洁法，观察它所带来的舒缓作用。

在过敏季节开始前每天有规律地进行2次以上的鼻腔清洁法。

总体来说，在餐前清洗鼻腔比在餐后更好，这样有利于平衡体内的黏液生成机制。

> 每天清晨和夜晚有规律清洗鼻腔的人，会变得更有智慧，视力敏锐如鹰，头发不会灰白且不生皱纹，同时不受疾病之苦。——摘自《宝库瑜伽》（Yoga-Ratnakara）

完全式呼吸

人平均的肺活量是 4000~5000ml，相较之下，正常呼吸所产生的空气交换量就显得特别少。每一天通过呼吸交换的空气量仅约 500ml（包含吸与呼的总量），仅占肺活量的 10%，然而，这么少的量似乎却是足够用了。只要呼吸是持续流动的，它便可以满足身体的所有需求。

然而，在非常疲惫的时刻，或者节奏飞快的一天中短暂喘息之时，你可以通过几个深深的呼吸来快速赋能，提振精神。这个方法叫作完全式呼吸，其目的不是要取代正常呼吸，但可以每天做几组，使其成为日常规律的一部分。

完全式呼吸运用了三种呼吸方法：横膈膜呼吸、胸式呼吸和锁骨呼吸。当它们系统地融合为完全式呼吸时，可以将肺部扩张到接近最大容量。

横膈膜呼吸法将空气吸入肺的最底端，并提供了最大程度的血氧交换。由于这个练习是在摊尸式上进行的，横膈膜呼吸时腹部会扩张，而肋骨架保持不动。

胸式呼吸扩张了胸腔以及肺的中间部分。它是肋间肌也就是肋骨之间的肌肉运动的结果。

锁骨呼吸（在锁骨处）运用颈部和肩膀的肌肉运动来使空气填充肺的顶端。

亲自尝试一下，你会很快清楚这三种呼吸之间的区别，并运用它们来扩张肺部。

练习方法：

以摊尸式仰卧，建立平顺的横膈膜呼吸。允许腹部随呼吸自然起伏——没有停顿、抖动以及不必要的声响。

开始进行完全式呼吸，首先用横膈膜吸气，将空气吸入肺的底端，使腹部完全扩张。

当横膈膜的张力到达最大程度后，继续通过扩张胸腔吸气。在整个练习中让呼吸保持相同的节奏。

最后，当胸腔扩张到最大程度后，继续启动颈部和身体上部的肌肉。注意不要过分用力，造成紧张。

这一步结束后，吸气已到达最大限度了，准备以相同的节奏呼气。

呼气的过程是反过来的：首先缓慢地释放肩颈区域肌肉的张力，然后是肋间肌，最后是横膈膜。

重复 5 组。然后回到正常的横膈膜呼吸，之后起身坐立。

注意事项及禁忌

完全式呼吸会缓解疲劳、补充能量，因此在一天工作结束之时，或任何低能量的时刻进行，都极有帮助。在练习中不要过度用力。在 5 组呼吸的过程中，让吸气和呼气始终保持自然、从容的节奏，让气息平顺地流动。

火呼吸 / 吊胃法（Agni Sara）

身体开始走下坡路的一个常见信号，是腹部肌肉开始松懈。要扭转这种情况就必须重建肌肉力量，重燃核心火能量。在所有能够达成这个目标的练习中，火呼吸（为核心之火赋能）是特别有效的。

肚脐区域是身体的火炉，或者叫熔炉。在出生之前，人体通过脐带接收营养物质，出生之后这个区域成为消化火力的中心。在更精微的层面，使生命体得以存续的能量以该区域为中心循环。除了消化功能，肚脐区域的火也会为身体的其他系统赋予能量，包括排泄系统、免疫系统，因此这个区域也会对人体的净化与疗愈起到积极作用。

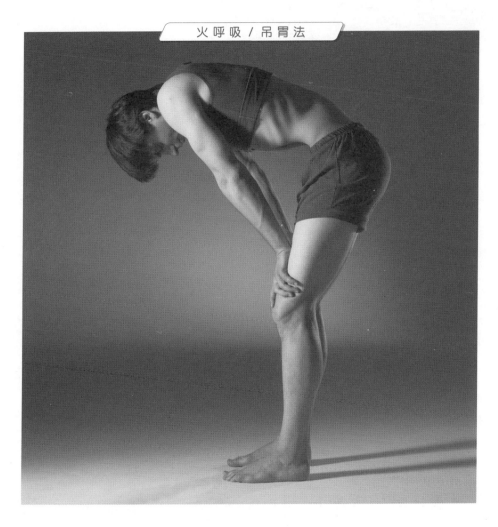

脐轮区域主宰人体的健康、世俗成就和精神道路的开启。这里的火会帮助我们积攒能量,从而开启自我转化的历程。脐轮就像是一颗小星星,是力量与光明的中心;这里是太阳神经丛,是如太阳般的能量中心。

练习的第一阶段

将火呼吸的练习分为两个阶段会更容易掌握。第一步叫作腹部挤压,在初阶体位法系列中有图文描述(46页)。为方便起见,这里进行简要说明:

站立,双脚打开略宽于髋。屈膝,身体前倾,双手放在大腿上。

以手臂支撑上身的重量，放松腹部。呼气，收紧腹部肌肉，将肚脐推向脊柱。然后，吸气，放松，让腹部自然回落到起始位置。重复10组。

这个动作会按摩内脏器官。它通过呼气（将血液从腹腔挤出）和吸气（让新鲜而含氧丰富的血液滋养脏器）交替地挤压腹部。这个净化和滋养的动作，会对所有脏器有所助益，可以改善消化、排泄功能，提升营养吸收和血液循环。腹部挤压也会改善这个区域的淋巴循环，从而起到排毒的作用。它会温和地刺激心血管系统，轻柔地按摩心脏和肺。腹部收缩提升了腹肌力量，这也是体位法和呼吸练习的基础。

随着肌肉力量的增强和对该区域的觉知力变得敏锐，原本呈下降趋势的腹部健康状态会得到遏制甚至是反转。

练习的第二阶段

练习的第二个阶段是真正的火呼吸练习，要求对腹部运动的控制变得更精微，觉知能控制到位于腹部深底层的肌肉。与前一个阶段一样，腹部的运动需要配合呼吸完成。

站立，双脚打开略宽于髋。屈膝，身体前倾，将双手放在大腿上。手肘打直，上身重量由手臂支撑。

呼气，缓慢地收缩位于腹部最下方、耻骨上方的肌肉，将它们向上提并向内推。这个动作将会对会阴（生殖器与肛门之间的位置）产生强烈的上拉力。继续呼气，将腹腔壁的收缩向上推向肋骨架。

在呼气的尽头吸气，缓慢地自上腹部到腹底释放收紧的状态。这个动作就像波浪一样，先是从腹底向上，再由上向下。无论是腹部的动作还是呼吸都保持流畅，没有停顿。

收缩是紧致的，但不是紧张的。在呼吸的时候没有喘不上气或不舒服的感觉。关注并倾听身体的声音。重复15次。

益处与禁忌

火呼吸会进一步深化腹部挤压所带来的益处，它甚至更适合老年人练习。火呼吸会起到反重力的作用，能扭转腹腔脏器下垂的趋势，而脏器下垂也是很多老年疾病发生的原因。它会改善肠道、膀胱、消化系统、神经系统、循环系统和生殖系统的健康。

然而，患有心血管疾病或高血压的人在练习之前需要咨询医生。这个练习不适合胃溃疡、食道裂孔疝患者，以及怀孕期间的女性。女性生理期也不适宜于做这个练习（火呼吸会激发能量向上流动，这与生理期期间向下清理的能量流相反）。最后要强调的是，练习时需要空腹。通常来说，要在常规饭后3小时进行。

让下腹部肌肉相对独立地收缩并不是常规动作，因此一开始你可能会感到很难控制。然而，通过有规律的练习，腹腔壁将会很快变得有力，动作也会变得更流畅。逐渐增加重复的次数，每天做20~30次，这个练习就会非常有力量，带来诸多益处。

这个练习不需要与其他的体位法一起做，因此练习的总次数可以分散在一天内完成。清晨是最好的练习时间，饭前或者傍晚也可以。三天打鱼两天晒网是很难有成果的，有规律的和重复练习则会带来最大的收获。

圣光调息法（Kapalabhati）

圣光调息法 kapala 意思是"头颅"，bhati 意思是"发光"或"使柔和光亮"）是指通过清洁鼻道与窦道，为大脑提供新鲜、富含氧气的血液，从而使头颅变得清明。它也会清理喉咙、肺部并激活腹部肌肉与脏器。

大部分瑜伽呼吸练习强调在吸气时控制肌肉，呼气时不用力。圣光调息法却是反其道而行：在这个练习中，呼气是主动的，而吸气是被动的。另一个不同于其他瑜伽呼吸法的是，圣光调息法的作用是赋能的，而不是镇静的；是清洁和加热的，而不是清凉冷却的。

练习技巧：

圣光调息法以坐姿练习，在练习过程中保持稳定的坐姿是非常重要的。要确保头、颈、上身是立直的，身体稳定且舒适。

圣光调息法的精髓是以稳定的节奏进行有力的呼气，并随以缓慢、被动的吸气。每一次呼出去的气都是由腹部强有力地向内击打而推动的；随后是放松，让气息自动回流至肺部，是呼气之力的反弹。每一个吸气都是流畅而不费力的，也是为呼吸系统做下一次击打腹部、使空气上行排出鼻腔的准备过程。一次呼气和一次吸气的循环算一组呼吸，练习的合适次数则完全取决于学生的能力。过程中要用鼻子呼吸。

圣光调息法练得正确的话，气流在离开鼻孔时会发出清晰、干脆的声响。流经喉咙的气体不会影响到发出的声音，面部肌肉也不会鼓起。

圣 光 调 息 法

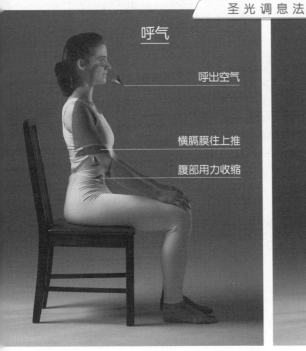

呼气

呼出空气

横膈膜往上推

腹部用力收缩

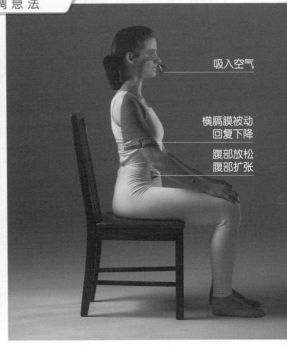

吸入空气

横膈膜被动回复下降

腹部放松腹部扩张

在圣光调息法中，呼气是由向内击打腹部引发的，而与其他的辅助肌肉无关，因此不要将胸部、肩膀、颈部以及面部的肌肉卷进来，这是很重要的。

加快速度

在一小段练习之后，当呼吸的运动变得舒服，你就要开始着手建立一个稳定的速率。比较适合于开始阶段的速率是呼气 1 秒，吸气 2~3 秒。逐渐地加快速度；然而，切勿为了速度而降低了腹部收缩的力度。无论速度如何，要始终保证以鼻腔呼吸，以及呼吸之间没有停顿。

益处与禁忌

圣光调息法是一个呼吸练习，但它与瑜伽练习的很多系统都息息相关。它属于哈达瑜伽中用于清洁内脏的六大清洁法（shat kriyas）之一，它可以净化肺部、呼吸通道以及精微的神经流，或者叫作气脉（nadis）。它可以为身体注入能量和热，而且由于它作用于呼吸系统中心的效果，在更高阶的呼吸控制法练习之前，通常会做几轮圣光调息法。

圣光调息法会为血液供氧，因此它会使身体的组织细胞重生，防止老化。它也会防治寒症，并有益于神经系统、循环系统和新陈代谢。它还可以强健肺功能，提高呼吸容量。如果你打算戒烟，练习圣光调息法后配合鳄鱼式进行呼吸觉知的练习，将对你有极大的帮助。

如同所有的呼吸法练习，有一些禁忌需要了解。圣光调息法不适合于高、低血压或冠心病患者练习。有眼疾（如青光眼）、耳疾（如耳积液）或流鼻血的状况也不适合练习。有这些问题的患者需要咨询对这个练习熟悉的专业医师。

练习需要以空腹进行，饭后两个小时以上。如果感到身侧有疼痛、眩晕、或无法维持稳定的速率，就要停止。最重要的是，要对自己的能力限度有觉知。长时间进行这个练习，会帮助你增强耐力。身体有疲劳信号的时候，一定要停止。

开始练习

圣光调息法的练习一日两次为宜。因为这个练习会增添能量，所以清晨是最好的练习时间，傍晚或者黄昏时刻也不错，但不要在睡前。在一个整合的瑜伽练习序列中，圣光调息法应在体位法之后，清理经络呼吸法和冥想之前练习。它将消除身心的怠惰，并让头脑变得警觉而清明。

在进行圣光调息法的练习之前，要将以下三个目标铭记于心：

> 要建立核心力量，从而形成有力的腹部收缩。
> 逐渐将呼吸的速度提高到理想值。
> 逐渐提高每次的重复次数。

练习时以轮计数。开始时，11 个呼气为一轮，一次做 1~3 轮。在每一轮之间休息，让呼吸回到自然的节奏，放松神经系统。缓慢地提升每一轮中重复的次数，但始终要量力而行。

清理经络呼吸法（Nadi Shodhanam）

被称为 Nadi Shodhanam 的调息练习，也叫清理经络呼吸法，是一种通过呼吸交替练习让气息流经两侧鼻孔来疏通和平衡生命能量的清洁方法（因此 Nadi Shodhanam 的另一个译称是"左右鼻孔交替呼吸法"）。这个练习可以镇静神经系统，通常在冥想练习之前进行。

在瑜伽练习中，鼻孔不仅仅是空气的被动入口，也是通向广阔的内在能量系统之门。清理经络呼吸法将我们的觉知带到这扇门之前，并逐渐发展出一种敏锐性，即对呼吸在鼻孔内流动时产生的精微感受。一旦我们对这些感受建立了觉知，那么，呼吸在鼻孔中的流动就变成了一个

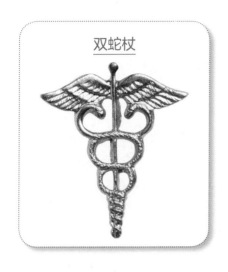

双蛇杖

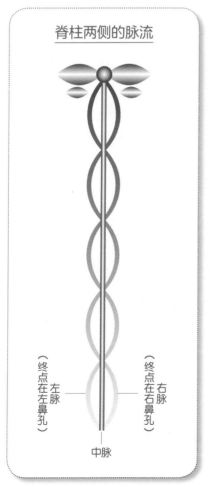

脊柱两侧的脉流

（终点在左鼻孔）左脉

（终点在右鼻孔）右脉

中脉

内在指引，将为我们提供有关内在运行状态的最新且有意义的信息。

nadi 这个词的意思是"河流"，或者"通道"；nadis 是"流动的能量"。nadis 的整个系统是由成千上万条主要通道，以及相关的支流、分支和交汇点组成的。在其中有三条气脉掌管着整体运行的状况，并决定了整个身心系统的总基调。它们沿着脊柱运行，有两条自脊柱两侧盘旋向上，一条沿着脊柱中心竖直向上。终止于左鼻孔的通道叫作左脉（ida）；终止于右鼻孔的通道叫作右脉（pingala）；中脉（sushumna）则是沿着脊柱中线一直到颅腔底部。这种结构布局不仅在传统的瑜伽象征图中可以找到，还存在于很多古文化的艺术品中，例如古希腊医学的象征双蛇杖（caduceus），正是这样的例子。

鼻息周期

现在，观察鼻腔内的气流，你将会发现一侧鼻孔要比另一侧鼻孔通畅，甚至一侧鼻孔几乎完全堵住，大部分空气都是由另一侧鼻孔向肺部输入、输出。这意味着一侧鼻孔是主动的，另一侧则是被动的。（如果你感觉不出来哪一侧鼻孔更通畅，可以用一个小镜子放在鼻子下面，并朝它呼吸：更通畅的那一侧鼻孔在镜子上形成的湿雾面积会更大一些。）

以上差异是源自不断循环地生理性鼻孔交替主导现象，在现代医学中叫作"鼻息周期"（nasal cycle）。当这个周期是相对规律的，两侧鼻孔主导时的状态差异不大，那么循环就是平衡的；如果一侧鼻孔主导时间过长，或者一侧鼻孔几乎完全堵住，那么循环就是不平衡的。鼻息周期的不平衡与情绪变化、忧虑不安以及专注力方面的问题有关。当一侧鼻孔被完全堵住的时候几乎很难进行冥想。

有许多方法可以帮助调整鼻息周期的平衡。比如说，规律的睡眠、饮食、性行为以及运动习惯都会有助于稳定呼吸流。但从长期来说，最好的办法是规律而平衡的瑜伽练习，包括清理经络呼吸法的练习（这个练习可以平衡周期不规律以及周期中出现的极端活跃现象）。

当鼻息循环回归平衡，清理经络呼吸法还可以作用于清理和强化气脉系统，这将使觉知更为深化。呼吸变得缓慢而精微，随着练习体验的加深，让心灵充满光明和平静的灵性状态便会自然地发展出来。

准备姿势

清理经络呼吸法的练习技巧是比较特别的。

坐直。在清理经络呼吸法练习过程中，脊柱的姿态是至关重要的——如果在弯曲的脊柱状态下练习，会扰乱神经系统，反而会加剧身心的紧张感。一位印度的名师曾说，弓背练习清理经络呼吸法就等于用一个液压霰弹枪来轰击脊柱！

以横膈膜呼吸，呼吸之间没有停顿。在专注于操控鼻孔的过程中，容易忽略对呼吸的觉知。呼吸应该始终保持深度、平顺、放松以及横膈膜式的。渐渐地，呼吸的长度也会增长。

通过轻柔地按压两侧鼻翼来关闭鼻孔。这个动作通过一个

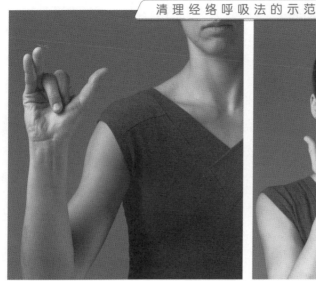
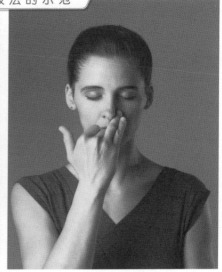

特殊的手印来完成：食指和中指向拇指根部弯曲，使拇指和无
名指之间留出可以容纳鼻子的位置。拇指用来关闭一侧鼻孔，
无名指用来关闭另一侧鼻孔。

　　最后，在清理经络呼吸法的练习过程中，学生很容易太过
专注于操控鼻孔而使头部低垂下来。或者在按压鼻孔的时候，
拇指或无名指过于用力使得鼻子歪向一侧。记住：在练习中，
无论是鼻子的位置，还是头颈一条线的平衡结构，都不可以被
改变。关闭鼻孔时动作轻柔即可。

清理经络呼吸法的示范

　　让气息在鼻孔中交替流动的练习范式有很多，有的简单，有的复杂。
下面介绍的方法是在每一次完整的呼吸后交换鼻孔，因此也比较容易记
忆和监控。

　　瑜伽的呼吸练习通常以呼气作为开始。这既是某种象征，又是基于
实践的做法。从象征的角度来说，它提醒我们必须首先清空废物与杂质。
从实践的角度来说，呼气是清洁的过程，它让肺部以及神经系统做好吸

收能量的准备。

记住"夜晚在右边"这个口诀，你就知道该从哪一侧开始了。晚上从右鼻孔呼气开始，早上从左鼻孔呼气开始。白天的练习则取决于练习时哪一侧鼻孔是活跃鼻孔（即主导鼻孔），哪一侧是非活跃鼻孔（即非主导鼻孔），从非活跃鼻孔呼气开始。

练习技巧

坐立，保持头、颈、上身直立，脊柱平衡且稳定，呼吸流畅自如。轻柔地闭上眼睛。

以横膈膜呼吸。让每一次呼气与吸气等长，流畅、缓慢且放松。不要用力呼吸或出现抖动。随着练习，呼吸会自然延长。

开始练习，关闭一侧鼻孔，用另一侧鼻孔流畅而彻底地呼气，再吸气。让呼气和吸气等长，不要有对呼吸施加任何强迫的力道。

现在，换另一侧鼻孔

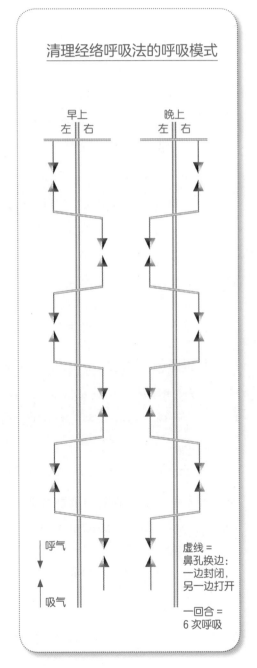

清理经络呼吸法的呼吸模式

早上
左 右

晚上
左 右

呼气

吸气

虚线＝
鼻孔换边：
一边封闭，
另一边打开

一回合＝
6次呼吸

做一次完整的呼气与吸气。

继续交替鼻孔呼吸，直到完成完整的一轮（每一侧3个呼吸，总共6个呼吸）。然后放下手，用双侧鼻孔轻柔而流畅地呼吸。若要使练习更为深入的话，再做两轮。（注意：如果一次做3轮的话，第2轮要从相反的鼻孔开始，鼻孔交替的方向与第1轮和第3轮正好相反。）

放下手，将注意力带到呼吸流动更通畅的一侧鼻孔。放松并觉知这种感受，保持几个呼吸。接下来，将关注带到非活跃的一侧鼻孔。在这里保持更长一点时间的关注（你会发现这一侧鼻孔也开始通畅）。然后，单纯地觉知呼吸的流动。

最后，将意识中的两股气息流动融合为一，感受呼吸似乎汇成一股气流从鼻底沿中线流向双眉中心一点。让意念保持放松、专一。随顺呼吸之流，允许念头来来去去，但并不打扰你的专注。

注意事项及练习禁忌

从很多方面来讲，清理经络呼吸法都是呼吸控制法练习中最重要的一个。开始的时候，每天早晚练习两次为宜。在一套整合的瑜伽练习序列里，它通常列在体位法、放松法之后，冥想练习之前。要在饭后3小时，饮水后半小时练习。

在非常疲惫、无法专注的时候不要进行清理经络呼吸法的练习。头痛、不安、焦虑以及发烧期间不要做这个练习。癫痫症患者不宜进行该练习。如果头脑变得更躁，要停止练习。

建立调息法的练习系列

这一章中所介绍的任何技巧，都可以成为独立的练习，但一个平衡的调息法系列则可以将所有的内容整合到一起。鼻腔清洁法清理上呼吸道；完全式呼吸法在你疲惫的时候为你赋能；火呼吸用来强化核心能量；圣光调息法将能量自脐轮导引向上，清洁肺部，为身心注入能量；清理经络呼吸法则平衡整个能量系统，为放松与冥想做准备，使心灵进入平静而愉悦的状态。

练习安排

以下是一套常规的练习安排，包含了本章介绍的所有呼吸法。

✦ 每日进行鼻腔清洁法。

✦ 10 次火呼吸练习。

✦ 1 轮（11 次）圣光调息法。

✦ 在体位法练习之前或傍晚工作之后，做完全式呼吸法。

✦ 早晚各一次，1 轮清理经络呼吸法。

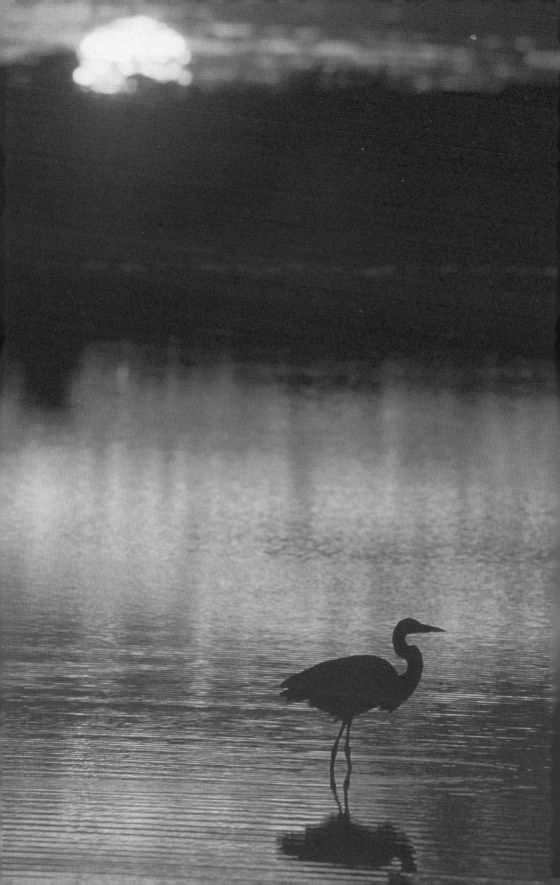

RELAXATION

第八章

放松法

✦

于造物之中，
身、心、灵三者本是平衡的。

——《梨俱吠陀》（*Rig Veda*）

在日常生活起起伏伏的表面之下，存在着一种深刻的平衡。我们哪怕只在这种平衡中短暂停留，也可以在面对压力之时生出一份韧性与定力。这也是为什么每个人从心底都渴望放松——它会重燃我们的信心，也会唤醒一种对自我的掌控之感。瑜伽放松练习会让感官安静下来，带我们深入到波涛起伏的表层心灵之下。通过放松法的练习，我们会重建和谐的内在感受。

放松法是连接哈达瑜伽与冥想的桥梁，在冥想中，自我觉知将进入更精微的层次。在每一个体位法练习序列的最后都会进行 10~15 分钟的系统放松，在这段时间里，身心充分吸收体式练习的益处。在放松练习的过程中，体位法练习中的体验会通过肌肉与其他软组织对身心形成深刻的影响，形成新的内在觉知模式与运动路径。体位法和呼吸法的练习主要作用在身体与神经系统上；放松法则是让感官与心灵平静下来的工具。

放松与冥想实际上是一个连续过程的不同阶段。在瑜伽体系中，它们是关联度很高的练习，但为了给予它们足够的重视，我们将用两个章节分别来介绍。这一章介绍放松法，下一章中你将会学到如何通过冥想的练习将这个过程继续向内深入。

放松法就像是植物的根茎，而冥想则是它的花。放松法对身心进行准备，并引领其从容地走进冥想。放松法本身也可以为身心带来焕然一新、满血复活的感受，它也是一种驱除疲劳、保持健康的基本工具。当你感到疲惫、心思散乱、注意力无法集中的时候，放松法确实可以帮到你。

练习的步骤

放松与冥想的过程一般经历五个步骤：

步骤一：静定下来。

步骤二：建立横膈膜呼吸。

步骤三：系统放松。

步骤四：鼻孔处的呼吸觉知。

步骤五：持咒。

前面的三个步骤组成了放松法的练习，让身体静定下来，让呼吸放松、

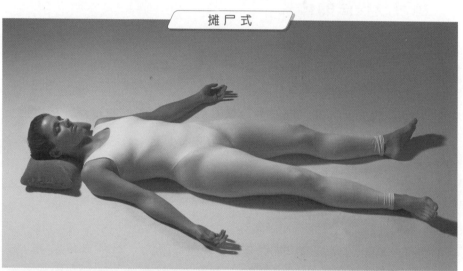

摊尸式

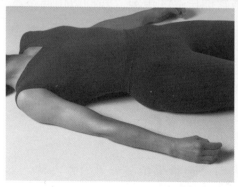

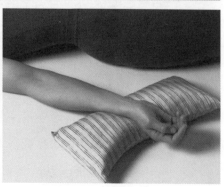

自由地流动，之后以一个专门的放松技巧结束练习。

第四步和第五步是冥想的练习，将在下一章里重点介绍。它们会让专注力变得更加精微，使其最终安住在一个单纯的心灵专注点上。这五个步骤连在一起成为建立放松的自我觉知的基础。当你闭上眼睛准备开始练习的时候，就会发现遵循这五个步骤是很有帮助的。

这五个步骤一个接着一个，有时也会交叉，但是以不断增强的能量带领人们走向内在。它们由外向内，从对身体的觉知到心灵。它们形成了一个自然的管道，将你带向生机勃勃而又静谧平和的意识中心。从这里，你将成为一个见证者，在放松与觉知的状态下，看见身心的活动。

练习放松法的体式

放松法一般以仰卧姿势进行。主要的体式是摊尸式。在摊尸式上，重力对身体的影响与处在直立姿势时完全不同。举例来说，在站立的时候，心脏将血液输送到头部，以及血液从双脚回流至心脏的过程，都需要抵抗重力的作用；而在摊尸式上，身体处于水平面，心脏的工作就会减轻许多，用于维持身体直立的肌肉也可以放松下来。

注意事项以及指导原则

关注一些细节会使摊尸式更有效，也更舒服。

练习前排尿。

不要在床上或者沙发上练习放松法，而是在平整的地毯或者垫子上。

用一个薄薄的枕头支撑头颈，用荞麦壳填充的枕头是最好的，因为它具有清凉的作用，也容易根据颈部塑造相应的曲线。其他的薄枕头也可以。枕头会支撑脊柱，缓解后脑勺的不适感。瑜伽专家们也指出，在做放松法时头部微微抬起会影响体内精

284

微能量的运行，以避免心脏出现问题。

让身体躺平，体重均匀分布。

小心脊柱不要弯，也不要歪向一侧。

让双腿微微分开，手臂放在身体两侧。

如果感到舒服，让掌心向上（这样做会让肩胛骨微微地向脊柱方向靠拢）。

对大部分人来说，摊尸式都是一个舒服的体式，但对一些人来说，需要做些调整以缓解某些不必要的紧张感。

如果双手自然转向身体或掌心向下，也没关系，找到让自己觉得最舒服的方式。

如果下背部感到不舒适，可以在膝盖下方垫一个毯子。毯子可以卷成任意高度。如果找不到毯子，就立起双膝靠拢在一起。

如果手肘伸直不舒服，可以在双手下方垫一个垫子。

在进行放松法的过程中，新陈代谢会减慢，因此要盖上一个毯子或披肩来保暖。

保持觉知

有时在做放松练习时，容易陷入昏沉或睡着。保持觉知的方法有：
- ✦ 深化你的呼吸。
- ✦ 对呼吸之流保持持续的觉知。
- ✦ 不要在用餐后立刻练习放松法。
- ✦ 在练习前做几个简单的拉伸体式练习。
- ✦ 晚上有足够的睡眠。
- ✦ 如果必要，可以坐起来靠墙练习。

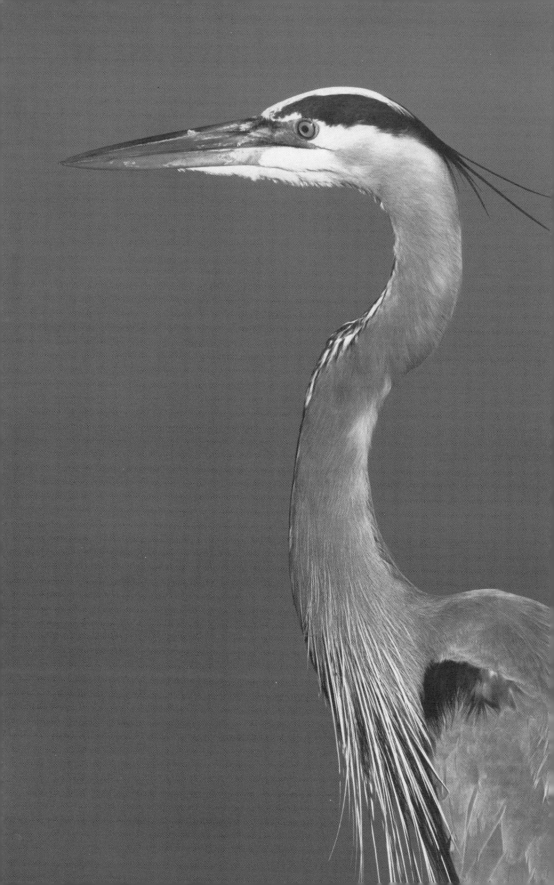

步骤一：静定

大自然常常提醒我们保持静定的重要性。亭亭玉立的仙鹤可以做到长时间一动不动，也正因为如此，它成为静定品质的象征。仙鹤捕鱼时，出手击中猎物之前，会保持绝对的静定。而睡觉时的静定则是没有觉知与能量的。当它专注而安详地站在那里，此时的静定就类似于瑜伽放松法的状态。

瑜伽放松法中追求的静定，既不是行动前的静默，也不是睡眠或慵懒，而是安静地观照身体。这是一种完全不用力的状态。事实上，若"努力"地静止，就已经与放松相违背了。

达到这种放松的静定，其实并不简单。舒适地躺卧，用一些时间允许呼吸之流自由地进出身体。很快地，你就会感受到从内升起的静定。如果继续耐心地停留在那里，你会发现这种静定的感受来自一个巨大且深不可见的源头。它将支撑你、保护你，而你可以安心地于此处休息。

常见问题

有时候，心神不宁的状态使人难以进入放松法。当身心无法安定下来的时候，做一些拉伸的动作，起来散散步，往脸上和脖子上喷点儿水都有助于进入放松法的练习。这一章后面介绍的收紧与放松法，也很有帮助。

在放松法开始的几分钟里，出现肌肉痉挛或抽动是常见的现象。这种情况也会在入睡的前期发生，但不用太担心，这是身体在释放紧张感，之后很快就会平静下来。

过度食用刺激性食物以及身体处于压力荷尔蒙之中，也会有不适感。众所周知的，咖啡因会刺激大脑，引起情绪的波动，除此以外，精制糖和酒精也是造成不安与神经紧张的罪魁祸首。如果由于吃了什么东西而导致失衡，最好的办法是等着这种状态过去后再做放松法。

当人体处于应激反应时，会向血流中释放肾上腺素和皮质醇，这也会引发焦虑不安，这些生化物质可能会花费几分钟甚至几个小时才能从身体上消失。呼吸练习可以帮助镇定受刺激的神经系统，散步或者哈达瑜伽练习也是可以逐步降低能量激增的方法。当然，食物与压力引发的问题是在提醒我们，选择良好的生活方式是对能量系统最好的投资。第十章中给出了一些关于生活方式的建议，有助于降低整体的压力程度。

随着练习，那种不费力气的放松感会越来越快地建立起来，就在一两分钟内。届时，外界的噪声来来去去，但不会对我们造成扰乱，身体渐渐地进入一种从未有过的、深刻的静定之中，并安住在那里。这是一种非常安心的状态。它会建立稳定感，并成为放松练习继续深入的基础。

步骤二：放松呼吸

在放松法练习的开始阶段，呼吸还处在觉知的边缘。随着放松的深入，关注的焦点会越来越转向呼吸。最后，呼吸的节奏将成为最重要的专注点。在这个阶段里，在一呼一吸周而复始的净化与滋养中，觉知始终保持在呼吸上。

然而，观察呼吸一事，可能是个看似简单，实则不易的挑战。在最初的阶段，心是活跃的，念头起落的速度要比呼吸快得多。事实上，相比于念头奔跑的速度，呼吸的节奏实在慢得令人痛苦。于是，关注呼吸就会变得非常无聊。然而，观察呼吸的过程会对心灵产生影响，一段时间后，狂乱的思维节奏也会随之慢下来，平静的专注也就建立起来了。在每一次呼气中感到放松，每一次吸气里感受到滋养。

重塑呼吸

心念专注在呼吸上的同时，也在重塑呼吸，释放隐藏于其中的紧张感，正是这些紧张感使得呼吸的自然流动被扭曲。但这个过程是可在长时间的练习中逐渐完善的。当我们太努力于建立正确的呼吸，反倒会带来新的紧张感。另一方面，如果我们给予呼吸的关注太少，它就会回到无意识的行为轨道。我们的目的是在一呼一吸中让气息在放松的状态下流动。

一旦横膈膜式呼吸被建立起来，我们就可以开始关注优质呼吸的5个特点：深长、平顺、均匀、无声、没有停顿。在呼吸觉知的这个阶段，头脑平静地扫描呼吸中的障碍、卡住的紧张，并允许呼吸在流动中一点点地解开它们。

允许身体呼吸

随着放松的深入，对呼吸的觉知也在逐渐发生改变。放松的觉知取代了用力的改造，在这种状态下，呼吸毫不费力地自然流动。当心灵完全融入这绵延不绝的流动中，便真正放松下来。

当然，无论我们是否关注它，呼吸都会按照它的节奏周而复始地运行。在某种意义上，漫长的呼吸训练过程是一场归途：让呼吸回到自发流动的状态。然而此后，呼吸的质量得到了改善，对于其流动的觉知也由自发变成了自主。

有意识地进行呼吸，同时又是放松的，这在一开始的时候有些令人费解和困惑。它很容易变得不自然，并成为一种操控。然而，渐渐地，观察呼吸所带来的愉悦感会远远超过操控呼吸，于是放松也会变得越来越深入。届时，每一个呼吸会没有停顿地自然流向下一个，身心中不安的能量也会平静下来。

步骤三：系统放松法

身体的静定与呼吸的放松，能够为第三阶段的放松练习，即系统性的放松技巧，打下良好的基础。下面介绍三种系统放松法。它们在具体操作上有些差别，但都会带你到达深层的放松状态。

方法一：肌肉系统放松法

这种放松技巧可能会比其他两种都更为常用。在这个方法里，觉知从头到脚，再从脚到头，就好像在做身体扫描一样。让下面提到的每一个部位中紧张的肌肉都放松下来，同时保持自然的横膈膜式呼吸。在自上而下的全身扫描中，让觉知在四个点——鼻子、指尖、心口和脚趾上做短暂的停留。停留时，将觉知完全带到呼吸上。然后，再继续前行。

在肌肉系统放松法中，停下来进行呼吸觉知看起来好像没什么必要或者有点浪费时间，但从放松过程上来说是非常重要的部分。心念集中之处，就是普拉纳或者说生命能量被唤醒的地方。短暂的停留并进行呼吸觉知是一种用来放松、为身体赋能，同时有系统地促进生命能量流动的方法。

在全身扫描结束之后，再做 10 组或更长的呼吸觉知，并将关注带到整个身体，以此来结束练习。

以下是进行肌肉扫描的顺序（你可以将它们缓慢地读出来，并录音）。

扫描整个身体，并将觉知停留在以下部位：

头顶

前额与太阳穴

眼眉、眼皮、双眼

鼻子（将注意力停留在鼻子上，觉知 2~4 轮呼吸）

面颊和牙关

嘴和下巴

喉咙

颈部的两侧与后侧

肩膀

大臂、小臂

双手、手指

指尖（将注意力停留在指尖；吸气时感受呼吸向下流向指尖，呼气时向上从鼻孔流出，2~4 轮）

手指、双手、手臂

肩膀

胸腔并沿肋骨架向后一直到脊柱

心口（不是指心脏的物理位置，而是位于双乳之间胸骨底端，靠近胸部表层的能量中心。吸气感受呼吸向下流向心口处，呼气向上从鼻孔流出，2~4 轮）

腹部

侧腰与下背部

髋关节、臀部

大腿、小腿

双脚

脚趾（注意力停留在脚趾；吸气感受气息向下流到脚趾，呼气向上从鼻孔流出，2~4 轮）

现在，从下向上扫描身体，将以上顺序颠倒过来，并让呼吸在上述的四个点上再次停留。

以 10 个或更长的呼吸觉知结束练习，感受整个身体都在呼吸。放松身体、呼吸与心灵。

系统放松法简易版

◆ 身体静定，建立横膈膜式呼吸。

◆ 自头顶向下扫描身体，再回到头顶。

◆ 向下扫描时，在提到的四个点（鼻子、指尖、心口和脚趾）上停留，做呼吸觉知。

◆ 在练习结尾，进行 10 个或更长的呼吸觉知，感受整个身体都在呼吸。

◆ 整个练习需要 10~12 分钟。

关于练习

从表面上看，系统放松法与催眠引导术有些相似，这也常常引发疑问。

从技术上，这两者确实有相似之处，但是从目的和内在技巧上，放松法与催眠术完全不同。在催眠术中，大脑会接收建议，无论是从催眠师那里还是来自自我暗示，当然这些都是催眠对象自愿接受的。

放松法的技巧则更简单也更精微。随着觉知在身体上移动，瑜伽习练者不会对肌肉进行建议。放松法也不会使人进入催眠状态。在肌肉系统放松法中，你将学习对每个身体部位给出放松的关注，这会让肌肉中的紧绷感被释放，回到自然舒适的状态。换句话说，关键点不是诱导放松，而只是放松。有经验的瑜伽习练者通常会提醒我们，我们其实已经被种种来自外界的期待和建议催眠了。而瑜伽正是一种唤醒自我觉知的技术，不是让人在更多的建议中继续沉睡。

方法二：收紧与放松法

在肌肉系统放松法中，一些学生很难将觉知带到并停留在某个特定的身体区域。他们可能会觉得很难与那个区域建立连接，或者一股焦躁不安升起，以至于身体产生一种非要动一下不可的欲望。能够解决这些问题的一种方法是收紧与放松的练习。

在收紧与放松法中，一小段放松的呼吸觉知会为接下来的进程打下基础。在这个练习中，特定的身体区域先收紧再放松，用明显的肌肉状态对比来建立身体觉知并降低躁动不安的能量。肌肉的收紧沿着特定的顺序与方向进行，首先将觉知缓慢地带到那里，通常是配合呼吸；然后在觉知呼吸的同时短暂地保持这种收紧；最后配合呼吸缓慢地放松。

在练习中必须量力而行。如果身体开始发抖，那就一定要松开收紧的状态直到颤抖停止（颤抖是神经系统开始紧张的信号）。相似地，如果收紧肌肉时过于专注以至于忘掉了呼吸，那要及时地将注意力转移到呼吸上。在整个练习中保持平顺的呼吸。

禁忌

患有高血压的人群不适宜做收紧与放松的练习。如要做，则需要咨询医生。

以下是练习的顺序，你也可以录音：

舒服地躺下来，放松而平顺地呼吸。

吸气，向上扬眉，收紧前额；保持这种收紧，同时进行1-2轮放松的呼吸；呼气时放松。

呼气，以鼻子为中心堆挤面部肌肉；保持这种收紧，同时进行1~2轮放松的呼吸；吸气时放松。

呼气，将头部转向右侧；吸气回到正中，呼吸之间没有停顿。呼气，将头转向左侧；吸气回到中正，呼吸之间没有停顿。

让头部和颈部休息，安静下来。

掌心朝向地板。呼气，从肩膀到手指向下按压，保持这种收紧，同时进行1~2轮放松的呼吸；吸气时放松。

掌心转向上，握拳。吸气，收紧拳头和手臂；保持这种收紧，并进行1~2轮放松的呼吸；呼气时放松。

让手臂与肩膀向地板放松，并安静下来。

吸气，缓慢地扩张胸腔和上背部；呼气放松胸腔与上背部，呼吸之间没有停顿。放松并呼吸。

呼气，缓慢地收缩腹部，吸气放松，呼吸之间没有停顿。放松并呼吸。

呼气，收紧臀部；保持这种收紧，并进行1~2轮放松的呼吸；

吸气时放松。

　　调整双腿，让膝盖朝向正上方，绷脚尖。呼气，收紧双腿和双脚；保持这种收紧，并进行1~2轮放松的呼吸；吸气时缓慢地放松。（如果足弓处感觉到痉挛，就让双脚绷直的强度放松一点。）放松双腿。

　　再次调整双腿让膝盖朝向正上方，勾脚趾。吸气，收紧双脚和双腿；保持这种收紧，并进行1~2轮放松的呼吸；呼气，缓慢地放松。

　　整个身体放松、休息。

　　现在，同时收紧整个身体。再次调整双腿让膝盖朝上，绷脚尖。掌心朝向地板。呼气，收紧双腿、双脚、腹部，将手臂、

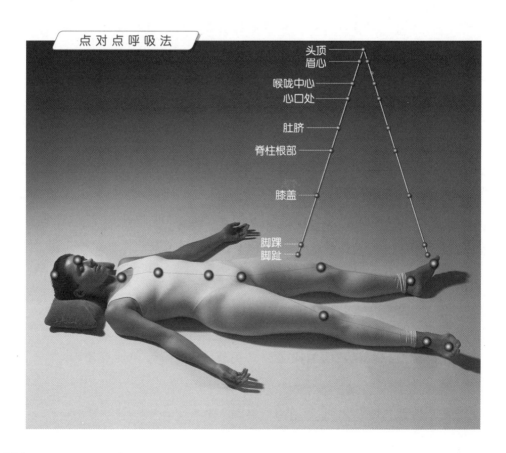

点对点呼吸法

头顶
眉心
喉咙中心
心口处
肚脐
脊柱根部
膝盖
脚踝
脚趾

肩膀向地板收紧，向鼻尖堆挤面部肌肉；吸气放松整个身体，呼吸之间没有停顿。放松并呼吸。

再次在吸气时收紧整个身体。调整双腿让膝盖朝上，勾脚趾。握拳。吸气，收紧双脚和双腿，扩展胸腔与上背部，收紧手臂，堆挤面部，不要屏息，呼气时放松整个身体。

允许整个身体放松休息。自然呼吸。感受每一次呼气涤净身体，每一次吸气滋养身体。

这个练习之后，可以继续进行肌肉系统放松法，或者只是简单的仰卧放松，感受整个身体都在呼吸。让呼气带走身体所有的紧绷感与垃圾。而吸气时滋养到身体的每一个细胞。

休息，进行5~10个安静的呼吸。观察呼吸，放松身体、呼吸与心灵。

方法三：点对点呼吸法

第三种放松技巧是点对点呼吸法。呼吸在创建一个可以安住并放松的专注点上扮演了更为重要的角色。这是一个非常具有舒缓与安抚性的练习，尤其适用于心灵疲惫，或身体感到懒惰和沉重的情况。

在点对点呼吸法中，想象在每一次呼气时，觉知从头顶沿身体分别到达八个觉知点之一，在吸气时再回到头顶。这些点从脚指头开始，沿身体向上。在向上完成8个循环的呼吸之后，反过来，再让呼吸逐层回到脚指头。

在这个练习中，最重要的是让呼吸之流始终平顺，呼吸之间没有停顿。并且重要的是，即使呼吸运行的两点之间距离在变小，但呼吸的质量没有变化，始终是深长而放松的。有规律的练习会使呼吸变得更加精纯，缓慢而没有抖动。专注力将得到改善，在练习结束时，整个身体将感到焕然一新。以下是练习的顺序：

在摊尸式上仰卧休息，让身体安静下来。

建立放松的横膈膜式呼吸。

观察呼吸。呼气，感受呼吸之流从头顶到脚趾，吸气，则是从脚趾到头顶。在这里重复2~5次，下面除非特殊说明，对所有的觉知点做法相同。

呼气，感受呼吸之流从头顶到脚踝，吸气，从脚踝回到头顶。

呼气，感受呼吸之流从头顶到膝盖，吸气，从膝盖回到头顶。

呼气，感受呼吸之流从头顶到脊柱根部，吸气，从脊柱根部回到头顶。

呼气，感受呼吸之流从头顶到肚脐，吸气，从肚脐回到头顶。

呼气，感受呼吸之流从头顶到心口处，吸气，从心口处回到头顶。

呼气，感受呼吸之流从头顶到喉咙中心，吸气，从喉咙中心回到头顶。

呼气，感受呼吸之流从头顶到眉心，让呼吸在头顶与眉心之间反复循环5~10次，让呼吸变得越来越细，同时保持放松。

现在，将过程反向下行，觉知点先到喉咙中心，再到心口处，再到肚脐中心，继续向下，直到脚趾。

最后，感受整个身体都在呼吸。让呼气向下流动，穿过脚掌，通向无限的宇宙空间。吸气，向上，穿过整个身体，从头顶处汇入无限的宇宙空间。感受你仰卧在能量与喜悦的中心。让呼吸深长，保持对它的观察，并放松身体、呼吸和心灵。

写在最后

我们介绍了三种系统性的放松方法。无论你使用哪一种，在结束之后都要用几分钟的时间来放松，安静地观察你的身体、呼吸和心灵。结束后，舒适地拉伸身体，将手掌放在双眼上，并在掌心中缓缓地睁开眼睛，移开手掌。最后，转身侧卧，并起身坐立。如果你将放松法作为冥想的准备练习，那在结束后就可以直接开始冥想。否则，便结束练习。

放松法的技巧适用于很多情况。可以在紧张忙碌的下午，用放松法来做一个短暂的休息。在办公桌前或起居室里闭上眼睛，用一小段时间进行呼吸觉知。或者在进行演讲或进行重要工作之前，找一个角落躺下来放松。然而更好的是，如果可以每天做一次到两次放松练习，你就会渐渐地在内心深处建立起一种平静且愉悦的感受，这种状态将自然体现在生活的方方面面。放松是一种技巧，但也可以成为你生命的一种质地。在下一章里，你会继续了解到，它还可以通向更深的内在旅程，抵达最静谧的灵魂深处。

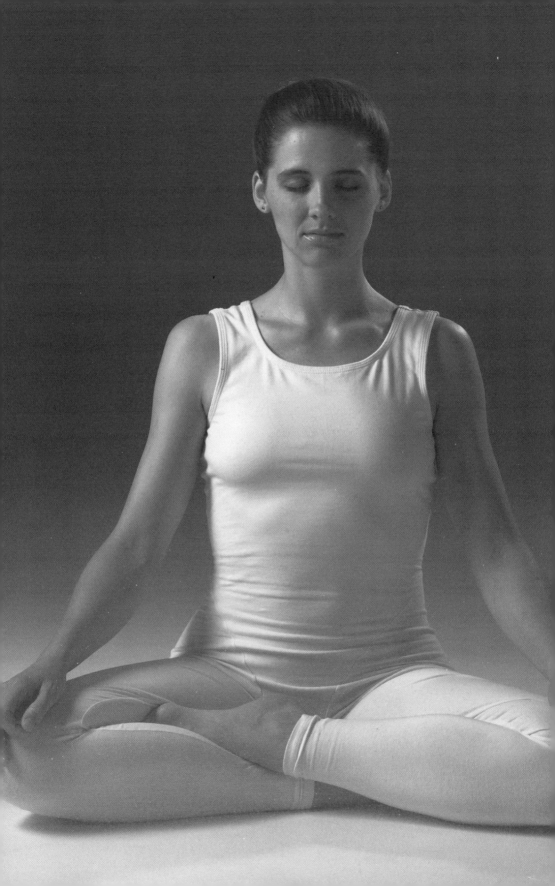

MEDITATION

冥想

✦

冥想所给予你的，
是其他任何事物都无法给予的，
那就是：让你认识自己。

——斯瓦米·拉玛

瑜伽是一条通向自我认知的旅程。在这条旅途上，放松法的技巧能帮我们将身心中分散的能量聚集起来，形成向内的专注力。如此一来，心灵涣散的程度会降低，一种内心柔和与平静的感受会建立起来。

放松法也为人格系统进入更内在的练习——冥想——做准备。通过冥想，我们可以安全地进入心灵深处的平静之地。

瑜伽士告诉我们，"是心灵束缚了你，但它也会给你自由"。在很久以前他们就观察到，人类的心灵就像一个透镜，我们通过它来体验内在和外在的世界，它既是痛苦的源泉，也是通向光明之路。

正是这份洞见，使得冥想成为一种修行方式，它会让心灵变得清明，并帮助人们建立关于自我的认知。它会平息心灵的躁动不安，使其变得稳定、净化与和谐，并在这个过程中发现真正的自我。

冥想的心灵境界

我们都有所体会，当过分地卷入外在世界时，内心会失衡。我们本来的平静与从容被执念和焦躁所取代。从另一个角度说，当内在世界处于平衡的时候，对外物的执着也会减弱，心灵是安详的，此中有一处清净之地，本我的光芒与能量由此散发。此时，我们平静，且拥有自发的喜悦。当我们全然地安住在这个境地之中，圣人帕坦伽利说："本我就住在他的自性之中。"如果我们可以学会让心灵静定下来，就会发现真正的自我就藏在那骚动不安的表面之下闪闪发光。

冥想能够让我们抵达这个境地。正如在岸边观察一条河流，冥想者学习站在一个观察者的立场上，在那里体验外在世界的林林总总，同时保持内心的平衡与放松。这个过程会逐渐带领我们进入更深的自我认知。因此说，冥想既是让人充分享受生命的方法，又是一种直接地、当下地、不带偏见地认知自我的道途。

因为冥想是直接作用于心灵的，因此它也是王道瑜伽的核心。事实上，哈达瑜伽的先师斯瓦特玛拉玛（Svatmarama）将哈达瑜伽的目标定义为："仅仅是为了实现王道瑜伽。"他说，体位法、呼吸练习、放松技巧，都是为了服务于通往内在的冥想之路。在更久远之前，圣人瓦西斯塔（Vasishtha）对他最爱的学生罗摩（Rama）说："自我只能通过冥想来证悟。"

如何冥想

冥想的核心技巧有两个方面。第一个是"专注"，这是一种可以将注意力安住于一点的能力。另一个是"正念"，即以接纳与不执着之心观察自我的能力。不断修炼这两项技巧就会使心灵变得清净而专注。

冥想并不要求人们转变宗教信仰或者赞同某种特殊的教条。它在精神属性上是普世的，任何信仰或者没有信仰的人都可以练习。

练习的步骤如下：

> 建立一个稳定而舒适的坐姿。
> 运用上一章中所介绍的身心静定、横膈膜式呼吸以及系统性放松法等技术为冥想做好身心准备。
> 为呼吸建立一个放松的专注点。
> 将意念安住在一个梵咒或者内在的声音上。

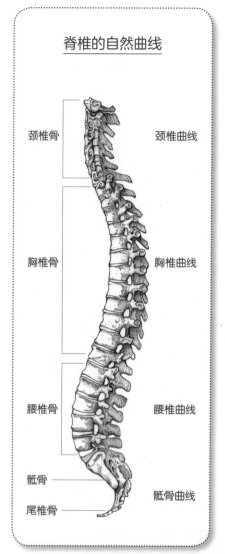

脊椎的自然曲线

颈椎骨 — 颈椎曲线

胸椎骨 — 胸椎曲线

腰椎骨 — 腰椎曲线

骶骨

尾椎骨 — 骶骨曲线

练习正念，即做一个全然接纳的观察者，而不是将自己认同于身体、神经系统或头脑。

冥想坐姿

冥想要从准备开始。并不是随便坐下来就能进入深度冥想体验的。有一些过渡的准备工作，是需要重视的。这就像一个音乐家准备演出之前要先弹奏简单音节或者熟悉的乐章来试音，冥想者也要从仪轨开始，让心境慢慢进入冥想的状态。

固定的座位。

宽松的衣裤。

轻柔地让身体进入冥想坐姿。

闭上双眼。

再次调整坐姿到舒适稳定的状态。

如此才能逐渐开启那熟悉的内在旅程。

身体的不适与心灵的噪声往往是交缠在一起的，因此让心灵平静的第一步是让身体安稳下来。尝试建立完美坐姿的人，慢慢地都会发现，舒适和稳定的坐姿并不是很容易建立起来的。

脊柱不是一条完美的直线。正是它的自然曲线使受伤和疲劳的风险降低，并使骨骼结构更具弹性。然而这意味着如果想要稳定而舒适地坐立一段时间，头、颈、上身必须与脊柱根部在一条线上。"坐直"意味着脊柱沿着身体的纵轴自下而上到头顶，是在一条线上且平衡的。如果脊柱有弯曲，不仅会造成不舒服、不稳定，还会阻碍精微能量的运行。

坐直并不像说起来那么简单。许多人在脊柱、骨盆、双腿以及肩胛带存在习惯性的肌肉紧张、僵硬或虚弱，这些都会成为阻止我们想要坐直的障碍。比如说，扣肩、含胸的人就很难挺直上背部，打开胸腔。

另一个常见的问题是骨盆的平衡。一个稳定、均衡的坐姿要求我们坐立的时候，脊柱的根部是中正的、垂直于坐垫的。如果下背部僵硬，腘绳肌或大腿内侧很紧，这些肌肉就会对骨盆形成不平衡的拉力，从而改变下背部的自然曲线：如果腰部垮塌，上背部就要用拱背来平衡这种要向后倒的感觉。

然而如果为了坐直而让下背部过度前曲，也会造成骨盆根基的歪斜。这样向前推动骨盆，会对脊柱、髋关节、大腿和颈部都造成紧张，也会导致肩胛骨下方

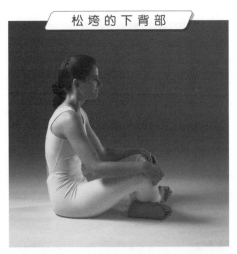

松垮的下背部

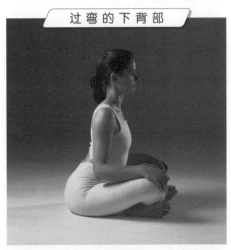

过弯的下背部

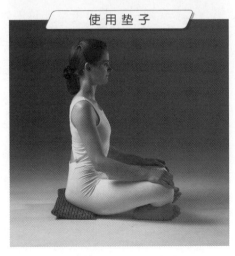

使用垫子

的相关肌肉疼痛。

使用一个简单的辅具就会对腰部松垮的情况带来极大改善。在臀部下方垫一个垫子或者可折叠的毯子来抬高脊柱根部，从而弥补柔韧性不足造成的限制，使脊柱呈现自然曲线。若想改善下背部过度前屈的情况，则需要释放掉骨盆内不必要的紧张感。

有规律的哈达瑜伽练习可以提升双腿、髋和脊柱的柔韧性，强化下背部，打开胸腔并提升自我觉察的能力。这将有利于优化坐姿线条，提高坐姿的舒适度。但也不需要非得建立起完美的柔韧度与力量后才能开始冥想练习。这里有一些建议的坐姿，如果运用得当，它们能够支持脊柱的直立，让身体舒适；精微能量聚集并被导引，使呼吸平稳，心灵平静而清明。

下面介绍四种坐姿：

高位坐（Maitryasana）

由于旧伤、关节炎或其他原因导致膝盖、髋关节或下背部活动受限的人，会发现坐在椅子上冥想，是能够保持脊柱立直且坐姿稳定而舒适的好办法。我们的肌肉习惯于坐在椅子上，因此这个姿势对于膝盖和髋关节没有特殊要求。

找到一个表面平整且稳定的椅子。坐在上面，双膝与髋同宽，双脚踩在地板上，脚尖指向前方。椅子的高度很重要。在所有坐姿中（可能简易坐除外），让髋微微高于膝盖是很有帮助的。这样大腿会轻柔地下沉，使双腿中的紧绷感最大程度地释放。如果需要的话也可以在臀部下方垫上垫子。若双脚无法落地，可以在下面垫一本书或者其他的支撑物。

闭上眼睛，将脊柱的根部推向垫子的同时，向上延展整条脊柱，一直到头顶。

微耸双肩，向后、向下旋转，肩膀下沉、放松。

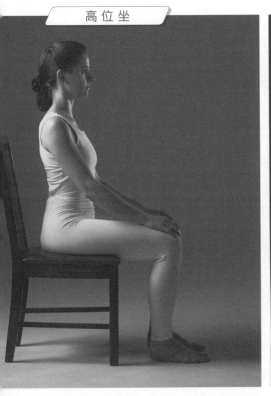
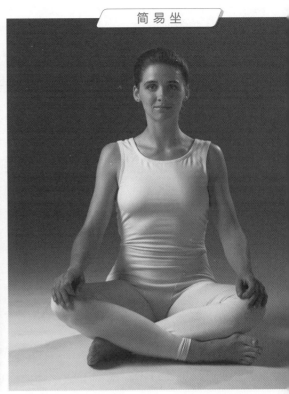

双手自然地放在大腿上，大拇指与食指轻轻相触。坐在椅子上对身体来说没有任何难度，因此，所有觉得盘坐不舒服的人，都可以借助椅子。

简易坐（Sukhasana）

坐在椅子上确实很舒服，但它对身体根基所形成的线形支撑，没有盘坐时的三角形根基来得稳定与踏实。盘坐还有一个好处是，它让双腿和双脚向躯干收拢，这会起到收聚能量并向内导引的作用。除了能够帮助脊柱立直，屈膝和盘腿的动作还可以生成"锁"，这会对骨盆与下背部产生精微而深刻的影响。

简易坐是盘坐坐姿中，对膝盖和髋关节的柔韧度要求最低的一个姿势。

盘腿坐在垫子或折叠好的毯子上。可以的话，将双腿放在对侧的脚上。

调正上身、肩膀与脊柱的相对位置，双手放在大腿上。

反复调整坐垫的高度，直到你觉得最舒服。坐垫不要太软。让脊柱根部有坚实的支撑是非常重要的，一方面可以坐得更久，另一方面可以激活和导引精微能量。

随着盘坐时间的增长，膝盖、髋关节和背部可能会感到不适，可以在大腿和膝盖下方垫一个垫子或毯子卷，来支撑关节、缓解紧绷。

记住，你要的是舒适并且稳定，这两者是相辅相成的。即使只有一条腿感到不适，也要在双腿下都垫上支撑物。小心不要把一条腿垫得太高，破坏身体的对称平衡。

吉祥坐（Svastikasana）

吉祥坐比舒适坐更稳固，因为在这个姿势上双脚和双腿会更紧实地收向身体。这个坐姿使大腿和膝盖可以落在地板上，并让双脚靠近耻骨。然而，相比于舒适坐，在吉祥坐上双腿盘得更紧，因此也对髋关节、膝盖和脚踝的柔韧性要求更高。

进入坐姿，让左脚的脚掌抵住右大腿。

右脚插进左大腿和小腿肚之间。

也可以将左脚向上拉一点，让它也位于右大腿和小腿肚之间。两侧的脚踝在耻骨前方交叉，双脚则均插入对侧的大腿与小腿肚之间。

调正上身与脊柱的相对位置，需要的话，在脊柱根部下方垫一个垫子。

当双腿和双膝以此方式盘绕在一起时，脊柱会自然立直，双腿的能量会自然地流向脊柱的根部。如果你可以舒适地安坐于这个姿势，会感受到注意力向内收摄，心灵也会安静下来。

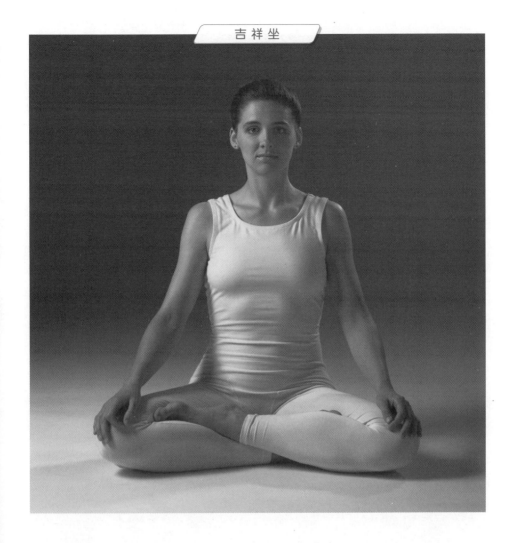

吉祥坐

跪姿

跪姿为那些想要坐在地板上但又盘腿困难的人提供了一种选择。在这个姿势上，小腿放在地板上，因此要比坐在椅子上更稳定。尽管跪姿无法像吉祥坐那样可以有效地将能量收摄向脊柱根部，但它为脊柱提供了有力的支撑与提举。

这个姿势的前提是需要一个表面向下倾斜的长方形跪凳。

首先跪下来，将跪凳放在大腿下方，凳子表面朝膝盖方向前倾。

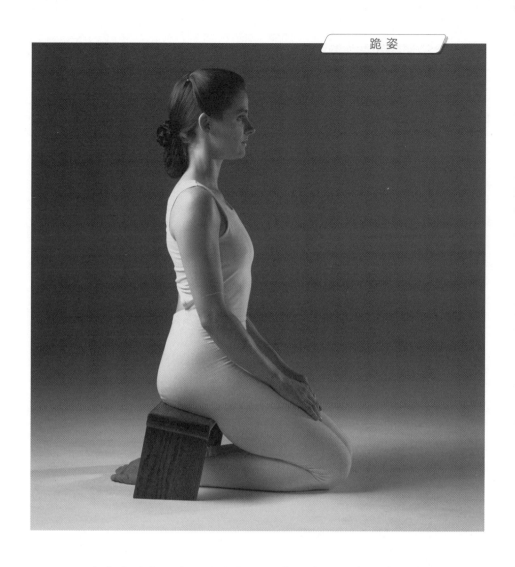

坐在凳子上，大腿平行与髋同宽。脚趾向内，脚跟自然向外分开。

可以在臀部下垫一个垫子来升高凳子的高度。如果需要的话，在脚踝下方垫一个毛巾或薄垫子，来缓解此处的压力。

一旦坐安稳后，双手自然放在大腿上，或结禅定手印（双手掌心向上放在下腹前，右手在上、左手在下，两手拇指指尖相触）。

无论你选择用哪种坐姿来冥想，都要不断完善你的坐姿，这会帮助身心进入更深层次的静定。

一个完美而稳定的坐姿会让身体定下来，同样地，一个专注的目标，会让心定下来。所有的能量都会向同一个方向流动，越是可以毫不费力地保持坐姿，身体层面的感受对心灵的影响就越小。你也将发现呼吸也会随之变得平稳且毫不费力，变得更规律、平顺、安静和精微。

之后你将进入专注的阶段，在这个阶段，心灵本身就是你专注的目标。

冥想练习的指导原则

- ✦ 每日练习一次到两次，在固定的时间。
- ✦ 饭前练习。
- ✦ 清晨、傍晚以及睡前是练习冥想的理想时间。
- ✦ 练习前要清空膀胱。
- ✦ 开辟一块舒适的空间用于冥想，空间内不应杂乱，也不要太拥挤。
- ✦ 从每次 10 分钟开始，逐渐延长至愉悦地静坐 30 分钟。
- ✦ 要量力而行，不要为了坐得久一点而跟自己较劲。
- ✦ 通过阅读和沉思来深化你的练习。

练习专注

让身体静定下来、横膈膜呼吸、系统放松法等，这些初始阶段的练习，都是使心专一的不同形式。身体的静定会将注意力带到并停留在对身体的感知上；横膈膜呼吸则进一步缩小专注的范围，将觉知带到不间断的呼吸之流上；系统放松法则是对专注点的进一步精细化，它释放掉肌肉深层的紧张感，并将对身体与呼吸的觉知融合为对内在整体性的觉知。这些练习一步步地引领我们走向内在。

然而，冥想则要求我们将专注力带到更精微的人格系统层次，即心灵本身。通过选择一个合适的专注目标，我们让心灵从不停猎取新刺激的习惯中安静下来。届时，我们将以从未有过的视角重新认识心灵，以不执着的心境观察并看清念头在心灵上演的戏码。

有两个常用的专注点，它们都会引领觉知不断地向内深入。第一个是呼吸在鼻孔的流动，这是一种非常精微的感受。当你专注于对呼吸的感觉时，其他感官会安静下来，它们的活动也会随之止息、收摄。这种感官的收摄会带来更为内向的专注，即专注于一个梵咒或者内在的声音。

下面分别详细讨论这两个专注点。

呼吸在鼻孔的流动

呼吸的触感是非常纤细的，或许很难有其他的感受能像呼吸在鼻孔流动时那样轻柔与微妙。当你呼气时，呼吸是温暖而湿润的（肺的润湿作用）；吸气时，则是清凉而干燥的（外界空气的状态）。你只需要用一点点力来体会这种感受。它们本就存在于呼吸的流动之中，并可以由你做主，随时将之带到觉知范围内。尝试以下练习：

以舒适的冥想坐姿坐立。

闭上双眼，专注于呼吸在鼻孔的流动，持续观察几分钟。感受吸气时的清凉，呼气时的温暖。在呼与吸之间不要丢失专注力，这是很容易走神的时机。放松并仔细地感受每一次吸气与呼气，以及它们之间的过渡。

随着这个过程的持续，你会发现你的心会在放松与不安之间摇摆。它可能觉得专注于呼吸的时间够长了。它可能游离到别处，想要寻找新的乐趣。它可能觉得练习毫无帮助，或者在练习中发现了令人兴奋的体验。面对所有这些心灵的杂音，你所要做的只是保持放松，允许念头来来去去。

当觉知开始游离，轻柔地将它带回到呼吸上。不要自我批评，或者期待念头会消失。只是简单地继续练习，直到不再需要用力去专注。

> 学着安住于静默之中，与内在的声音共处。一些冥想练习者将这个经验类比为浮潜或者跳水运动中在水浪下的潜行。水的波浪并没有消失，但它不再对你起作用。坚持每日练习，将注意力集中在呼吸上，然后放下所有的努力。

呼吸觉知将引领你到达一种心灵高度放松的状态。你的专注是安静而从容的，你将以柔和与随顺的态度专注于心理过程，一旦心灵被干扰，一股自然的内在力量将带你再次回到觉知的中心原点。

这就是冥想的专注。

梵咒（Mantra）

冥想训练的下一步是将呼吸觉知与梵咒融合起来，梵咒是由单个词或一组词形成的声音。从梵文 mantra 的两个音节中，可以找到理解其内涵的重要线索。

第一个音节 man 是动词"思想"的意思（这也是英文 man 的词源，是指能够思想的生物）。第二个音节 tra 与动词"保护、引导、引领"有关系。因此，梵咒是起到保护、引导、引领作用的思想。

梵咒可以被大声唱颂出来，也可以小声吟诵，但最有效的做法是在心中默持。于内心反复持诵梵咒会让活跃的思维安静下来，并使专注力更加精细。

Soham

学生们最先接触到的是一个可以与呼吸融合的梵咒：soham（读音是嗖 – 瀚姆）。据说，soham 是呼吸的自然声音，因此，每个人单纯地通过呼吸，其实整天都在无意识地持诵这个梵咒。然而，瑜伽士们说，将 soham 带到觉知之内，这会使这无声的振动变得有声，如此一来，它将可以成为冥想时心灵的安放之地。试试这个练习：

> 以冥想坐姿坐好，将关注带到呼吸在鼻孔的流动上。

无须用力，允许念头来来去去，但并不打扰你的专注。

现在，吸气时让"嗖"的声音在心中回响。呼气时，聆听"瀚姆……"的声音在心中回荡。每个声音都与呼吸等长。不要出声。让它们安静地在心中回荡，跟随一呼一吸的自然韵律流动。

勿要改变呼吸来配合声音的节奏。尽管梵咒 soham 的确能够安抚心灵，也能够对呼吸产生影响，但最好是让呼吸按照自己的节奏，同时倾听这两个声音伴随呼吸而行。很快，你的呼吸也会放松下来，声音本身会让你变得平静而专注。

soham 这个通用的梵咒，并没有一个准确的释义。然而，如果我们记得瑜伽的核心主旨是通向自我的旅程，就会理解到它的重要性。

soham 是一个复合词，由 sah 与 aham 组成（so 的声音是由 sah 的声音变化而来的）。sah 是梵文中的代词"那个"，但在这里，"那个"指的并不是世俗的对象，它指的是我们真正的自我。aham 这个词是人称代词"我"，它代表的是组成个体人格的所有能量与力量。

当这两个词组合在一起的时候，或许可以翻译为"我就是那个"，用以不断确认我们内在深处存在着那个超越了世俗的苦乐以及对外在世界所有期许的本我。soham 提醒我们本我的存在，并帮助我们回到中心原点，与那个灵魂深处的"我"建立连接。

梵咒 soham（或者其他梵咒也是同样的）的声音，汇聚成了一股向内的能量，这种能量会引领人们到达意识的深处。梵咒的真义会以全新的视角向反复持诵它的人徐徐展开。对梵咒的能量报以虔诚与开放之心，反复持咒，可使潜藏于其内的指导与滋养降临。

但并不是说持诵 soham，就必须对瑜伽传承建立某种盲目的信仰。所需要的只是尊重之心与发自内心的意愿，让声音成为注意力放松的焦点。这样就会使呼吸与声音的融合，对心灵与人格系统自然地产生积极影响。

个人咒语

任何人都可以持诵梵咒 soham。然而，在瑜伽中，有一些梵咒是由老师通过启引的流程特别传授给学生个人的，这个梵咒就会成为学生的个人咒语。在启引的仪式中，某个特别的词语或者短句会被老师接收到，并传授给被启引者。据说，通过启引，梵咒的能量就会引领并保护被启引者。

那么这些信条是否有基础呢？瑜伽士们告诉我们是有的。然而也许最明智的方式，是让冥想练习自然地为你揭开其深意，如果我们真诚地探寻，就会从亲身体悟中理解梵咒的真义。

如何使专注力更加精细

在不断使专注力精细化的过程中，从专注于呼吸在鼻孔的流动到专注于梵咒之间有一个渐进的过程。这个过渡阶段经历四个步骤：

- ✦ 首先将觉知安放于呼吸在鼻孔的流动上，这个阶段不加声音。
- ✦ 接着，将觉知安放在鼻孔的呼吸流动上，同时随以呼吸的声音（soham）。
- ✦ 接着，将觉知安放在 soham 的声音上，并将对呼吸的觉知降到最低。
- ✦ 最后，将觉知安放于个人咒语上，超越对呼吸的觉知。

保持正念

当你将注意力集中在呼吸或梵咒上的时候，仍然会觉察到一些念头在心里经过。这些念头有时候是安静地经过，但有时候，念头与影像会把心灵带向兴奋的高潮或者低落的谷底，让心在情绪的风暴中翻滚，从一个欲望奔向另一个欲望，根本无法保持稳定。在冥想的过程中，正念（它是专注的伴侣）是很有帮助的。

印度的村妇是践行正念的高手，尽管她们可能并没有意识到这一点。

她们每天清晨都要去井边打水，水桶盛满后顶在头上，并一路保持平衡。在路上她会同时与朋友聊天，并小心避开路上的石块，还要思考着当日的活计。她能够面对并处理所有来到面前的干扰，同时保持专心使得一滴水都不会洒出来。

正念是觉知的细化。当保持正念时，我们是以全息的视角觉知心灵的：我们既看得见专注的焦点，也看得见于心中升起的、似乎会干扰到专注力的杂念。保持专注，同时允许杂念来来去去。正念让我们不起反应——只是简单地观察心灵中呈现的内容，并允许它离开。我们经过但不进入浅层的心。

在初级阶段，正念还并不能成为一种存在的状态，而是一系列可以学习和练习的技巧。以下列举一些：

认出我们施加于思想、感受中的那些充满批评和评判的自我对话，并放下它们。

看见念头与情绪在心灵中经过，而不将自己认同于它们。

允许自己存有某些念头和想法，接受自己当下的样子。

有各种各样的想法与感受会激起你的反应、引起你的关注，在面对它们时，保持内心的柔软。

某些特定的念头会引发情绪，感受它的强度，小心且耐心地处理这股情绪的能量。

始终处在当下，而不是在过去与未来里游走。

始终记得对专注的焦点保持觉知，要知道这个专注点才是让你不被连串想法套牢的解药。

最终，正念和专注的结合会使冥想走向更深的境界。这种体验会消减心灵的痛苦，培养出不执着的心态。这是一种全然专注于当下的体验，让人从所有的期待中解脱出来。

当练习进入这个阶段，专注会变得放松且毫不费力。冥想的专注点不再需要有意识地、用力地建立，而是似乎有一种内在的引力，将我们自然地带到一个静谧之处，在那里，情绪放松下来，思绪被清空，直觉被唤醒，一种永不消逝的平和之感油然而生。这种体验本来就在我们之中，通过练习，我们可以选择随时回归于此。

练习概述

这是一个关于放松/冥想练习步骤的总结。

✦ 建立一个可以让你安静下来且稳定不动的姿势（放松法以仰卧姿势进行，冥想则以坐立姿势进行）。

✦ 觉知呼吸。不要上来就机械地调整呼吸，而是首先让肋骨的下端和腹部柔软下来，感受呼吸的流动所带来的清理与滋养，重复多次后，自然地建立起横膈膜式呼吸。

✦ 改善呼吸。让呼吸深入、平顺、均匀，没有声音，没有停顿，毫不费力。

从头到脚，从脚到头放松身体，呼吸并释放所有的紧绷感。感受整个身体都在呼吸。

✦ 在坐姿上，关注呼吸在鼻孔处的流动。保持耐心，让专注变得越来越细，放下对所有杂念的抓取和执着。

✦ 深化并延长呼吸专注的时间。不要谴责心中的杂念，允许它们存在。

✦ 进一步放松内心，让呼吸与梵咒soham融合。让梵咒的声音自然地跟上呼吸的节奏。

✦ 将觉知专注在心中回荡的梵咒上，把对呼吸的觉知降到最低。

✦ 安住于梵咒上，安住于存在的中心原点，允许所有能量与念头的波浪起起伏伏，这些波浪在中心原点的周围环绕，但不会进入那个中心原点。你是一个放松的内在见者证，安居于自性之中。

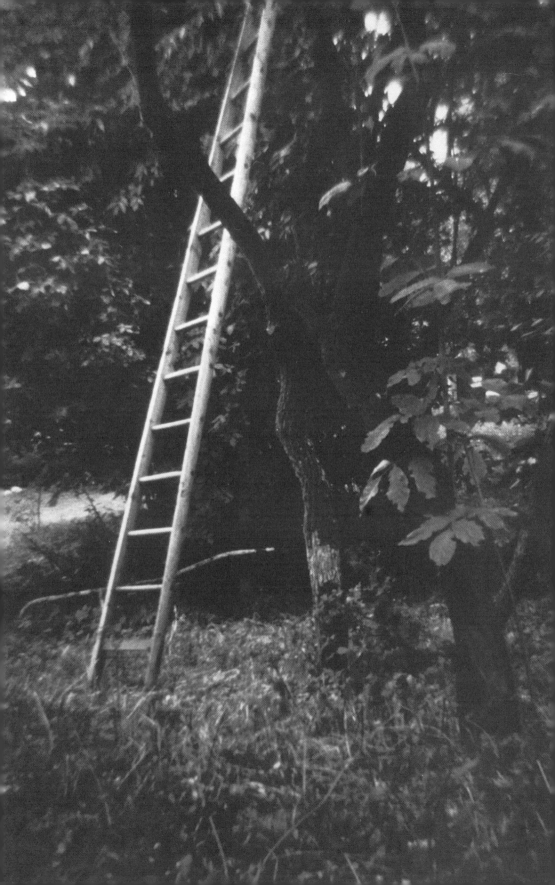

YOGA
IN ACTION

第十章

在生活中
实践瑜伽

◆

行事练达即瑜伽。

——《薄伽梵歌》

每日练习呼吸法、放松法、体位法和冥想对于营造平衡而愉悦的心灵状态大有裨益。然而，生活中仍有很多时刻并不那么美好。多数人都有固化的生活方式和思维模式，它们会破坏瑜伽的练习效果。这些习惯会打翻心灵的平静，使我们不受控地做出反应，与最重要的事背道而驰。

这些问题是从哪儿冒出来的？瑜伽又是如何教导我们智慧地生活？回答这些问题之前，我们必须先明白我们并非独立于环境而存在。我们需要食物、阳光、水、居所、一个可以安全舒适地睡觉的地方。我们的能量水平取决于这些供给的质量，我们不能试图与它们脱离。然而，我们可以选择让自己欣然地与这些需求和谐共处，而不是与之对抗，消耗自己。

可是一般情况下，我们并不觉得自己在浪费能量，即使意识到，也不知道该如何改变自己的行为。我们确实需要一些智慧，来理解我们与外在世界的关系，并在必要的时候改善这种关系。

四个基本的生理需求

瑜伽告诉我们，生活中的大部分问题都来自我们如何管理这四个基本的生理需求：食物、睡眠、性和自我保护。这四个需求是大部分行为的背后驱动力。它们也是情绪的根源，因为当这些需求被满足的时候，我们会感到快乐（至少是短暂的快乐），当它们落空的时候，愤怒、焦虑、嫉妒以及其他负面情绪就出现了。

欲望与情绪之间的舞动是微妙的，且以多种面貌呈现，但它很少能够带给我们真正的满足感。一种欲望被满足就会很快滋生其他的欲望。

生理需求的确会给我们制造很多麻烦，然而如果能够智慧地引导它们，这些需求也能燃起创造力与慈悲心，并引领我们通向灵性成长。其中的秘密在于觉知：承认它们的重要性，并发掘与它们相处的方式。瑜伽士告诉我们，想要实现平衡的生活，就需要智慧地管理四个生理需求。下面对此逐一简要介绍。

食物

从前有一位出家的圣人，他的身心在长期的瑜伽修行中已经变得非常纯净和敏锐。有一天，在与国王共进晚餐后，他突然升起了贪念。他看到王后镶满宝石的项链就放在旁边的桌子上，于是就拿走了。第二天早上，在完成晨间仪轨中的肠道清洁法后，他想起了昨天发生的事，感到非常震惊，赶紧把项链还了回去。之后，他决定要探究到底是什么导致了这个奇怪的行为，于是他坐下来反思，并去调查昨天晚餐的来源。他发现晚餐上的谷物从种植、收获到售卖，均出自一些深怀恐惧与贪婪的人之手。他看到他的心灵在食用这些谷物后被污染了，在这种影响下，他沾染了食物供应者的某些习气。

这个故事从现代人的观点来看，几乎是难以置信的，但从瑜伽的观点，食物的品质不只是由它的化学成分决定的。它们还会影响到我们的身体、心灵、情绪和灵性生活。换句话说，我们会吸收到食物中更精微层次的能量。

食物通过影响身体的能量平衡，来影响意识。腐烂的、精加工的食物已经失去生命活力，吃这些食物会让人昏沉怠惰。刺激性的食物（例如，咖啡、糖和辛辣的食物）则会助长愤怒、暴躁、焦虑和恐惧。另一方面，大多数新鲜的蔬菜、水果、谷物、豆类以及没有被过度加工的日常作物，既不会导致抑郁也不会带来刺激。它们有营养和能量，带给我们平和、洁净和满足。它们有助于提升心灵的能量并保持健康，而这正是瑜伽所倡导的生活方式。由此可以得出结论，通过合理的膳食搭配以及烹饪技巧，我们可以提升整体的饮食质量，并改善生活品质。

如果不能消化和吸收，即使再完美的食材也是没有意义的。或许我们很难选择食物的种植、销售以及烹饪方法，但我们可以选择怎么吃。这些简单的原则会帮助我们吸收食物的养分。

其中，适量饮食是最重要的。过度饮食就好像用了太多的柴把火闷灭了。它会使身体陷入一种危机，即所有的能量都要用来处理这些过量的食物，因此我们会感到昏昏欲睡、迟钝、倦怠并堆积毒素。

类似地，如果不停地吃零食也会使消化系统没有休息的时间。吃饭太晚也是如此。对消化系统最有利的饮食方式是三餐规律，午餐最丰盛，因为此时正是消化火力最强盛的时间。

吃得太快太急，或者在生气、沮丧和焦虑的时候吃东西也会影响消化。首要的原因是，当我们处于平静和接纳的状态时，负责消化的副交感神经系统才能最有效地运行，而紧张的状态则会影响其功能。其次是，当我们匆匆忙忙地吃东西时，无法全然专注在吃东西的过程上，因此也无法获得由食物带来的深层与精妙的

如何改善消化

✦ 餐前与餐后进行短暂的休息。
✦ 充分咀嚼。
✦ 三餐规律。
✦ 睡前不要吃大餐。
✦ 不要饮食过量。
✦ 不要在餐中或靠近就餐时间食用糖和咖啡因。
✦ 享用你的食物！

如何改进饮食习惯

✦ 记录吃饭的时间和内容。
✦ 减少或取消零食。
✦ 减少脂肪、糖与肉的摄入。
✦ 以平和、感恩之心，带着觉知进食。
✦ 一点点地改善饮食习惯。

滋养。

食物维持生命。在吃东西时，保持平和的心态、全然的专注与感恩之心会滋养心灵和身体，并在外在世界与内在本性之间建立连接。那么，用餐前可以花点时间来安静地感恩食物，追本思源，让它融合到你的整个生命里。然后再全心地享用食物的味道、颜色以及质感。

这些建议并不是僵化的，你需要通过尝试找到最适合你的方式。在建立健康饮食习惯的过程中不要折磨自己。当你通过练习瑜伽变得越来越平和且有能量时，你会自然地倾向于有益于维持这种状态的饮食——这种饮食习惯的建立是基于身心深层的需求，而不只是味蕾上的满足。

睡眠

这四个生理需求之间是相互关联的，当其中一个没有管控好的时候，就会影响到其他。比如说，吃了腐败的食物就要比吃新鲜食物之后需要更多的休息。尽管腐败食物含有维持生命所必要的营养物质，但却没有一颗从树上摘下来的熟桃或者菜地里采摘的新鲜西红柿那样富有生命能量。换句话说，你感到疲惫的时候往往是因为缺乏这种生命能量而不是缺乏睡眠。

关于睡眠的课题要比睡觉本身大得多。影响睡眠的因素也同样影响着清醒时的生活，只是在睡眠中，这种影响因素会以更精微的方式运行。这也是为什么我们有时候睡了几个小时却始终觉得没有得到休息。改变饮食习惯，练习体位法、呼吸法以及冥想，更好地管理情绪和人际关系都会改善睡眠质量并降低对睡眠时长的需求，从而根本转变精气损耗的倾向。

睡眠习惯也要改变。比如说，试一试按时上床、按时起床，看看睡眠质量是否有改善。我们生活在一个可以控制气候，使用人工照明的世界里，似乎已经渐渐忘记了与季节、日夜这些自然节律之间的能量连接，如果可以建立规律的作息，就会使人体机能的运转更加有效率。有规律的生活（当然不是僵化的生活）能够极大地改善健康水平、更新能量、提高专注力，并点燃创造力。

就寝之前应使神经系统和心灵平静下来，避免那些会对心灵造成刺激或扰乱的活动，包括激烈的运动（如果你有肌肉紧绷或精神紧张，轻柔的拉伸是有帮助的）。在睡觉之前可以做些平静的反思、放松法或冥想。洗一个热水澡。悉数当日值得感恩的事、明天值得期待的事。

如果你入睡困难，建议戒掉咖啡因，尤其是下午以后。午餐后的一杯咖啡可能让你晚上睡不着，或半夜醒来感觉很累却无法再入眠。这也会导致第二天需要咖啡提神，形成恶性循环。

随着瑜伽练习不断深入，你可能会发现自己对睡眠的需求变少，早上很早就会醒来。养成任何一个习惯，循序渐进总要好过于一蹴而就，所以尝试每天早上早起 15 分钟，坚持一个星期，看看感觉怎么样。当你准备好的时候，再将起床时间提前 15 分钟。如此一来，你的每一天就轻松地多出一个神清气爽的半小时。尝试在睡前用意念设定起床时间。或者使用一个声音柔和的闹钟，不要那种很刺耳的声音。

你入睡困难吗？

这个简单的小技巧会帮助你入睡并让睡眠更安稳。这里会用到 2-1 呼吸法，你需要能够毫不费力地做到呼气大概是吸气的 2 倍长。有意识地观察呼吸。让呼吸没有停顿、卡顿或颤抖。睡前进行以下呼吸练习：

✦ 仰卧 8 个呼吸

✦ 右侧卧 16 个呼吸

✦ 左侧卧 32 个呼吸

✦ 祝你好梦！

——来自于国际瑜伽杂志《红尘炼心》

（*Taming the Roller Coaster*）

一个关于睡眠的实验

在对的时间睡觉会让人充满活力，即使在最佳睡眠时间之后半小时就寝都会导致第二天精神不佳。这个简单的实验会告诉你作息时间是如何影响感受与思想的。它也会让你觉察到自己现有的习惯。

开始前问自己"对我来说最佳的就寝时间是什么？"，并记录下来_____

_____

然后记录一周实际睡眠时间（这个时间是指你上床、关灯、准备睡觉的时间）。每一天对睡眠质量与精力水平打分（1～10分）。在一周结束后观察总体趋势。

日期	上床时间	睡眠质量 （1～10分）	隔天的精力 （1～10分）

长期建立起来的习惯，如睡眠习惯，是很难一下子改变的，因此要循序渐进。在最佳时间就寝很可能会为你带来极大的益处。

性

还有两个强大的驱动力深深交织在生命的纹理之中，它们是对性（以及其他的感官享受）的欲望和自我保护的欲望。与对待食物和睡眠一样，瑜伽也主张对其施以中庸之道。生硬地控制或压抑某种生理需求，会扰乱其他需求，例如，剥夺睡眠可能会引起食欲失控。但也不可以沉溺于生理需求，好像生命就是为了满足它们而存在的一样。

衡量感官体验的真正标准，是看它对于思想、情绪、心境和能量的影响。管理感官欲望最好的方法，是奉行中庸之道。这样既不会抑制，也不会依赖于感官享受。当愉悦的体验中，既没有罪恶感，也没有过度刺激，不会令人日思夜想，那这种感官享受就不会扰乱我们的平衡。但是如果心灵被某种愉悦的体验扰乱，就需要仔细觉察引起这种扰乱行为的背后原因，并通过自律来进行管理。

培养满足的态度是管理欲望的核心，圣人们说，幸福并不来自得到我们想要的，而是来自满足于我们所得的，不要成为欲望和期待的奴隶。在这样的心态下，我们可以主动选择让感官间歇性地休息。比如说，主动进行果汁断食、体验静默或暂时禁欲。这样的练习不仅会让身心重新焕发活力，还可以深化我们的灵性觉知。

自我保护

自我保护的欲望深深地扎根在每个人的生命中，每当危险来临的时候，它就会被瞬间启动。它会以恐惧、焦虑、愤怒的形式呈现出来——这种强烈的情绪可以调动巨大的能量。然而，不幸的是，在日常生活中，这些情绪反应常常与我们实际遇到的危险不成正比，维持这种恐惧和愤怒成了身心的负担。

我们常常将自我保护等同于基本的求生欲望，但实际上，自我保护拥有更精细的维度。每个人都有所执之物，它们往往与生存底线无关，但对我们来说却是异常重要的。通过所执之物，我们为自己创建了诸多身份认同。比如说，参加婚礼时的席位可能彰显了你的社会地位；收藏的爵士乐唱片或许是对童年时的音乐天分仅存的骄傲；新买的车则是财务能力的体现。

当这些身份认同（或者代表它们的事物）受到威胁的时候，就会引发我们自我保护的冲动，有时候就好像我们的生命受到了威胁一样。我们越是执着于这些身份认同，就越会使情绪报警系统过度敏感。

管理自我保护的欲望需要智慧和分辨力。瑜伽从不教导人们违背常理或者漠视合理的恐惧与顾虑，我们也不需要用放弃财产和社会地位来获得内在的平和。我们要做的是让僵硬的执着变得柔软，如此一来它们就不会给我们制造麻烦。我们可以学习让反应温和一些，将必要和非必要分清楚。如果没有这样的柔软之心，恐惧和愤怒就会影响到健康与心灵的平静，让我们与目标离得越来越远。

自我管理的十大原则

如果不能有智慧地管理四个基本生理需求，就容易养成难以克服的不良习惯，使我们一再地被自己打败。为改变这些无益的习惯模式，瑜伽传统中有十条用以指导日常生活的行为规范，它们是戒律（yama）和善律（niyama），也是构成王道瑜伽八肢的前两肢。戒律和善律指导我们管理与他人、与自己和与周遭世界之间的关系。通过践行它们，我们可以转变自己，并将灵性目标融入日常生活中。

五条戒律 Yamas

非暴 ahimsa

实语 satya

非盗 asteya

梵行 brahmacharya

非纵 aparigraha

五条善律 Niyamas

清净 shaucha

知足 santosha

苦行 tapas

自习 svadhyaya

奉神 ishvara pranidhana

五条戒律让我们避免将能量白白浪费在对原始欲望的沉迷之中。戒律会提醒我们当前行为已偏离了灵性之道，它鞭策我们自我约束，并以新的、有创造性的行为取代陈腐无益的行为模式。通过践行戒律，我们学习理解行为背后的心理过程，并更有能力管理情绪的波动。

五条善律则是培养幸福感与建立自信的有效工具，践行它们的过程会让你找到自己。如果说戒律像河流的堤岸，用以约束无序的内在能量，那么善律就是规范与仪轨，它推动这股能量朝着目标流动。

五条戒律（Yamas）

非暴（ahimsa）

在梵文中，前缀 a 代表否定，himsa 的意思是"伤害，受伤，杀死或者施以暴力"。ahimsa，是第一条也是最重要的一条戒律，是关于不伤害或者说非暴力的修行。圣人们告诉我们，它是我们与世界和谐相处，并获得内心平静的关键。

非暴源自觉知，与我们练习体位法和冥想用的是同样的技巧。通过从非暴的角度进行自我省察，我们可以看到一个不断旋转的陀螺：藏在攻击性行为背后的永远是恐惧、愤怒与指责，而发生暴力行为的原因则常常是由于我们将自己的痛苦投射给了周围的世界。通过练习，对内在线索的觉知会在情况不妙的时候提醒我们，以停止不受控的暴力反应。

在更深的层次，非暴是练习瑜伽的自然结果，而不再仅仅是一种有意识的心理过程。随着内在旅程不断展开，我们将通向那个平和与永恒的意识中心，即我们真正的自性所在，而不伤害的欲望正源自那个自性的展开。我们开始意识到，这个内在本我也存在于所有生灵之中，于是我们希望可以不再对任何生灵施以伤害与暴力。

然而，非暴的修行中最难的，恰恰是对自己实行非暴。自我批评、自我怀疑、无法原谅过去的错误变成了沉重的负担，它破坏着我们的自信与意志力。一旦我们丧失了内在的平衡，恐惧、愤怒、罪恶感就会让我们变得非常脆弱，以至衍生出更多的负面思想。

非暴的原则是要扭转这个过程。它告诉我们该如何爱自己和他人，当我们全然地奉行非暴原则时，一种源自灵魂深处且极有力量的自信感就会油然而生。每一个时代中的伟大导师都认同这个真理，即通过修行非暴，我们可以改变自己，也可以改变世界。例如，现代医学之父、古希腊医师希波克拉底（Hippocrates）所给出的第一个准则就是"不要伤害"。

的确，非暴劝诫我们要保持自我控制，但并不是阻止我们在必要的时刻有主见和决断。一旦我们下定决心修行非暴，那么在面对任何事情时，都要尝试寻找更积极的方式来处理冲突，防止伤害，同时满足我们的需求。但这是一条漫长的道路，当有一天我们将非暴真正融入日常生活中时，它会向我们以及我们周遭的世界展现出无与伦比的魔力。

实语（satya）

sat 在梵文中的意思是"存在，如是"。satya 的意思则是"真实的"，按照事物原本的样子，而不是我们期待的样子去认识与表达。当我们是真实的，生命就是简单而笃定的；当我们试图隐瞒或修饰真相，动机就变得可疑，我们会因此破坏对自己和他人的信心。

实语是对心灵和智力的双重挑战。当我们试图不实地表达时，多半是因为害怕真相会制造冲突，或让我们无法如愿。为了避免痛苦的发生，我们一般不会完全说谎，而是对真相稍做一点扭曲。我们用部分的事实来换取自己想要的东西，这看起来很有理，但自我欺骗的思维模式会因此而建立起来，这种模式很难扭转。实语的目的是让我们不再纠缠于真真假假之中，而丧失了清醒地观察思想与感受的能力。

如同所有的戒律一样，修行实语会有两个结果。从内在来说，我们学着认识促使我们歪曲事实的一系列恐惧和其他负面情绪。一旦我们能够理解和处理这些恐惧，我们的思想、言语和行为就会变得与真相一致，我们也可以更近一步地看待自己的需求和欲望。从外在来说，实语的修行，会让我们不再说谎。

然而在与他人的交往中，实语并不代表要将内心的想法不假思索地脱口而出。实语不代表不具备处世的智慧和辨别的能力。要记得，我们同时也在修行非暴。实语意味着你知道说出真相可能会带来伤害，因此说话时要兼有善意、慈悲以及真相。它意味着看得到事情积极的一面，同时得体地表达消极的一面。换句话说，如果必须说出令人不快的真相，我们要保证内心完全没有伤害他人的意思，同时让表达尽可能地善巧得体。

最后，实语会维持内在的秩序。通过它，我们使生命中的关系根基稳固，无论是与他人还是与自己。由此产生的稳定感将自然地引领我们走向更高的真理，它拥有力量帮助我们找到内在的平和。

非盗（asteya）

steya 的意思是"偷盗"。当它与前缀 a 组合在一起的时候，就成了asteya，"不偷盗"。这是第三条戒律，禁止我们取用不属于自己的东西。大部分情况下我们会将偷盗与实物联系在一起，但事实上，在我们的世界里，无形的东西，比如说信息、情感上的恩惠更可能成为被盗之物。尽管大部分人并非故意或习惯性地偷盗，但我们的心灵的确要比想象中更善于此道。

偷盗的欲望生根于一种不幸福、不完整和羡慕他人的情绪，并在这种信念中发芽生长："我们曾被不公地剥夺，恐惧于无法得到想要的东西。"愤怒通常是对偷盗冲动的辩护，而保密则是它永远的战友。在许多情形下，我们没能智慧地运用能量，从而导致丧失自尊，于是内在的空虚感就成为最大的强盗。

导致偷盗的心理过程就像是往一个漏碗中倒牛奶——无论倒进去多少，碗都是空的。情感的需求无法因为占有那些本不属于我们的东西而得到满足。

解决方案是堵住碗里的洞。每当获取不义之物的念头升起，立刻放下它。不要再去联想你将会因此而获得什么。让幸福感全然地来自生命赐予你的一切。你将立刻感受到心灵从罪恶感中解放出来，充满了平和的自信。

如果修行非盗时有障碍，有个解决方法是去布施。我们很少满足于所得到的，但总会记得给予所带来的喜悦。去布施食物、钱财、时间。有机会就去布施。富有其实是一种心态，你将会因此而感到越来越富有。伟大的瑜伽经典告诉我们，只要我们在布施的时候是无私的，内在的财富会为你带来外在的财富。

梵行（brahmacharya）

brahmacharya 的字面意思是"行走于神性之中"。从实践上，意味着梵行者要将心灵转向内，平衡并控制感官，从而自依赖与贪婪中解脱出来。瑜伽士还告诉我们，当心灵从感官的维度里升华，感官享乐就会被内在的喜悦所取代。

然而问题是，一颗已经习惯了感官盛宴的心，却被要求去管理它自己。结果就是，它很容易说服自己为感官享乐开一道门，但同时又挣扎着找些借口再把门关上。

梵行为解决这种困境提供了一个实用的策略，它简单且优雅地解决了生命中最大的难题之一，那就是在感官欲望被唤醒、处于活跃之时，看着它们，允许它们适中地活跃，然后就喊停。这样做既没有完全压抑感官欲望，又给了心灵一个从消遣中回归的机会。

在吃冰激凌大餐或遇见巧克力的时候能想起这一条建议确实需要很大的毅力，然而"享受中庸之乐"的原则确实非常实用。每当你的心告诉自己开始走极端了，就要停下来。

然而，什么是中庸之道？有时候心灵会被感官要弄得失去了把握分寸的能力。要记住沉溺和压抑感官都会消耗元气。它们会造成不安全感和焦虑，使得能量难以再次聚集。因此，如果出现对感官享受的需求减弱或能量被带偏的情况，也是需要引起重视的。

梵行可以从非常具体的事物拓展到抽象的精神领域。一个喜欢吃糖的人需要给自己制定每日摄糖量，而一个很少吃糖的人，在想吃的时候就可以来一块。能够对所读的书籍、杂志，所看的电影，以及工作的单位做出智慧的选择会帮助我们节约能量，并保持心灵的专注与活力。在所有的感官活动中保持中庸之道，这样我们就不会沉溺于其中。忠诚于一个伴侣，建立互相支撑的亲密关系——这就是梵行所倡导的中庸之道。

非纵（aparigraha）

graha 的意思是"抓住不放"，pari 的意思是"事物"。aparigraha 的意思是"不要紧抓事物不放"，或者说不要占有。它帮助我们与那些被称为"我的"事物之间建立起平衡的关系。

对于这个世上的任何事物，一旦我们成为它的占有者，我们与它的关系就变了。这个界限非常微妙，但当情况失控的时候就会看得更清楚。有一些明显的信号：我们对待自己的财产要比对待他人的财产更为精心；即使自己已经有足够的东西也不愿意分享给别人；拥有的比需要的多得多；财产成为一种负担。

换句话说，如果我们过分地认同于我们的财产，表现为为了获取它们、紧抓不放它们、失去它们而痛苦不堪，那么，我们就需要修行非纵。

有一条瑜伽格言说得好："世界上所有的事物都可以为你所用，但并不属你所有。"这即是非纵的精髓。一旦我们变得想要占有某物，我们就会被其左右，患得患失，并想要抓住更多。反过来，如果我们以正确的态度使用来到我们生命中的财物，享受它们但不在情感上依赖于它们，它们就既没有控制我们的力量，也不会将我们导向错误的身份认同以及期待之中。

最终，非纵会延伸到人际关系领域。当我们过度依赖他人，在关系中过分付出，紧紧地控制对方而不是相互地付出与给予，或试图通过获得别人的爱来提升自尊感，这些都揭示了我们潜意识中的错误认知。修行非纵能帮助我们去检视内心的种种假设并让我们回到正确的认知上，即：纵然我们不能占有他人，但仍可以与之建立起健康而互益的关系。

五条善律（Niyamas）

清净（shaucha）

shaucha 的意思是"纯净、洁净"。它包括一系列清洁身体和心灵的方法，甚至可以说它是整个瑜伽系统的目标。为什么它如此重要？圣人们说 shaucha 不仅是身体健康的基础，也是通往更深入与静谧的冥想之境的大门。

清净与健康之间的联系是显而易见的。比如说，20 世纪中人类寿命的延长在很大程度上归功于卫生设施体系的改善。人们对清洁的需求表现在食品卫生和医疗卫生上。然而，纯净与人类健康之间还有更紧密的联系。身体、呼吸与心灵处在不断的变化之中：新的细胞取代旧的，呼吸有潮起潮落，心念来来去去永无停歇。在我们生命的每一个层次上，都在不断吸收营养，排泄废物。

无论在身心的哪个层面出现淤堵都会造成问题。从瑜伽的观点看，如果身心中的垃圾（无论是未消化的食物，还是未能消化的情绪）不断积聚，就会导致疾病。清净的目标就是清理内在的毒素和垃圾，在诸多选择中，要理智地筛选让哪些食物、情绪和思想进入身心。

当身体是洁净的，它就会喜欢干净的环境；当心灵是洁净的，它就会变得更加清明、友善和欢喜。它不会紧紧抓住恐惧与愤怒不放，自我怀疑也会很快消失。所有这些益处，无论是内在的还是外在的，都会随着瑜伽练习来到我们的生命中。

生活中有很多机会可以用来践行清净的原则，只要抓住它们加以利用即可。正如经典中所言，一旦心变得纯净，心念就会专一；一旦心念专一，感官就会安定下来；一旦感官安定下来，你就踏上了觉醒之路。

知足（santosha）

santosha 的意思是"知足"，以及"愉快，幸福，喜悦"。我们倾向将它等同于欲望的满足，但瑜伽士告诉我们，其实真正的知足并非如此。他们说，实现欲望所带来的满足稍纵即逝，随之而来的是新的渴望或沮丧。而知足是不同的。它来自全然的接纳，对生命、对自己、对生命所赐予我们的一切。知足是一种活在当下的状态。当我们感到知足的时候，我们是快乐的。这也是这一条善律的关键之处：因为知足的力量使幸福成为一种选择。

然而，如果内心充满失望，对现状不满，渴望改变，又如何能够做到知足？答案比我们想象的更加实际，那就是：创造它。我们要相信"此刻所拥有的就是足够的"这样一个瑜伽的前提。一旦我们建立起这样的信念，幸福就在生命中找到了永久的立足之地，无论我们对于未来还有怎样的追求，都将是锦上添花。

修习"知足"还意味着让过去的过去。它意味着我们不再谴责自己曾经不够智慧、富有或成功。它还意味着我们必须将心灵从所有的期待中解脱出来。这样我们就可以从更高的维度去看待生命，并在命运的跌宕起伏中始终保持平和。知足让我们知道自己所做的努力是正确的。它也会带我们走向下一条善律，苦行，它是知足的补充和完善。

苦行（tapas）

tapas 的字面意思是"加热"，在这里，这种热是通过坚韧的努力而锻造的。苦行以自律为伴，这是一种为了实现某些改变而主动选择、欣然接受的纪律，无论是为了改善健康、建立一个新习惯、提升专注力，还是实现生命的转型。苦行会集中能量，点燃热情，增强力量，提升自信。体位法的练习是身体层面的苦行，冥想的练习是净化与专注心意的苦行。

苦行不是某种特殊的行动，而是伴随着行动的内在努力。可以在任何行动中修炼苦行，包括清洗浴室这样的世俗琐事。当我们以全然的决心与努力履行职责时，我们就是在践行苦行。

正如一束光通过聚焦和重组，可以成为强有力的激光，我们的决心也可以聚集能量，点燃内在的火。苦行并不是那种心不甘情不愿而通过高压手段维持的纪律，真正的苦行会点燃生命的激情与活力。

以清醒的决心与自律履行职责的价值在哪里？想象一个画面，一堆柴火被一团稳定的火焰燃烧。火既能带来净化也能带来升华——杂质化为灰烬，而木头中的能量以光与火的形式被释放出来。践行苦行类似于此。它会将慵懒、怠惰、泄气、怀疑以及过去行为的负面影响，纷纷燃烧成灰烬，同时释放出光与热。在我们身上，就是喜悦的心和富有成效的行动。

从实践的角度对苦行的建议是：要实际。尽管我们希望用苦行的力量让生命实现健康的转变，但一次专注于一到两个改变是比较合适的。唯有积跬步，才可以至千里。要用新的习惯替代旧的不良习惯。最后，如果你发现自己总是处于失败感之中，要知道失败感会强化负面效应，让你始终活在产生这种失败感的事件和阴影里。要善于原谅自己，同时强化决心与自律。

自习（svadhyaya）

svadhyaya 的字面意思是"重识（忆起、沉思、冥想）本我"。它指的是为证悟本我所做出的努力，这个本我就在我们内在深处闪耀着光芒。

在瑜伽体系中"自我（self）"是一个需要慎重处理的词。在日常语境中，"研习自我"指的是自我分析，也就是对人格系统建立更为清晰的认知。但在瑜伽中，自我研习的课题则是完全不同的。它承认"分析"确实能够得出重要信息，但瑜伽士确信，无论我们用多少时间进行自我分析，它始终无法将我们从日常生活所制造的紧张中解脱出来。因此我们需要潜得更深一些。

自习始于学习那些可以引领我们发现内在神性的经典。它们会激励我们，告诉我们当学会专注并安住于内在时，生命是怎样实现转化的。比如说，《薄伽梵歌》中描绘了觉醒的喜悦："一个内心喜悦的人，一个内在富足的人，他的光芒由内散发。这样的瑜伽士证悟了本我，并成就了永恒的喜乐。（5∶24）"

然而，激励归激励，如果我们不能将其应用于自身，知识就是无用的。那么在自习的第二个阶段，我们要从实践中认知自我，通过修习戒律与善律、体位法、呼吸觉知以及冥想，我们可以清醒地觉察到，自己是与生命的目标保持和谐一致，还是在无意识地与之背道而驰。在这个阶段，自我觉察、沉思和正念都是强有力的工具。

假以时日，自习会不断向内深入。如果已经将梵咒加入冥想练习中，它会渐渐连接起通向本我之路。我们会感受到一条通向内在的宁静管道，一种暂居于世俗生活的心境，它会减少冲突并在冥想时间到来的时候呼唤我们回家。

自习并不是某种固定的练习。所有的瑜伽练习都是自习的一部分，来自瑜伽士、圣人、大师或者求道者从老师那里得到的教言，只要能让你产生共鸣和启发，也都是自习的内容。跟随你的心，选择适合自己的学习之路，并让它不断滋养你。

奉神（ishvara pranidhana）

ishvara 是指存在于一切之中的神性；pranidhana 的意思是"臣服"。合在一起，这两个词最常被翻译为"臣服于神性"，是最后一条也是最重要的一条善律，可能也是对学生来说最难接受的一条。对很多人来说，这暗示着被打败，即我们的意志被迫屈服。还有什么比这更侵犯独立自主与自我负责的精神吗？

为了理解奉神的重要性，让我们简单地回顾一下四个基本生理需求——食物、睡眠、性和自我保护。取悦它们是永无止境的工作。它们只能被管理却无法被完全满足。当这四个基本需求支配了生命的走向，我们对幸福的追求就只能依赖于外物。戒律和善律的目标之一就是管理我们的需求，从而使生命不再陷入由欲望与执着驱动的无休循环。

除了这四个生理需求以外，我们还有一个内在驱动力，那就是对于自我觉醒的渴望。这第五个需求与其他四个需求同样强烈，同样无止境，它的满足是通过将注意力转向内在，它的呼唤是来自本我的声音。当我们被外在世界的诱惑带走的时候，它会悄悄隐退，但过一会儿就会再回来呼唤我们。

瑜伽告诉我们该如何回应这个呼唤。我们所积累的实修体验，会激励我们进行更多的练习。这种热情在日常生活中得到检验与强化。我们做出的选择，可能让那些没有像我们一样踏上内在旅程的人觉得有些不合逻辑，但我们很清楚生命将带我们去向哪里。

奉神，并不是一个打败自我或者盲目屈服于他人意志的过程。它是一种将我们奉献给更高目标的行为，一旦做到了，我们将获得灵感与活力。这种感觉会发生在做决定的过程中、发现更好的观点时，尤其是在冥想的过程中，当我们放开了那些束缚思维的念头与欲望、全然专注于内在焦点时。在这样的时刻，我们会超越执着导致的局限，并感受到内在的静定。无论它以怎样的形式展现，圣人们告诉我们，这种体验会引领我们通向内在的完整和圆满。

总 结

在开始接触瑜伽之时，每个人都有自己的认知和想法，当面临诸多种类的瑜伽道路、练习方法时，往往因为信息量太大而不知从何开始。你需要多做些尝试来找到最适合你的，包括适合你个性的瑜伽道路、一个平衡的练习序列，以及你能投入于此的时间。

你选择遵循的一系列瑜伽纪律以及为之所投入的努力，叫作修行（sadhana）。例如，规律地练习某些选定的技巧或者偏向灵性的日常仪轨；孜孜不倦地阅读与探索；或者只是每周参加一次瑜伽课。然而随着时间推移，只要你能不间断地坚持练习，它就会成为你的修行。

假如你想制订一个日常练习的计划，将如何安排为好呢？清晨的时候，心灵是接纳、清新、不易受打扰的。这时候你所吸收的东西很可能会奠定这一日的基调。这也是为什么清晨是练习瑜伽的最佳时间。夜幕降临时，一天的能量也随之平息下来，于是晚上成为另一个适合练习的时间段，因为一天的思想和念头在此时得到处理和吸收，心灵可以转向更深层的觉知。其实任何时间都可以练习瑜伽，你要根据自己的日程安排来选择方便的练习时间。

练习那些对你最有吸引力的内容。比如说，如果你所读到或听到的内容让你不太明白，就先放一放，直到你获取了更多的信息再来练习。

瑜伽的日常练习内容会随着时间而改变，因此要通过阅读、上课，或与其他瑜伽同修一起探讨，来不断完善你的练习。当圣人瓦西斯塔（Vasishtha）被问到"对走上瑜伽之路的人来说最大的幸事是什么？"时，他的回答是"同行的伙伴"。

同时学习太多的新技巧往往效果甚微，因为你对每一项内容投入的精力将非常有限。每次专注于一到两项练习，如每日的放松法、体位法、调息法、冥想、营养均衡的饮食，或在任何可能引起强烈情绪的境况下努力保持情绪的平和。循序渐进地将它们融入生活中。

最后，如果你还没有编排好一个属于自己的练习表，这里有一些可供选择的练习，其中一些是适用于每个人的。

日常练习安排范例

清晨

放松，洗热水澡，进行鼻腔清洁法，让心清明起来。

做一个拉伸和体位法的练习系列（可以跟随音频或视频）。

放松法（在做完体位法之后仰卧进行）。

练习选定的呼吸法。

冥想（根据你的偏好，也可以在体位法之前做）。

留一些安静的时间来做沉思、祈祷或简短的阅读思考。

享用天然食材烹制的早餐。

制订上午的计划，这是一天之中效率最高的时间。

上午

在繁忙之余以短暂的鳄鱼式呼吸进行放松（不再食用咖啡以及油炸甜甜圈，如果饿了可以吃一块水果）。

做肩膀绕环、扭转和侧弯来放松紧张的肌肉。

中午

午餐前可以做些拉伸动作以及清理经络呼吸法。

餐前做放松的呼吸以及唱诵。

食用天然食材制成的午餐，既能满足身体的需求，也不会引起餐后困倦。

餐后散步来帮助消化，之后再投入到其他的事务中。

下午三点左右

觉知呼吸，确保它是流畅的横膈膜式呼吸。

在椅子上做些脊柱扭转运动，能帮助你缓解紧张感。

计划当日接下来的日程，即将进入工作效率最低的时间段，可以用来做些常规动作、工作收尾以及明日计划。

下午四、五点钟

最佳的运动时间，可以去游泳、打网球或上哈达瑜伽课。

结束运动后，做一些呼吸练习或短暂的放松法，来消除当日的紧张并计划晚上的活动。

傍晚

晚餐吃些谷物、豆类以及蔬菜；尽可能早点吃完，给身体留出消化食物、准备睡眠的时间。

晚餐后，做些令人心情愉悦的事，比如园艺、家庭活动或其他有趣的娱乐活动。

睡前

阅读一些具有启发性或安抚性的文字。

记得"知足"，它能从内而外为你带来恒久的幸福感。

用祈祷、放松或冥想来祛除一天的杂念，唤醒向内的觉知，并准备睡觉。

图书在版编目（CIP）数据

全方位瑜伽基本功 / （美）桑德拉·安德森，（美）罗尔夫·索维克著； 悦心译．—长沙：湖南人民出版社，2024.5

ISBN 978-7-5561-3142-6

Ⅰ．①全… Ⅱ．①桑…②罗…③悦… Ⅲ．①瑜伽－基本知识 Ⅳ．①R161.1

中国国家版本馆CIP数据核字(2023)第019862号

全方位瑜伽基本功
QUANFANGWEI YUJIA JIBENGONG

著　者：［美］桑德拉·安德森　［美］罗尔夫·索维克
译　者：悦　心
出版统筹：陈　实
监　制：傅钦伟
责任编辑：张玉洁
责任校对：蔡娟娟
装帧设计：阿　星

出版发行：湖南人民出版社 [http://www.hnppp.com]
地　址：长沙市营盘东路3号　　邮　编：410005　　电　话：0731-82683327

印　刷：湖南天闻新华印务有限公司
版　次：2024年5月第1版　　　　　　印　次：2024年5月第1次印刷
开　本：710 mm × 1000 mm　　1/16　　印　张：22
字　数：100千字
书　号：ISBN 978-7-5561-3142-6
定　价：88.00元

营销电话：0731-82221529（如发现印装质量问题请与出版社调换）